常 见 病 药 食 宜 忌 丛 书

·总主编　孟昭泉　孟靓靓·

肺部疾病药食宜忌

主　编　孟靓靓　贾常金
副主编　路　芳　张　申　朱　君　闫西鹏
　　　　顾克斌　陈夫银
编　委　（以姓氏笔画为序）
　　　　毕　颖　朱　君　闫西鹏　米亚南
　　　　张　申　张成书　陈夫银　孟会会
　　　　孟现伟　孟昭泉　孟靓靓　贾常金
　　　　顾克斌　路　芳

中国中医药出版社
·北　京·

图书在版编目（CIP）数据

肺部疾病药食宜忌/孟靓靓，贾常金主编 . —北京：中国中医药出版社，2016.8
（常见病药食宜忌丛书）
ISBN 978 - 7 - 5132 - 3567 - 9

Ⅰ. ①肺… Ⅱ. ①孟… ②贾… Ⅲ. ①肺疾病 - 药物 - 禁忌 ②肺疾病 - 忌口
Ⅳ. ①R563②R155

中国版本图书馆 CIP 数据核字（2016）第 191780 号

中 国 中 医 药 出 版 社 出 版
北京市朝阳区北三环东路 28 号易亨大厦 16 层
邮政编码 100013
传真 010 64405750
北京市泰锐印刷有限责任公司印刷
各地新华书店经销

*

开本 787×1092 1/16 印张 16 字数 340 千字
2016 年 8 月第 1 版 2016 年 8 月第 1 次印刷
书 号 ISBN 978 - 7 - 5132 - 3567 - 9

*

定价 40.00 元
网址 www.cptcm.com

《常见病药食宜忌丛书》
编　委　会

总主编　孟昭泉　孟靓靓

编　委　（以姓氏笔画为序）

卜令标	于　静	山　峰	马　冉 马　丽
马庆霞	马金娈	王　琨	王冬梅 王宇飞
尤文君	方延宁	卢启秀	田　力 冯冉冉
冯明臣	毕　颖	朱　君	乔　森 刘云海
刘国慧	刘厚林	刘奕平	闫西鹏 米亚南
孙　田	孙忠亮	孙谊新	李　丽 李　波
李　峰	李　霞	李文强	杨文红 杨际平
杨宝发	杨慎启	宋丽娟	宋晓伟 张　申
张　会	张　昊	张　波	张文秀 张世卿
张成书	张庆哲	张珊珊	张晓芬 陈夫银
陈永芳	陈晓莉	苑修太	郑　晨 孟会会
孟庆平	孟现伟	胡丽霞	相瑞艳 钟妍妍
班莹莹	贾常金	顾克斌	徐晓萌 徐凌波
高　鹏	高淑红	郭洪敏	常文莉 董　伟
路　芳	谭　敏	魏艳秋	

前　言

　　随着社会经济的发展和人民生活水平的提高，人们对自身保健的意识愈来愈强。一日三餐提倡膳食平衡，不仅要吃得饱，而且要吃得好，吃得科学，同时更注重饮食搭配方法。当患病以后，更要了解中西药物及食物之间的宜忌等知识。

　　食物或药物宜忌是指食物与食物之间、各种药物之间、药物与食物之间存在着相互拮抗、相互制约的关系。如果搭配不当，可引起不良反应，甚至中毒反应。这种反应大多呈慢性过程，在人体的消化吸收和代谢过程中，降低药物或营养物质的生物利用率，导致营养缺乏，代谢失常而患病。食物或药物宜忌的研究属于正常人体营养学及药理学范畴。其目的在于深入探讨食物或药物之间的各种制约关系，以便于人们在安排膳食中趋利避害。提倡合理配餐，科学膳食，避免食物或药物相克，防止食物或药物中毒，提高食物营养素或药物在人体的生物利用率，对确保身体健康有着极其重要的意义。

　　当患了某种疾病之后，饮食和用药需要注意什么；哪些食物或药物吃了不利于疾病的治疗，甚至加重病情；哪些食物吃了不利于患者所服药物疗效的发挥，甚至降低药效或发生不良反应；哪些药物不能同时服用，需间隔用药……这些都是患者及家属十分关心的问题。

　　因此，我们组织长期从事临床工作的专家，查阅海量文献，针对临床上患者及家属经常问到的问题，编写了《常见病药食宜忌丛书》，旨在帮助患者及家属解惑，指导药物与食物合理应用，以促进疾病康复。

　　患者自身情况各异，疾病往往兼夹出现且有其个体性，各种药食宜忌并非绝对，还需结合临床医生的建议，制定更为个性化方案，以利于疾病向愈。另外，中外专家对药食宜忌的相关研究从未停止，还会有更新的报道出现，我们将及时收录。基于上述原因，本丛书虽经反复推敲，但仍感未臻完善，其中的争议亦在所难免。愿各位读者、同道批评指正，以期共同提高。

　　本丛书在编写过程中，得到了有关专业技术人员的积极配合与大力支持，在此一并表示感谢。

《常见病药食宜忌丛书》编委会

2016 年 7 月

编写说明

　　肺部疾病为临床常见病、多发病，并随着社会老龄化、空气污染及对吸烟危害的了解，越来越受到人们的关注。呼吸器官从外界吸入空气，使氧和二氧化碳进行交换，同时空气中的有害物质（如粉尘、病原微生物、过敏源、有毒物质、烟雾等）也会随之吸入或呼出。呼吸系统不仅完成呼吸功能，而且还具有免疫、代谢、调节内分泌等功能。

　　科学技术的进步与发展、人与自然的生态变迁、环境污染的加剧、传染病与疫情的侵害、人口的过度集聚和流动加速等，给医学提出的挑战首先是肺部疾病易发、易传播、难控制。这与"鸡犬之声相闻，民至老死不相往"的"小国寡民"时代形成了鲜明对比。因此，未来肺部疾病的发展趋势是出现大量常见、多发且难于控制的呼吸道交叉感染及呼吸道传染病。据 2006 年对我国部分城市和农村人口前 10 位主要疾病死亡原因的统计显示，肺部疾病（除外肺结核、肺癌、肺源性心脏病）在城市人口的死亡病因中排名第四（13.1%），病死率为 69.3/10 万；在农村人口的死亡病因中排名第三（16.4%），病死率为 84.9/10 万。近年来，肺部疾病，如肺癌、支气管哮喘明显增多。在我国及世界范围内暴发的严重急性呼吸综合征（旧称传染性非典型肺炎），因缺乏针对性药物治疗，病死率高。在多个国家暴发的人禽流感疫情，其病死率超过 50%，且可随时再次暴发。因此，加强疾病防治措施、普及呼吸道疾病基础知识及具体防治方法，是广大肺部疾病患者及家庭的迫切需求。在长期的临床工作中，我们总结出一套"便、廉、验"的中西医结合治疗肺部疾病的方法，并组织编写了《肺部疾病药食宜忌》一书。

　　本书介绍了常见肺部疾病的药食宜忌，每病按概述（包括病因、临床表现、辅助检查、诊断标准）、饮食宜忌（包括饮食原则、食疗药膳方、饮食禁忌）及药物宜忌（包括中西医治疗及药物禁忌）进行了全面系统的叙述。本书内容全面、言简意赅、条理清晰、方法简便、实用性强，是肺部疾病患者及家庭的常备用书，亦可供基层医务人员学习参考。

受水平所限，书中难免有不当之处，敬请广大读者提出宝贵意见。本书在编写过程中，得到了有关专家的大力支持与帮助，并征求了部分患者的意见，在此仅表谢忱。

作者

2016 年 5 月

目 录

第一章　急性上呼吸道感染

【概述】

急性上呼吸道感染（上感）是鼻、咽或喉部急性炎症的概称。其常见病原体为病毒，少数由细菌引起。不同病毒感染所引起的上呼吸道感染，症状又各有不同。

1. 病因

（1）病原：以病毒为主，可占原发性上呼吸道感染的 90% 以上，主要有呼吸道合胞病毒、流感病毒、腺病毒等。细菌感染较少见，且常继发于病毒感染，主要有 A 组溶血性链球菌、肺炎球菌、葡萄球菌等。其中链球菌往往引起原发性咽炎，并可引发机体变态反应，导致风湿热、心肌炎、肾炎等变态反应性疾病；而葡萄球菌感染则可继发全身各个部位的化脓性感染，对机体产生极大的影响。

（2）诱发因素：营养不良、缺乏锻炼以及有过敏体质的儿童，因身体防御能力低，容易发生上呼吸道感染，特别是在消化不良、佝偻病及有原发性免疫缺陷病或后天获得性免疫功能低下的患儿，并发这类感染时往往会出现严重的症状。因此，加强锻炼、改善营养状况和卫生环境等对预防上呼吸道感染极为重要。

2. 临床表现

（1）普通感冒：又称"伤风"，一年四季均可发病。本病起病可有全身不适，轻度畏寒，一般不发热或有轻度发热、头痛，初期有咽干、咽痒，在起病同时或数小时后，出现喷嚏、鼻塞、流清水样鼻涕，3~5 日后，鼻涕转黄稠，如无其他并发症，5~7 日即可痊愈。

（2）急性咽喉炎：多在冬、春季节发病，主要表现为咽痛、声音嘶哑、干咳、发热、全身酸痛不适。检查可见咽部和扁桃体充血、水肿，并有灰白色渗出物，1 周可愈。

（3）咽-结膜炎及疱疹性咽炎：多见于儿童，夏季易流行。咽-结膜炎常由腺病毒引起，主要表现为发热、咽痛、眼结膜充血。病程 3~5 日。疱疹性咽炎常由柯萨奇病毒 A 引起，主要表现为发热、咽痛，检查可见咽部充血，软腭、腭垂、前咽及扁桃体上可有灰白色丘疱疹及浅表溃疡，周围黏膜红晕。病程约 1 周。

（4）流行性感冒（流感）：是由流感病毒引起的，发病突然，传播迅速，且具有高度传染性，往往起病急骤，全身症状重，开始即有明显的头痛、寒战、肌肉酸痛，高热可达 40℃，伴有鼻塞、喷嚏、流涕、咽痛、干咳、咳少量黏痰等呼吸道症状，但症状往往较轻。患者食欲不振，少数有恶心、便秘等消化道症状。"流感"来势凶猛，往往会伴发肺炎、心血管系统及神经系统损害，幼儿、年老体弱者及原有心肺慢性疾病患者如治疗不及时，甚至可导致死亡。

3. 辅助检查

（1）血常规检查：白细胞总数减少，淋巴细胞相对增多；如合并细菌感染可见白细胞总数及中性粒细胞增多。

（2）病原学检查：鼻咽部拭子或咽漱液离心沉淀，用免疫荧光或酶联免疫吸附试验（ELISA）检测流感病毒抗原，可帮助快速诊断。

（3）病毒分离：起病前 3 日内，取咽漱液或鼻拭子，处理后接种于敏感细胞或鸡胚羊膜腔内培养，一般 3 ~ 5 日可有阳性结果。

【饮食宜忌】

1. 饮食宜进

（1）饮食原则

①急性上呼吸道感染患者发热期间，胃肠功能常受影响，饮食宜清淡、易消化，如米粥、米汤、烂面条、蛋汤、藕粉等。

②新鲜的蔬菜及水果含有丰富的维生素 C，有抗病毒作用，可增强抵抗能力，如白萝卜、芥菜、龙须菜、白菜、油菜、西红柿、苹果、柑橘，枇杷、罗汉果等。

③宜适当增加热量摄入，给予蛋、奶、豆制品等高蛋白饮食。

④发热期患者应予半流质甚至全流质饮食；重症者可于医院补液治疗。

⑤风寒型上感者，宜食温热或平性食物，如醋、胡椒、花椒、肉桂、粳米粥、砂仁、金橘、柠檬、佛手柑、洋葱、南瓜、赤小豆、黄豆芽、豇豆、桃子、樱桃、山楂等。

⑥风热型上感者，宜食寒凉食物，如苹果、柿霜、枇杷、柑、橙子、猕猴桃、草莓、无花果、芹菜、苋菜、菠菜、金针菜、莴苣、枸杞、豆腐、面筋、红薯、马兰头、菜瓜、绿豆芽、柿子、香蕉、苦瓜、西红柿等。

（2）饮食搭配

① 萝卜与大枣：将白萝卜与大枣煮汤服用。有辛温解表，止咳化痰之功效。适用于风寒型上感。

② 菊花与芦根：将鲜芦根 20g 与甘菊花 5g 煎汁，代茶饮。适用于风热型上感。

③ 西瓜与西红柿：将西瓜取瓤适量，去籽取汁；西红柿适量，用沸水烫后，去皮取汁，两汁混合后代茶饮。有清热解毒，祛暑化湿之功效。适用于暑湿型上感。

④ 香菜与茅根：将新鲜香菜与鲜白茅根各 60g，分别洗净，用温开水浸泡片刻，取出切碎，捣拦取汁。两汁混合后早晚服用。适用于各型上感。

（3）食疗药膳方

① 葱豉鲜姜汤：鲜葱白 10g，豆豉 10g，生姜 10g。水煎服。每日 1 剂，连服 3 ~ 5 日。适于发热恶寒重、无汗、头身痛、鼻塞声重、时流清涕，或有喉痒、咳嗽、口不渴之风寒型流感及普通感冒。见发热重、恶寒轻、咽痛、口渴、咳嗽痰黄等症状之流感或普通感冒者不宜食用。

② 葱豉豆腐煲：淡豆豉 10g，葱白 5 根，豆腐 150g。豆腐切片微煎，然后放入淡豆豉，加水 2 碗，煎取大半碗，再入葱白，煎沸约 10 分钟。趁热服用（淡豆豉可不服），服后盖被微出汗。每日 1 剂。本方辛温解表，适用于虚证感受风寒，发热恶寒、咳嗽痰少者。

③ 桑菊茶：桑叶、菊花各 6g，竹叶 15g，白茅根 30g，绿茶适量。将以上 4 味药洗净，同绿茶一起放入茶壶内，用沸水浸泡 10 分钟，代茶频饮。每日 1 剂。本方疏风清热生津，适用于阴虚感受风热之邪，见发热、头痛、咳嗽、口渴、心烦者。

④ 藿香粥：鲜藿香 50g（干品 20g），粳米 75g。藿香洗净切碎，加水煮沸 2～3 分钟，取汁；粳米煮粥，将熟时放入藿香，煮沸即可食用。每日 1 剂。本方化湿清热，适用于夏季各型体虚流感。

⑤ 香薷茶：香薷 10g，厚朴（剪碎）、白扁豆（炒黄打碎）各 6g。上药放入保温杯中，沸水冲泡，盖焖半小时，代茶频软。用于夏季各型体虚流感。

⑥ 苏羌茶：苏叶、羌活、红茶各 9g。前两药洗净，同红茶一起放保温杯中，沸水冲泡，盖焖半小时，代茶频饮。用于冬季各型体虚流感。

⑦ 银耳粥：银耳 10g，麦门冬 30g，粳米 100g，大枣 5 枚，冰糖适量。银耳洗净，水泡半天；粳米、麦门冬、大枣加水煮粥，将熟时加银耳、冰糖。本方润肺生津，适用于阴虚流感后期、干咳日久不愈者。

⑧ 丝瓜番茄豆腐羹：丝瓜 150g，豆腐 300g，番茄 100g，姜丝、淀粉、精盐、白糖、花生油、麻油等调料适量。丝瓜洗净去皮，切成斜块，番茄切片。花生油烧熟，略降温后放入姜丝爆香，再放入丝瓜块煸炒透，加少许水，放入豆腐，加精盐、白糖调味煮熟，加番茄片再煮 2 分钟，勾薄芡，加味精，淋上麻油即可。佐餐食用。本方清热解毒，适用于各型体虚流感。

⑨ 金银花解毒饮：金银花、芦根各 30g，桔梗、荆芥、生甘草各 10g。上药洗净，放入砂锅中，加水，武火煎 10 分钟，去渣取汁。每日 1 剂，分 2 次服。本方清热解毒，作用平和，适用于各型体虚流感。

⑩ 葱白烧豆腐：鲜葱白 15g，豆腐 250g。豆腐切块，葱白切粒。豆腐加少量水烧开后，加入葱白，再沸后调味服食。每日 1 剂，连食数日。适于各种感冒辅助治疗。

⑪ 神仙粥：糯米 50g，连须葱白 10g，生姜 10g，米醋 10mL。糯米淘净与生姜同煮数沸，加入葱白，煮至粥将成，再入米醋再沸，趁热顿服，食后温覆取汗。适于风寒型感冒，见发热轻而恶寒重、头痛、无汗、口不渴等症。不宜用于春天风热、夏季暑热、秋季燥热等型感冒，见身热重、不畏寒或恶寒轻、汗多、口渴等症状。

⑫ 萝卜蔗浆饮：白萝卜 250g，甘蔗汁 30g。萝卜洗净，切块，煎汤。取汤加甘蔗汁调匀。每日 1 剂，分 2 次服，连服 3～5 日。适于恶寒轻而发热重、口渴、咽痛、头痛、鼻塞流涕、无汗，或有咳嗽痰黄等症状之各型感冒。不宜于恶寒重而发热轻、口不渴、鼻流清涕、咳嗽痰稀色白之各型感冒。

⑬ 菜根白糖饮：白菜根 100g，白糖 15g。白菜根洗净，切片，水煎 20 分钟，去菜根，加入白糖调服。每日 2 剂，连饮 3～5 日。适于夏季高热、汗多、口渴引饮、头痛

头胀、面目红赤或烦闷喘咳之暑热型流感及普通感冒。不宜用于夏季恶寒无汗、鼻流清涕、渴不喜饮之各型感冒。

⑭ 蛋清冰糖煎：鸭蛋 2 个，冰糖 30g。鸭蛋去蛋黄。冰糖用开水化开，调入蛋清。每日 1 剂，连服 3～5 日。适于发热重而恶寒轻、咽干口燥、咽痛、痰黄之风热型流感，或发热、面目红赤、口唇干燥、干咳无痰或痰中带血之燥热型流感。不宜用于恶寒重、口不渴、鼻流清涕、咳嗽痰稀或无痰之各型感冒。

⑮ 扁豆糖菊饮：白扁豆 30g，白菊花 15g，白糖 15g。白菊花煎汤，去菊花，加入白扁豆煎至烂熟，加白糖调服。每日 1 剂，连食 3～5 日。适于身热不扬、恶寒无汗、渴不喜饮、不思饮食、倦怠乏力之暑热夹湿型流感。不宜于高热、口渴引饮、汗多、面目红赤之暑热型感冒。

2. 饮食禁忌

（1）饮水不足：急性上呼吸道感染以高热、乏力、全身酸痛等中毒性症状为特征。大量饮水可稀释病毒，并可通过多次排尿减少全身中毒症状，缓解病情。

（2）辛辣肥腻食物：急性上呼吸道感染部分患者高热期可出现食欲不振、恶心、呕吐、便秘或腹泻等胃肠道症状，辛辣、肥腻食物不易消化，且易助湿生热，加重胃肠道症状，因此忌食辛辣、肥腻食物。

（3）咸寒之物：如咸菜、咸鱼，食后会使病变部位黏膜收缩，加重鼻塞、咽喉不适症状，引起咳嗽加剧，故不宜多食。

（4）兴奋之物：酒、咖啡、浓茶都属兴奋之物，进入人体后会引起中枢兴奋，使患者休息减少而不利于恢复健康。茶叶中的茶碱还可降低解热药的作用，故上感者不宜用兴奋之物。

食物与药物一样，也有四气、五味的属性，不同类型的感冒，应选用不同的食物，否则会使病情迁延，甚至变生他病。如气虚、阳虚感冒忌食鸭肉、青鱼、蟹肉、海带、苦瓜、雪梨等寒性食物；阴虚、血虚感冒避免进食辣椒、狗肉、羊肉等辛热之品，以免助火伤津；发热期间忌食油腻荤腥及甘甜食品，因其有碍消化功能，不利于疾病的康复。

【药物宜忌】

1. 西医治疗

（1）解热镇痛药

① 白加黑（片剂）：日用片，白天每 6 小时服用 1 片，每日 2 次；夜用片，夜晚或临睡前服用 1 片。

② 咖酚伪麻片（薄膜衣片）：每次 1～2 片，每日不超过 8 片，口服。

③ 双扑伪麻片：每次 1 片，每日 3 次，口服。

④ 日夜百服宁：日用片，白天每 6 小时服用 1 片，每日 2 次；夜用片，夜晚或临睡前服用 1 片。

⑤ 氨酚伪麻片：每次 1 片，每日 3 次，口服。适用于鼻黏膜肿胀者，可缓解感冒

引起的发热、头痛、全身酸痛、鼻塞等症状。

⑥ 美酚伪麻片：成年人或 12 岁以下儿童，每次 1 片，每日 3 次，口服。

⑦ 扑尔伪麻片：每次 1 片，每日 3 次，口服。

⑧ 酚麻美敏片（泰诺感冒片）：每次 1~2 片，每 6 小时 1 次，24 小时内不超过 8 片，口服。

（2）抗生素：如有细菌感染，可根据病原菌选用敏感的抗生素。一般常选用青霉素、第一代头孢菌素、大环内酯类或喹诺酮类药物。

1）青霉素类

① 青霉素 V 钾片：每片剂量 0.25g，每次 0.5g，每日 3 次，口服。

② 氨苄西林（氨苄青霉素）：适用于轻、中度感染。按每日 50~100mg/kg 体重，分 4 次给药。

③ 阿莫西林（羟氨苄西林）：每次 0.5~1g，每日 3~4 次，口服。

2）第一代头孢菌素

① 头孢拉定（胶囊）：每粒胶囊剂量为 0.25g，常用剂量为每次 0.5g，每日 4 次，口服。

② 头孢氨苄（胶囊）：每粒胶囊剂量为 0.25g，常用剂量为每次 0.5g，每日 3~4 次，口服。

3）大环内酯类

① 麦迪霉素（片剂）：每次 0.2g，每日 3 次，口服。

② 螺旋霉素（片剂）：每次 0.2g，每日 3 次，口服。

③ 罗红霉素（片剂或胶囊）：每次 0.2g，每日 3 次，早晚饭前服用。

④ 阿奇霉素：第 1 日 0.5g，顿服；第 2~5 日，每次 0.25g，每日 1 次，饭前 1 小时或饭后 2 小时口服。

⑤ 克拉霉素（甲红霉素）：每次 0.25g，每日 2 次，口服。

4）喹诺酮类

① 诺氟沙星（胶囊）：每次 0.2g，每日 3 次，口服。

② 氧氟沙星：每次 0.1~0.2g，每日 2 次，口服或静脉滴注。

③ 环丙沙星：每次 0.1~0.2g，每日 2 次，口服或静脉滴注。

④ 氟罗沙星（胶囊）：每次 0.2~0.4g，每日 1 次，口服。

⑤ 洛美沙星：每次 0.1~0.3g，每日 1~2 次，口服或静脉滴注，7~14 日为一个疗程。

⑥ 司帕沙星：每次 0.1~0.2g，每日 2 次，口服。

⑦ 加替沙星：每次 0.2g，每日 2 次，口服。

⑧ 左旋氧氟沙星（可乐必妥）：每次 0.2g，每日 3 次，口服，7~14 日为一个疗程。

（3）抗病毒药物

① 金刚烷胺：成年人每日 200mg，小儿 4~5mg/kg 体重，分 2 次，口服，3~5 日

为一个疗程。

② 金刚乙胺：成人每日 100～200mg，小儿 4～5 mg/kg，分 2 次，口服。

③ 利巴韦林：2～5mg/kg，滴鼻；20mg/kg，雾化吸入，3～4 日；并可同时含利巴韦林片 50～100mg，0.5～3 小时 1 次，连续 2～3 日。流感病毒性肺炎重症则应以利巴韦林每日 10～15mg/kg，分 2 次，缓慢静脉滴注，3～5 日为一个疗程。

④ α－干扰素：α－干扰素用 0.9％氧化钠溶液稀释成 10000U/mL，雾化吸入或滴鼻，每日 2～3 次；或 α－干扰素片剂舌下含化，每日 1～2 片，3～5 日为一个疗程。

2. 中医治疗

（1）辨证治疗

① 风热袭表

主症：发热，微恶风寒，汗出不畅，头痛，身痛，咽喉红肿、疼痛，舌边尖红，苔薄微黄，脉浮数。

治则：辛凉解表，宣肺透热。

方药：银翘散加减。

金银花 15g，连翘 10g，竹叶 6g，薄荷 6g，荆芥 6g，桔梗 10g，芦根 20g，贯众 10g，板蓝根 15g。

加减：头痛较甚者，加桑叶 10g、菊花 10g；咽喉红肿、疼痛甚者，去荆芥，加马勃 10g、玄参 10g；高热口渴甚者，加葛根 15g、黄芩 10g、生石膏 30g。

用法：每日 2 剂，水煎服。

中成药：羚翘解毒片，每次 4～6 片，每日 2 次，口服；风热感冒冲剂，每次 10g，每日 3 次，口服。

② 风寒袭表

主症：发热，恶寒重，无汗，头痛，肢体疼痛，鼻塞，喷嚏，舌苔薄白，脉浮或脉紧。

治则：疏风散寒，解表透邪。

方药：荆防败毒散加减。

荆芥 10g，防风 10g，羌活 10g，独活 20g，柴胡 10g，川芎 6g，桔梗 10g，枳壳 10g，甘草 3g，生姜 3 片。

加减：体质虚弱者，去荆芥、防风，加党参 10g；口渴者，去荆芥，加黄芩 10g、葛根 15g；胸闷不舒、纳呆腹泻者，加半夏 10g、陈皮 10g、苍术 6g、厚朴 10g。

用法：每日 1 剂，水煎服。

中成药：外感风寒冲剂，每次 12g，每日 3 次，口服。

③ 暑湿困表

主症：发热，恶寒，无汗，头痛，四肢困倦，心烦口渴，小便短赤，大便溏泄，舌苔薄黄、微腻，脉濡数。

治则：透表清暑，化湿解热。

方药：新加香薷饮加减。

金银花 15g，白扁豆 10g，厚朴 10g，香薷 3g，连翘 10g，青蒿 10g，藿香 10g。

加减：脘痞、不思饮食者，加荷叶 10g、佩兰 10g；呕吐者，加半夏 10g、竹茹 10g；肢体重痛甚者，加木瓜 10g、薏苡仁 20g。

用法：每日 1 剂，水煎服。

中成药：藿香正气水，每次 10mL，每日 2 次，口服。

④ 燥热袭表

主症：发热，微恶风寒，头痛，无汗，咽干，鼻塞而燥，或干咳少痰，舌红少津，脉略数。

治则：解热润燥，清热肃肺。

方药：桑杏汤加减。

桑叶 10g，杏仁 10g，浙贝母 10g，栀子 6g，沙参 15g，菊花 10g。

加减：咽干者，可加麦冬 10g、天花粉 10g。

用法：每日 1 剂，水煎服。

中成药：川贝枇杷膏，每次 10mL，每日 2 次，口服。

⑤ 邪热壅肺

主症：高热，烦渴，汗出，咳嗽，气促，胸痛，舌红苔黄，脉数。

治则：清气泄热，宣肺止咳。

方药：麻杏石甘汤合千金苇茎汤加减。

麻黄 6g，杏仁 10g，生石膏 30g，苇茎 30g，桃仁 6g，冬瓜子仁 20g，鱼腥草 15g，黄芩 10g，浙贝母 10g。

加减：高热、烦渴、汗多者，加知母 10g、天花粉 15g；痰多带血者，加茜草 10g、大蓟 10g、小蓟 10g；腹胀便秘者，加生大黄 10g、芒硝 10g。

用法：每日 1 剂，水煎服。

中成药：鱼腥草注射液 20～30mL，10% 葡萄糖注射液 250mL，静脉滴注，每日 1 次。

⑥ 肺热及肠

主症：身热，咳嗽，下利色黄热臭，肛门灼热，口渴，苔黄，脉数。

治则：清泄肺肠。

方药：葛根芩连汤加减。

葛根 20g，黄芩 10g，黄连 6g，杏仁 10g，薏苡仁 30g，鱼腥草 15g，木瓜 10g，甘草 3g。

加减：咳嗽较甚者，加金银花 15g、桑叶 10g、桔梗 10g；腹痛明显者，加白芍 20g、木香 6g，四肢酸痛者，竹茹 15g、秦艽 10g；呕吐者，加竹茹 10g、半夏 10g。

用法：每日 1 剂，水煎服。

中成药：香连片，每次 4 片，每日 3 次，口服。

⑦ 痰热阻肺，腑有热结

主症：喘促不守，痰涎壅盛，潮热便秘，苔黄腻或黄滑，脉滑数或实大。

治则：宣肺化痰，泻热攻下。

方药：宣白承气汤加减。

生石膏 30g，生大黄 10g，杏仁 10g，瓜蒌皮 15g，黄芩 10g，鱼腥草 15g。

加减：咳甚胸痛、咯腥臭脓痰者，加芦根 30g、薏苡仁 30g、冬瓜子仁 20g、桃仁 10g。

用法：每日 1 剂，水煎服。

中成药：鲜竹沥口服液，每次 10mL，每日 3 次，口服。

⑧ 热毒内陷，气营同病

主症：高热不退，烦躁不安，时有谵语，甚或昏迷，颈项强直，儿童多有抽搐，舌红绛，无苔或苔黄，脉细数。

治则：清气凉营，泻火解毒。

方药：白虎汤合清营汤加减。

生石膏 30g，知母 10g，金银花 15g，连翘 10g，水牛角 30g，竹叶 10g，黄连 6g，丹参 10g，玄参 10g，大青叶 15g。

加减：痰热盛、神志模糊、时有谵语者，如竹沥 10mL、石菖蒲 10g、郁金 10g；四肢抽搐者，加羚羊角 5g、钩藤 30g；大便秘结者，加生大黄 10g。

用法：每日 1 剂，水煎服。

中成药：醒脑静注射液 10~20mL，10% 葡萄糖注射液 250mL，静脉滴注，每日 1~2 次；安宫牛黄丸温开水化开，先服 1 2 丸，不效再服，必要时 12 小时后重复给药。

⑨ 内闭外脱

主症：热退，神昏，时见抽搐，喘渴欲脱，汗多气短，脉细无力，甚则面色苍白，四肢厥冷，汗多淋漓，舌红少津，脉微细欲绝。

治则：益气养阴，敛肺固脱。

方药：生脉散合参附汤加减。

人参 10g，麦冬 10g，五味子 10g，黄芪 20g。

加减：呼吸急促者，加杏仁 10g、金银花 10g、连翘 10g；喉间痰鸣者，加葶苈子 10g、浙贝母 10g、杏仁 10g；若神昏者，加石菖蒲 10g、郁金 10g。

用法：每日 1 剂，水煎 2 次，分 3 次服。

中成药：生脉注射液 20mL，5% 葡萄糖注射液 500mL，静脉滴注；参附注射液 20mL，5% 葡萄糖注射液 500mL，静脉滴注；醒脑静 20mL，10% 葡萄糖注射液 500mL，静脉滴注。每日 1~2 次。

（2）验方

① 连须葱白 1 根，生姜 5 片，橘皮 6g，红糖 30g，羌活 10g，防风 10g，紫苏 10g，生姜 3 片，苍耳子 10g。每日 1 剂，水煎服。适用于风寒感冒。

② 薄荷 6g，鲜芦根 30g，金银花 15g，板蓝根 30g，野菊花 10g，四季青 10g，鱼腥草 30g，淡竹叶 10g。每日 1 剂，水煎服。适用于各型感冒。

③ 岗梅根 30g，板蓝根 30g，土牛膝 15g。每日 1 剂，水煎服。适用于各型感冒预

防服药。

④ 苹果 1 个，雪梨 1 个，青果 2 个。分别切片，放锅内煎煮 30 分钟，加入白糖 50g 即成。适量饮，可食苹果和梨。适用于燥热感冒。

⑤ 玉屏风散，每次 1 包，每日 2 次，冲服。对胃气虚弱、易感外邪者有一定预防作用。

⑥ 大青叶、板蓝根、贯众各 30g，水煎，代茶饮。对防治流感有一定疗效。

⑦ 将大蒜捣烂取汁，配成 10% 大蒜液，每次 12 滴点鼻，每日 2~3 次。

⑧ 取姜末、葱花、红糖各适量，沸水冲泡，代茶饮。对风寒型流感有一定疗效。

⑨ 防风 10g，葱白 2 根，生姜 3 片，薏苡仁 30g。先将防风、葱白、生姜水煎取汁备用，再将薏苡仁煮为稀粥，待熟时调入药汁，趁热服食，以少汗为佳。治疗气虚感冒效佳。

⑩ 野菊花或板蓝根 10~30g，水煎含漱，或喷润咽喉，每日 3~5 次。

⑪ 复方鱼腥草片，每次 4~6 片，每日 3 次，口服。

3. 药物禁忌

（1）阿昔洛韦（无环鸟苷）

1）二性霉素 B：与阿昔洛韦联用可增强抗病毒作用及毒性反应，不宜联用。

2）派替啶：与大剂量阿昔洛韦联用可发生哌替啶中毒。

3）氨基糖苷类抗生素、环孢素 A：与阿昔洛韦联用，可加重肾脏损害。

4）丙磺舒：与阿昔洛韦同服，可使丙磺舒的肾清除率降低 31%、阿昔洛韦血药浓度增加 40%。

（2）利巴韦林（三氮唑核苷、病毒唑）

1）联合输液：利巴韦林与头孢唑林、青霉素或庆大霉素联合输液均可出现不良反应，但分开静脉滴注则无不良反应，可能与药液混会后不溶性微粒及异物大量增加，或药物结构稳定性破坏有关。据报道，利巴韦林与吉他霉素联合输液可致抽搐。

2）骨髓抑制剂：利巴韦林有溶血性不良反应，在合并应用对造血细胞有毒性的药物时，可加重贫血反应。

（3）齐多夫定（叠氮胸苷）

1）对乙酰氨基酚、阿司匹林、苯二氮䓬类、西咪替丁、保泰松、吗啡、磺胺类药物：均可抑制齐多夫定的葡萄糖醛酸化，使其清除率降低，故应避免联用。

2）阿昔洛韦（无环鸟苷）：与齐多夫定联用可引起神经系统毒性，如昏睡、疲劳等。

3）丙磺舒：可抑制齐多夫定的葡萄糖醛酸化，并减少其肾排泄，有引起中毒的危险。

（4）泛昔洛韦：本品能与代谢涉及醛氧化酶的药物，如奎宁、奎尼丁、甲氨蝶呤等发生相互作用。

（5）阿糖腺苷

1）别嘌醇：可使阿糖腺苷的毒性增强。别嘌醇具有黄嘌呤氧化酶抑制作用，可使阿拉伯糖次黄嘌呤的消除减慢而在体内蓄积，与阿糖腺苷联用时可致较严重的神经系统毒性反应。

2）氨茶碱：与阿糖腺苷联用可使茶碱的血药浓度升高。

（6）阿糖胞苷

1）氟尿嘧啶：属于碱性药物，不宜与阿糖胞苷（酸性制剂）混合应用。

2）氟胞嘧啶：阿糖胞苷能降低氟胞嘧啶的活性。

（7）金刚乙胺

1）金刚烷胺：饮酒前后服用金刚乙胺可增加金刚烷胺引起的兴奋、抑郁、共济失调等副作用，还易引起醉酒。

2）中枢神经系统药：如抗组胺药（苯海拉明、异丙嗪）、酚噻嗪类（氯丙嗪、奋乃静）、抗抑郁药（丙咪嗪、阿米替林）等与金刚乙胺联用时，可使中枢副作用增强。

3）糖皮质激素：金刚烷胺有显著抑制病毒脱毒脱壳的作用，但无杀灭病毒作用；糖皮质激素虽可减轻病毒感染的中毒症状，但不利于消除病毒，故两者联用应慎重。

（8）非甾体抗炎药

1）口服抗凝药：阿司匹林、抗炎松、保泰松及甲芬那酸等均为有机酸，可竞争性的将香豆素类药物从蛋白结合部位置换出来，使其血药浓度升高，抗凝作用增强，易引起出血。此外，非甾体抗炎药中的磺吡酮也能增强口服抗凝药的作用，使代谢减缓、血药浓度升高。大剂量的布洛芬（>360mg/d）可增强华法林的抗凝作用。

2）抗酸药：可使非甾体抗炎药的排泄增快，降低其血药浓度和疗效。吲哚美辛与复方氢氧化铝联用可减轻胃肠道反应，但同时吲哚美辛的吸收也降低约30%，疗效也相应减弱。

3）锂盐：吲哚美辛等可使锂的排泄减少，血药浓度升高，易发生锂中毒。布洛芬与锂盐联用时，该种相互作用不明显。

4）氯化铵：与非甾体抗炎药联用，可增强对胃黏膜的刺激性，并促进非甾体抗炎药的胃肠吸收和肾小管重吸收，使其血药浓度升高，诱发毒性反应。

5）口服避孕药：保泰松具有酶诱导作用，可使口服避孕药代谢加快、药效降低，导致避孕失败。口服避孕药可使对乙酰氨基酚代谢加快，联用时应加大其剂量。

6）糖皮质激素：保泰松和阿司匹林可使糖皮质激素的药理作用和毒副作用增强，诱发胃肠出血。糖皮质激素可加快水杨酸盐的代谢，使其血药浓度下降。保泰松与糖皮质激素联用时，会加重水钠潴留。

7）苯妥英钠：阿司匹林、保泰松、抗炎松等可使苯妥英钠的药理作用和毒副作用增强（蛋白结合部位置换作用）。苯碘唑酮、布洛芬可抑制苯妥英钠代谢，使其血药浓度升高。

8）巴比妥类：可使保泰松、阿司匹林、布洛芬等代谢加快、作用减弱。另外，保泰松等可抑制巴比妥代谢，使其血药浓度升高，作用增强。

9）卡马西平：与阿司匹林等联用时，卡马西平代谢减慢，作用增强，并可出现严重的毒副作用。

10）维拉帕米（异搏停）：磺吡酮可使其代谢增强，作用减弱（药酶诱导作用）。

11）地高辛：保泰松的酶诱导作用可使其代谢增快，作用减弱。

12）口服降糖药：保泰松、阿司匹林、磺吡酮、抗炎松等可使其降糖作用增强，易引起低血糖反应（蛋白结合部位置换作用或酶抑制作用）。此外，水杨酸盐本身也有降糖作用。

13）磺胺类药物：与保泰松、阿司匹林等联用时，其血药浓度升高，药理作用及毒副反应增强（蛋白结合部位置换作用）。

14）青霉素类：与非甾体抗炎药联用，可使两药的代谢减慢，血药浓度升高，作用增强。

15）异烟肼：阿司匹林可使其胃肠吸收减少，疗效减弱。

16）对氨基水杨酸钠：阿司匹林可使游离态的对氨水杨酸增多，加重其毒性反应，故两药不宜联用。

17）氢氯噻嗪：非甾体抗炎药可降低肾小管对氢氯噻嗪的分泌，使其作用增强（吲哚美辛除外）。

18）袢利尿剂：与吲哚美辛、异丁苯丙酸（布洛芬）、萘普生或舒林酸等联用时，利尿作用明显减弱（肾血流量减少），故不宜联用。呋塞米与阿司匹林联用时，两药的药效和毒性反应均增强（肾小管分泌部位竞争作用），故不宜联用。

19）保钾利尿剂：阿司匹林可使螺内酯的作用减弱（醛固酮受体结合不佳），并使血中尿酸浓度升高。吲哚美辛与氨苯蝶啶联用可引起肾脏损害，故不宜联用。

20）抗高血压药：大多数非甾体抗炎药对血压正常者有轻度的升压作用，并可部分或完全拮抗一些抗高血压药的作用。两类药物联用，约有危害10%的患者可发生明显的药物相互作用，并对高血压患者中的老年人、黑人及低肾素活性者危害最大。非甾体抗炎药可阻断噻嗪类袢利尿剂、α-受体阻滞剂、β-受体阻滞剂以及血管紧张素转换酶抵制剂的抗高血压作用，但与α-受体激动剂或钙通道阻滞剂未见相互作用。

21）甲氨蝶呤：与非甾体抗炎药联用时，其血药浓度明显升高，毒性增大。

22）维生素A类药物：可拮抗非甾体抗炎药的作用，故两药不宜联用。

23）维生素C：阿司匹林可影响维生素C的生物利用度，故长期服用阿司匹林患者应补充维生素C。

24）乙醇：与非甾体抗炎药同服可加重对胃黏膜的刺激，诱发或加重消化道溃疡。

25）考来烯胺：可使保泰松吸收减少，疗效降低。

26）丙咪嗪、甲状腺素：与阿司匹林联用时，其药理作用及毒副作用增强。

27）喹诺酮类抗菌药：与布洛芬联用可诱发惊厥。

28）氨茶碱：保泰松可使氨茶碱代谢加快，作用减弱（酶诱导作用）。

29）氯化钠（食盐）：保泰松可抑制钠离子和氯离子的排泄，导致高血压、水肿等不良反应，故服用保泰松忌高盐饮食。

30）丙磺舒：可抑制葡萄糖醛酸酯类从肾排泄，故可使萘普生、布洛芬、吲哚美辛、氯咔唑丙酸等在血液内蓄积，毒副作用加重。

（9）阿司匹林（醋柳酸、乙酰水杨酸）

1）红霉素：在酸性环境中易遭到破坏而失效，故与阿司匹林联用可降低红霉素的药效。

2）β-受体阻滞剂、血管紧张素转化酶抑制剂、利尿剂：这三类药物的作用机制均与前列腺素有关，而阿司匹林可抵制前列腺素的合成及释放，故联用可减弱这些药物的药理活性。

3）去甲肾上腺素：阿司匹林可抑制或完全阻断去甲肾上腺素的血管收缩作用，故两药应避免同时应用。

4）吲哚美辛、保泰松、羟基保泰松：与阿司匹林联用时其血药浓度降低，而不良反应加剧。其他非甾体抗炎药，均可增加阿司匹林对前列腺素的抑制，因而诱发或加重胃黏膜的损害。

5）对乙酰氨基酚：可减轻阿司匹林对胃黏膜的损害作用。两药联用可增强解热作用，但阿司匹林可降低扑热息痛的吸收速率。

6）糖皮质激素：与阿司匹林的胃肠道反应有相加作用，使出血加剧，故两药不宜联用。

7）双香豆素类、醋硝香豆素：阿司匹林用量 >1g/d 时，可使其抗凝作用增强而引起出血危险，故联用时两药均应减量。

8）布美他尼：阿司匹林可降低其利尿作用。

9）螺内酯：阿司匹林可抑制其排钠作用故，两药联用可使血中尿酸浓度升高，而诱发痛风。

10）噻嗪类利尿药：与阿司匹林联用可加剧机体电解质紊乱，并诱发水杨酸中毒。

11）甲氨蝶呤：阿司匹林可升高其血药浓度，加剧不良反应。

12）呋塞米：可降低阿司匹林的排泄，诱发水杨酸中毒。

13）口服降血糖药：中小剂量阿司匹林具有一定的降糖作用，故两药联用能增强疗效，但也可致低血糖昏迷。

14）苯巴比妥：与阿司匹林联用可增强其抗癫痫作用，但因胃肠反应严重而无实际意义。苯巴比妥为强酶诱导剂，可加速阿司匹林代谢而使其疗效降低。

15）非那西丁：与阿司匹林联用可增强其肾毒性。

16）咖啡因：与阿司匹林联用可增加其胃刺激性。

17）乙醇：服用阿司匹林期间，饮酒可增加胃刺激反应及消化道潜出血量，亦可诱发胃出血。

18）商陆：与阿司匹林药效有协同作用，但联用可加剧胃黏膜刺激作用并诱发胃溃疡。

19）维生素 B_1：可促进阿司匹林分解为乙酸和水杨酸，加重其对胃黏膜的刺激性；两药可间隔 2 小时以上服用。

20）卡托普利：阿司匹林可降低其抗高血压作用。

21）对氨基水杨酸钠：与阿司匹林联用可增加水杨酸中毒反应。

22）丙戊酸钠：阿司匹林可使其血药浓度升高，并诱发毒性反应（手震颤、嗜睡、共济失调等）。

23）异烟肼：阿司匹林可减慢异烟肼吸收。阿司匹林在体内可促使异烟肼转化为乙酰异烟肼，降低其血药浓度，同时增加毒性反应，故两药不宜同用。

24）硼砂（月石）：可使阿司匹林吸收降低。

25）肉桂、桂枝：与阿司匹林有相似的化学结构和抗炎作用，联用时可增强发汗作用和毒性反应。

26）麻黄：与阿司匹林联用易致大汗虚脱。

27）大黄：与索米痛片存在交叉过敏现象。

28）含激素样物质的中药和中成药：如鹿茸、甘草、鹿茸片、参茸酊、全鹿丸、甘草浸膏片等，可加剧阿司匹林的胃肠道不良反应。

29）甘草、鹿茸及其制剂：含有皮质激素样物质，可使阿司匹林致溃疡的发生率增高。

30）肾上腺素、氨茶碱：阿司匹林哮喘是由于PGE合成减少所致，故应用肾上腺素或氨茶碱治疗无效。

（10）抗生素（参见肺炎）

（11）滋补药：上呼吸道感染起病时，切忌用滋补药物，如人参、党参、黄芪、太子参、生地黄、熟地黄等，以免滞留邪气。

（12）热性药：风热型或风寒型上感出现热象时，要避免使用热性药物，如干姜、附子、肉桂等。

（13）抗生素：急性上呼吸道感染主要由病毒引起，如滥用抗生素，可导致耐药性或菌群失调等不良反应。

（14）清热解毒中药：流感治疗宜辨证论治，或疏风散寒，或疏风清热，或扶正祛邪，不可拘泥于清热解毒一法。例如，风寒型宜用苏叶、羌活、白芷等；风热型宜用菊花、牛蒡子、金银花等；热毒型宜用黄芩、板蓝根、大青叶等。寒者热之，热者寒之，单用苦寒解毒中药，难以达到预期疗效。

（15）阿司匹林制剂：Reye综合征系甲型和乙型流感的肝脏、神经系统并发症，见于2~16岁儿童。近年来有研究认为，该病与服用阿司匹林有关，因此，儿童禁用阿司匹林制剂（如APC治疗）。

第二章　人禽流行性感冒

【概述】

人禽流行性感冒（以下称人禽流感）是由禽甲型流感病毒某些亚型的毒株引起的急性呼吸道传染病。1997年5月，我国香港特别行政区1例3岁儿童死于不明原因的多脏器功能衰竭，同年8月，经美国疾病预防和控制中心及世界卫生组织荷兰鹿特丹国家流感中心鉴定为禽甲型流感病毒 H_5N_1 引起的人类流感，这是世界上首次证实禽甲型流感病毒 H_5N_1 感染人类。之后相继有 H_9N_2、H_7N_7 亚型感染人类和 H_5N_1 再次感染人类的报道。目前人禽流感病毒可分为15个 H 亚型（H_1 ~ H_{15}）和9个 N 亚型（N_1 ~ N_9）。

1. 感染途径

传染源主要为患禽流感或携带禽流感病毒的鸡、鸭、鹅等家禽，尤其是鸡，但不排除其他禽类或猪成为传染源的可能。主要经呼吸道传播，通过密切接触感染的禽类及其分泌物、排泄物，接触被病毒污染的水等，以及直接接触病毒毒株感染。

2. 临床表现

发病前1周内曾到过禽流感暴发疫点，或与被感染的禽类或其分泌物、排泄物等有密切接触，或从事禽流感病毒研究的实验室工作人员。目前不排除与禽流感患者有密切接触的人有患病的可能。

（1）潜伏期：一般为1~3天，通常在7天以内。

（2）临床症状：急性起病，早期表现类似普通型流感。主要为发热，体温大多在39℃以上，热程1~7天，一般为3~4天，可伴有流涕、鼻塞、咳嗽、咽痛、头痛和全身不适。部分患者可有恶心、腹痛、腹泻、稀水样便等消化道症状。重症患者病情发展迅速，可出现肺炎、急性呼吸窘迫综合征、肺出血、胸腔积液、全血细胞减少、肾衰竭、败血症、休克及 Reye 综合征等多种并发症。

（3）体征：重症患者可有肺部实变体征等。

3. 辅助检查

（1）血常规检查：外周血白细胞总数一般不高或降低。重症患者多有白细胞总数及淋巴细胞下降。

（2）病毒抗原及基因检测：取患者呼吸道标本（如鼻咽分泌物、口腔含漱液、气管吸出物或呼吸道上皮细胞）采用免疫荧光法（或酶联免疫法）检测甲型流感病毒核蛋白抗原（NP）及禽流感病毒 H 亚型抗原。还可用 RT‑PCR 法检测禽流感病毒亚型特异性 H 抗原基因。

（3）病毒分离：从患者呼吸道标本中分离禽流感病毒。

（4）血清学检查：发病初期和恢复期双份血清抗禽流感病毒抗体滴度有 4 倍或以上升高，有助于回顾性诊断。

（5）X 线检查：重症患者胸部 X 线检查可显示单侧或双侧肺炎，少数可伴有胸腔积液等。

【饮食宜忌】

1. 饮食宜进

（1）饮食原则

① 病程中宜多饮水，如畏寒无汗时可予充足热饮以取汗散热；整个病程中水分补给以超过排尿量 1L 为度，可多摄入淡茶、水果汁、青菜汤、清肉汤。

② 味道需清淡，质地宜清稀，如稀粥、面条、藕粉糊等。

③ 热量应适当增加，可适当给予蛋、奶、豆制品等高蛋白饮食；宜给予比正常值高的维生素供应量；酌情多食蔬菜、水果。

④ 发热期应予半流质甚至全流质饮食，严重者可去医院给予补液。

⑤ 应区分不同证型择食，属风热、燥热口渴、咽干、唇燥、苔薄黄者，宜予凉性之品如青菜、黄瓜、萝卜、豆腐等；属风寒、凉燥恶寒、口燥、苔薄白者，宜予辛温之品如葱叶、生姜、大蒜、红糖、米醋等；暑热、口渴喜饮、苔黄腻者，宜予清暑之品如大白菜、绿豆、冬瓜、白扁豆等。

⑥ 患病期间，胃肠功能常受影响，故饮食宜清淡、易消化。高热时宜食米粥、米汤、烂面条、蛋汤、藕粉等；可多食蔬菜、水果，因其富含维生素 C，有抗病毒的作用；宜多食西瓜，以利尿解热、补充体液。

（2）食疗药膳方

① 葱白 15g，白萝卜 30g，香菜 3g。加水适量，煮沸热饮。

② 薄荷 3g，生姜 3g，大枣 3 枚。生姜切丝，大枣切开去核，与薄荷共装入茶杯内，冲入沸水 200～300mL，加盖浸泡 5～10 分钟，趁热饮用。

③ 桑叶 3g，菊花 3g，芦根 10g。沸水浸泡，代茶频频饮。

④ 薄荷 3g，鸭梨 1 个（削皮），大枣 6 枚（切开去核）。加水适量，煎汤过滤。用小米或粳米 50g 煮粥，粥熟后加入薄荷梨汤，再煮沸即可食用。

⑤ 鲜鱼腥草 30～60g，蒜汁加醋凉拌。

⑥ 鲜败酱草 30～60g，开水焯后，蒜汁加醋凉拌或蘸酱吃。

⑦ 鲜马齿苋 30～60g，开水焯后，蒜汁加醋凉拌或蘸酱吃。

⑧ 赤小豆、绿豆适量，熬汤服用。

⑨ 绿豆 60g，生甘草 6g（布包），生薏米 20g。熬汤后去甘草包，服用。

2. 饮食禁忌

（1）不宜食油腻、荤腥之物。限制脂肪摄入量。

（2）不宜食坚硬难消化食物。风热型、燥热型、暑热型人禽流感忌辛辣温热之品；风寒型、凉燥型人禽流感忌寒凉生冷之品。

（3）限制食盐摄入，以每天不超过 5g 为宜。

（4）不可进滋补品。

（5）禁烟酒。

【药物宜忌】

1. 西医治疗

（1）一般治疗：对疑似和确诊患者应进行隔离治疗，转运时戴口罩。加强支持治疗，预防并发症。注意休息，多饮水，加强营养，饮食易消化。

（2）对症治疗：根据症状，应用解热药、缓解鼻黏膜充血药、止咳祛痰药等。儿童忌用阿司匹林或含阿司匹林及其他水杨酸制剂的药物，以避免引起 Reye 综合征。

（3）抗流感病毒治疗：应在发病 48 小时内试用抗流感病毒药物。

① 神经氨酸酶抑制剂（奥司他韦）：为新型抗流感病毒药物，对禽流感病毒 H_5N_1、H_9N_2 和 H_7N_9 有抑制作用。成年人，每日 150mg；儿童，每日 3mg/kg。分 2 次服，5 日为一疗程。

② 离子通道 M_2 阻滞剂（金刚烷胺和金刚乙胺）：金刚烷胺和金刚乙胺可抑制禽流感病毒株的复制，早期应用可阻止病情发展、减轻症状、改善预后。金刚烷胺成年人，每日 100～200mg，儿童每日 5mg/kg 体重，分 2 次，口服，5 日为一疗程。治疗过程中应注意中枢神经系统和胃肠道的不良反应。肾功能受损者酌情减量。有癫痫病史者忌用。

（4）加强支持治疗和预防并发症：注意休息，多饮水，增加营养，给予易消化的食物。密切观察、监测以预防并发症。抗菌药物应在明确或有充分证据提示继发细菌感染时使用。

（5）重症患者的治疗：重症或并发肺炎的患者应入院治疗；对出现呼吸功能障碍者，给予吸氧及其他呼吸支持；发生其他并发症患者，应积极采取相应治疗。

2. 中医治疗

（1）辨证治疗

① 风热犯卫

主症：发病初期，发热或未发热，咽红不适，轻咳少痰，无汗，舌质红，苔薄或薄腻，脉浮数。

治法：疏风清热。

方药：金银花、连翘、牛蒡子各 15g，桑叶、杭菊花、桔梗各 10g，竹叶 6g，芦根 30g，薄荷（后下）、生甘草各 3g。

用法：每日 1 剂，水煎 400mL，每次服 200mL，每日 2 次；必要时可每日服 2 剂，每 6 小时口服 1 次，每次 200mL。

② 热毒袭肺

主症：高热，咳嗽，咯痰不爽，口渴喜饮，咽痛，目赤，舌质红，苔黄或腻，脉滑数。

治法：清肺解毒。

方药：炙麻黄 3g，杏仁、生甘草、知母、浙贝母各 10g，生石膏 30g（先煎），桔梗 15g，黄芩 15g，柴胡 15g。

用法：每日 1 剂，水煎 400mL，每次服 200mL，每日 2 次；必要时可每日服 2 剂，6 小时口服 1 次，每次 200mL。

③ 热毒壅肺

主症：高热，咳嗽咯痰，痰黄，喘促气短；或心悸，躁扰不安，口唇紫暗；舌质红，苔黄腻或灰腻，脉滑数。

治法：清热泻肺，解毒散瘀。

方药：炙麻黄 5g，生石膏 30g（先煎），杏仁、知母、葶苈子、金荞麦、黄芩、浙贝母、生大黄、牡丹皮各 10g，鱼腥草、青蒿各 15g。

用法：每日 1 剂，水煎 400mL，每次服 200mL，每日 2 次；必要时可每日服 2 剂，6 小时口服 1 次，每次 200mL。

④ 气营两燔

主症：高热，口渴，烦躁不安，甚者神昏谵语，咳嗽或咯血，胸闷憋气，气短，舌质红绛，苔黄，脉细数。

治法：清气凉营。

方药：水牛角、瓜蒌、生石膏（先煎）各 30g，生地黄、金银花、连翘各 15g，赤芍、麦冬各 10g，丹参 12g，竹叶 6g，栀子 12g。

用法：每日 1 剂，水煎取 400mL，每次服 200mL，每日 2 次；必要时可每日服 2 剂，6 小时口服 1 次，每次 200mL。

（2）验方

① 老年预防方：太子参、黄芩、牛蒡子各 10g，苏叶 6g。每日 1 剂，水煎服。

② 孕妇预防方：白术、黄芩、金银花各 6g，紫苏叶 3g。每日 1 剂，水煎服。

③ 儿童预防方：芦根 10g，桑叶、豆豉、银花各 5g。每日 1 剂，水煎服。

④ 高危人群预防：太子参、黄芩、牛蒡子各 10g，苏叶 6g。每日 1 剂，水煎服。

3. 药物禁忌

（1）初期正气不虚者，忌用人参、五味子等补敛之品，以免闭门留寇。

（2）本虚标实者，应扶正与祛邪并施，不可专行发散，以免重伤肺气。

（3）服用对乙酰氨基酚等退热药时不要发散太过，以防气随液脱，病邪内陷，变生他病。

（4）禽流感初起时，忌用滋补药物，如人参、党参、黄芪、太子参、生地黄、熟地黄等，以免滞留邪气。

（5）风热型或风寒型禽流感出现热象时，应避免使用热性药物，如干姜、附子、肉桂等。

（6）禽流感属于病毒感染引起的疾病，治疗上应以抗病毒为主，如滥用抗生素，将其作为退热万能药，则可导致耐药性或菌群失调等不良后果。

余参见急性上呼吸道感染。

第三章　急性气管－支气管炎

【概述】

急性气管－支气管炎是指由感染、物理或化学刺激、过敏等因素引起的气管－支气管黏膜急性炎症。本病常因受凉或过度疲劳导致上呼吸道防御功能减低引起，故好发于寒冷季节、气候突变时或过度劳累后；也可由急性上呼吸道感染迁延所致。临床主要症状有咳嗽和咳痰。本病属临床常见病、多发病，积极治疗可于短期内恢复，迁延不愈或反复发作者，可发展为慢性支气管炎。

1. 病因

（1）感染：引起急性上呼吸道感染的病毒或细菌可向下蔓延引起本病，且常在病毒感染的基础上继发细菌感染。常见的致病细菌有肺炎球菌、流感嗜血杆菌、链球菌和葡萄球菌等。

（2）物理化学因素：主要有过冷空气、粉尘、刺激性气体或烟雾（如二氧化硫、二氧化碳、氨气、氯气等）对气管－支气管黏膜的急性刺激亦可引起本病。

（3）过敏因素：引起气管和支气管过敏反应的常见致敏原如花粉、有机粉尘、真菌孢子、细菌蛋白质以及在肺内移行的蛔虫、钩虫的幼虫。

2. 临床表现

（1）症状：本病初起多有急性上呼吸道感染症状，如鼻塞、流涕、咽痛、恶寒发热、头痛，全身不适，酸懒乏力等。咳嗽初起常为干咳或有少量黏液性痰，随着病情加重咳嗽加重，痰量增多，为黏液性，偶见痰中带血。胸骨后灼痛或钝痛，或有紧闷感。如伴有支气管痉挛可有气促或喘息。轻症患者，多在数日内消退，咳嗽、咯痰有时延续数周才逐渐消失。

（2）体征：肺部听诊，两肺呼吸音粗糙，可闻及散在的干、湿啰音，啰音部位不固定，随着咳嗽、咯痰，啰音可减少或消失，气管痉挛时可闻及哮鸣音。

3. 辅助检查

（1）血常规检查：病毒引起的急性气管炎和支气管炎，白细胞总数一般不增高，但淋巴细胞百分比有轻度上升；合并细菌感染时可见白细胞总数和中性粒细胞计数轻度升高。

（2）X线检查：胸部X线一般无异常表现，有时可见肺纹理增多、变粗、紊乱。

（3）痰涂片或培养：可发现致病菌。

【饮食宜忌】

1. 饮食宜进

（1）饮食原则

① 饮食宜清淡易消化，适当多食新鲜蔬菜、水果。

② 应予高热量、高糖、充足维生素和无机盐饮食。蛋白质宜适量，可予牛奶等优质营养食品。

③ 适当补充水分。发热期当酌情给予流质、半流质饮食，如稀粥、面食、饮料、菜汤、果汁等；恢复期可改为易消化的软食或普食。

④ 当据风寒（恶寒、发热、苔薄白）、风热（恶风、发热、苔薄黄）、温燥（恶风、口渴唇燥、舌光红）等不同证候辨证用膳，分别给予疏风散寒（如生姜、香葱、红糖等）、疏风清热（如萝卜、荠菜、橄榄等）、润燥清热（如雪梨、冰糖、甘蔗等）之品。

⑤ 发病初期可多食清凉之品，如黄瓜、冬瓜、丝瓜等；如恶寒发热明显，可配合大葱、生姜、芥菜等以发表祛邪；咳嗽痰多时，应选用理气化痰之食物，如萝卜、橘皮、柚子皮等。

（2）食疗药膳方

1）风寒型支气管炎，药膳应以疏散风寒、宣肺止咳为主。

① 杏仁15g，粳米50g。杏仁去皮尖，水研滤汁，加入粳米煮粥食用；或将杏仁与粳米共用石磨研成粉状，在研碎的过程中，不断加入少量水，在煮沸时加入白糖，即成为杏仁糊。适用于风寒型支气管炎，症见胸闷、气喘或便秘者。阴虚咳嗽、大便稀溏者忌服。

② 鲜姜芥菜汤：鲜姜10g，鲜芥菜120g，盐适量。姜切片；芥菜洗净，切碎；水煎20分钟，加盐调味饮汤。每日1剂，分2次服；重者每日2剂，连饮3天。适于咳嗽、痰多稀薄、恶寒发热、周身酸痛、苔薄白，属风寒咳嗽之急性气管炎及支气管炎。不宜用于恶寒轻发热重、口渴欲饮、痰稠色黄属风热咳嗽及发热、口唇干燥、舌红少津、咳嗽痰少属温燥咳嗽者。

③ 葱姜醋粥：葱白7根，生姜3片，米醋适量，糯米50g。葱白洗净，切成葱花；生姜切丝；糯米淘净；糯米与生姜同入锅加水煮至粥将成，加入葱花，再煮至粥成，调入米醋服食。每日1剂，连食数日。适于风寒型气管炎或支气管炎，见恶寒发热、头痛身痛、咳嗽稀痰者，也可用于风寒感冒。不宜用于发热、口渴、痰稠色黄属风热或温燥型气管炎和支气管炎。

④ 萝卜橄榄茶：鲜萝卜100g，鲜橄榄15g。萝卜切块水煎30分钟，去萝卜，趁热泡入橄榄，频频饮服。每日1剂，连饮3~5天。适于咳嗽频剧、咯痰黄稠不爽、口渴喜饮、咽痛等属风热咳嗽之急性气管炎和支气管炎。恶寒尚著、周身酸痛、咳嗽稀痰属风寒之急性气管炎和支气管炎不宜应用。

⑤ 雪梨炖冰糖：大雪梨1只，冰糖30g。梨去皮，去核。冰糖纳入雪梨中，放碗中

隔水炖熟。每日早、晚各 1 剂，连服 5～7 天。适于干咳痰少或痰中带血、咽干鼻燥、胸痛便艰等属温燥咳嗽之急性气管炎或支气管炎。咳著者可加川贝母 9g。寒盛痰稀、口无燥渴及便溏之急性气管炎或支气管炎不宜服用。

⑥ 鱼腥草猪肺汤：猪肺 250g，鲜鱼腥草 100g，红枣 5 枚。猪肺洗净，烫过，切块。鱼腥草洗净，切段。红枣洗净。猪肺、红枣同加水煮沸后文火炖 1 小时，入鱼腥草再煮 15 分钟，调味服食。每日 1 剂，连食数日。适于咳嗽、痰稠色黄或干咳无痰、口渴、咽燥等属风热、温燥之急性支气管炎，也可用于肺炎、肺脓疡属热毒壅盛者。不宜用于恶寒、口不燥渴、咳嗽痰稀属风寒之急性支气管炎。

2）风热、燥热型支气管炎，药膳宜用疏风清热、辛凉解表、清肺止咳之品。

① 金银花 30g，加水 500ml，煎汁去渣，冷却后加蜜糖 30g，调匀。分 3 次服，每日 1～2 次。

② 梨 2 个，鲜藕 25g，荸荠 100g，白茅根 15g。洗净同煮鲜汤，加白糖调味即成。每日 1 次，连服 1～5 日。

③ 苦杏仁 10g，除去皮尖，打碎；另取大鸭梨 1 个，去核，切成薄片，混合，加水半碗同煮，待鸭梨熟后，加冰糖即可饮用。每日 1 次。

④ 款冬花 30g，杏仁、桑白皮各 9g，百合 15g。1 碗半水煎至 6 分，煎后待温，加入适量蜂蜜及少许生姜汁。每次适量，每日服数次。适用于风热、燥热，阴虚等各种咳嗽痰喘。

⑤ 姜葱大枣汤：生姜 10g，葱白 7 根，大枣 5 枚。姜切片，葱白切段，和大枣加水同煎 20 分钟。每日 1 剂，分 2 次服，连饮 3 天。适于恶寒、发热、头痛、周身酸痛，属风寒咳嗽初起之急性气管炎和支气管炎。咳已显著者加杏仁 10g。口燥渴、舌红苔黄、发热等属风热或温燥咳嗽不宜用此方。

2. 饮食禁忌

（1）饮食宜少量多餐；不宜过饱；少吃或不吃产气食物，以防胃肠胀气抬高膈肌，减少肺活量，加重心肺负担。

（2）忌用或慎用辛辣刺激性食物，如辣椒、芥末、胡椒粉等，以免刺激气道，引起咳嗽，加重气促。

（3）忌恣食肥甘、生冷、过咸及嗜酒，以免伤及脾胃，聚湿生痰，上干于肺，壅阻肺气，加重病情。

（4）发病期间忌食鱼腥虾蟹；咳黄痰时，忌食温补之品，如羊肉、狗肉等，少食油腻煎炸之品。

（5）忌食海鲜、雪菜、笋类等发物。

【药物宜忌】

1. 西医治疗

对症治疗为主，防治细菌感染，避免迁延为慢性支气管炎。

（1）解热镇痛药：常用的解热镇痛剂有阿司匹林，对乙酰氨基酚等非甾体抗炎药。

发热、全身酸痛者，可给予阿司匹林（成人 300～600mg，口服，必要时每日 3 次，最大剂量 <2400mg/d），或对乙酰氨基酚（成人 0.3～0.6g，口服，必要时每日 3 次，最大剂量 <2g/d），疗程一般不超过 3 日。儿童服用阿司匹林有发生 Reye 综合征的可能，应尽量避免。

（2）镇咳祛痰药：有剧烈干咳症状时，可给予镇咳药。常用的有可待因（成人 15～30mg，口服，必要时每日 3 次）、右美沙芬（成人 10～20mg，口服，每日 3～4 次）、喷托维林（成人 25mg，口服，每日 3～4 次）。痰液黏稠不易咳出者，可给予祛痰药。常用的祛痰药有氨溴索（成人 30mg，每日 3 次）、乙酰半胱氨酸（成人 200mg 口服，每日 3 次）、羧甲司坦（成人 500mg 口服，每日 3 次）、溴己新（成人 8～16mg 口服，每日 3 次）等。

（3）平喘药：平喘药可用于伴有气促或喘息症状的患者，能减轻气促和喘息的持续时间和严重程度。常用的平喘药有茶碱类和 β_2-受体激动剂。茶碱类常给予口服缓释茶碱（成人 0.1～0.2g，每日 2 次）或多索茶碱（成人 0.2～0.4g，每日 2 次）；β_2-受体激动剂可选用沙丁胺醇气雾剂（成人 100～200μg，每日 3～4 次）或特布他林气雾剂（成人 250～500μg，每日 3～4 次）吸入治疗。

（4）抗生素：抗生素不宜作为常规使用。对于明确细菌感染者，可根据痰培养细菌种类和药物敏感试验选择有效抗生素。咳黏液脓痰或脓性痰常提示有细菌感染、婴幼儿或老年人，以及患有心肺基础疾病者，因易合并细菌感染，可经验性给予抗生素，如阿奇霉素 0.5g，5% 葡萄糖盐水 500mL，静脉滴注，每日 1 次；头孢呋辛 2.25g，生理盐水 100mL，静脉滴注，每日 2 次等。

2. 中医治疗

（1）辨证治疗

① 风寒咳嗽

主症：咳声粗重，痰色白稀薄，咽喉发痒，伴有鼻塞，流清涕，喷嚏；恶寒发热，无汗，头痛，周身酸痛；舌苔薄白，脉浮紧。

治法：疏散风寒，宣肺止咳。

方药：杏苏散加减。

苏叶 10g，生姜 3 片，杏仁 10g，桔梗 10g，前胡 10g，茯苓 10g，半夏 10g，陈皮 10g，枳壳 10g，荆芥 10g，生甘草 10g，大枣 5 枚。

用法：每日 1 剂，水煎服。

方解：苏叶、前胡轻宣达表，微发其汗；杏仁、桔梗、枳壳宣肺降气；半夏、陈皮、茯苓化痰理气；甘草调和诸药；生姜、大枣和营卫，加荆芥以助辛温发散风寒；诸药合用以达发表宣化之功。若痰饮较盛，痰多色白且涎沫较多，为外有风寒内夹痰饮者，可用小青龙汤治疗（麻黄 10g，桂枝 10g，杭芍 10g，干姜 10g，细辛 3g，五味子 10g，清半夏 10g，甘草 10g）。

中成药：通宣理肺片，每次 4 片，每日 2 次。

② 风热咳嗽

主症：咳嗽频剧，咳声嘎哑，痰黏黄稠，咯痰不爽，口干思饮，咽喉肿痛，鼻流黄涕，伴有身热、微恶风、汗出头痛、肢体酸楚；舌苔薄黄而燥，脉浮数。

治法：疏风清热，宣肺止咳。

方药：桑菊饮加减。

桑叶 10g，菊花 10g，薄荷 10g，杏仁 10g，甘草 10g，桔梗 10g，金银花 15g，连翘 12g，浙贝母 12g，芦根 15g，枇杷叶 10g。

用法：每日 1 剂，水煎服。

方解：桑叶、菊花、薄荷疏风解表，宣透风热；桔梗、杏仁、浙贝母清咽利膈，止咳化痰；金银花、连翘、枇杷叶清热解毒；芦根清热生津而止渴。全方可疏风清热，宣肺止咳。

中成药：桑菊感冒片，每次 4 片，每日 2 次。

③ 燥热咳嗽

主症：干咳无痰，或痰少而黏不易咯出，或痰中带血咽干喉痒，唇干鼻燥，咳甚则胸痛不适，大便干燥，尿黄赤，或有身热恶寒等；舌尖红，舌苔薄黄少津，脉细数。

治法：清肺润燥，止咳化痰。

方药：桑杏汤加味。

桑叶 10g，杏仁 10g，淡豆豉 10g，沙参 10g，梨皮 10g，栀子 10g，浙贝母 10g，元参 12g，麦冬 15g，玉竹 15g。痰中带血，加白茅根 15g、牡丹皮 12g。

用法：每日 1 剂，水煎服。

方解：桑叶、淡豆豉轻宣燥热；杏仁苦辛温润，以利肺气；浙贝母止咳化痰；元参、栀子清泄上焦肺热；麦冬、沙参、玉竹、梨皮润肺生津。诸药合用为轻宣燥热，凉润肺金之剂。

中成药：养阴清肺丸，每次 1 丸，每日 2 次。

（2）验方

① 麻杏陷胸汤：麻黄、甘草、胆南星各 3g，杏仁 4.5g，生石膏、鲜茅根各 12g，黄连 1.5g，半夏、瓜蒌仁、玉蝴蝶各 6g。水煎服，每日 1 剂，每日 2 次。清热泻肺，祛痰定喘。适于风热型急性支气管炎。

② 小青龙加石膏汤：麻黄、桂枝、白芍、干姜、细辛、五味子、大枣、甘草各 20g，半夏 30g，生石膏 120g。水煎服，每日 1 剂，每日 2 次。寒饮郁肺，肺失肃降。适于风寒型急性支气管炎。

3. 药物禁忌

（1）氨茶碱

1）氟喹诺酮类：其代谢产物可抑制茶碱代谢过程的重要环节——去甲基化，使茶碱代谢减慢。不同氟喹诺酮类药物对茶碱的清除率影响不同。依诺沙星可使茶碱清除率下降76.8%，血药浓度升高，出现中毒症状。环丙沙星可使茶碱清除率下降41.3%，引起中毒。培氟沙星可抑制茶碱代谢，使其血药浓度显著升高。氧氟沙星可使茶碱浓度显著升高。

2）头孢噻肟：可使茶碱血药浓度明显升高，可能增强其毒副作用，而头孢噻肟血药浓度却明显降低，故两药不宜同时应用。

3）头孢呋辛：可使氨茶碱血药浓度升高，而头孢呋辛血药浓度下降。

4）四环素：可抑制茶碱代谢，使其药理作用和毒性反应均增强。急性心肌梗死伴低血压患者，忌两药联用。

5）二性霉素 B：可使茶碱血药浓度降低，平喘效果降低，联用时应加大茶碱用量或停用二性霉素 B。

6）利福平：可使茶碱血药浓度降低，联用时应注意调整茶碱剂量。

7）大环内酯类抗生素：茶碱与红霉素联用 4 天即可发生相互作用，联用 1 周以上茶碱血药浓度增高；与乙酰螺旋霉素联用 4 天后，茶碱血药浓度明显增高；与麦迪霉素联用时，茶碱血药浓度增高，易出现中毒反应。

8）氯霉素：影响茶碱代谢，可使茶碱血药浓度明显升高。

9）庆大霉素：茶碱可促进其重吸收，联用时只需应用庆大霉素原剂量的 1/5。

10）磺胺甲噁唑：可使茶碱血药浓度明显增高。

11）林可霉素类：可使茶碱的半衰期延长，清除率降低，血药浓度升高。

12）异烟肼：与茶碱联用时，茶碱清除速率降低，半衰期和达到峰值时间延长，生物利用度增加。联用时应注意调整茶碱的剂量。

13）复方氢氧化铝：使茶碱的血药浓度明显降低，生物利用度下降 20%，疗效降低。因此，两药联用时，服药时间应间隔 1 ~ 2 小时。这样既不影响茶碱的血药浓度，又可缓解胃肠道反应。

14）多潘立酮（吗丁啉）：两药联用时，茶碱可出现近似缓释作用，故应调整并监测茶碱的血药浓度。

15）氧氟沙星：对茶碱动力学影响报道不一，因此两药联用时仍应监测茶碱的血药浓度。

16）罗红霉素：可使茶碱的血药浓度上升，半衰期延长，联用时需监测茶碱血药浓度。

17）稀盐酸：可阻碍氨茶碱在小肠的吸收。

18）抗癫痫药：苯巴比妥可使茶碱代谢率增加 50%。苯妥英钠与茶碱联用 10 ~ 15 日，可使茶碱清除率增加约 2 倍，故应适当增加茶碱用量。此外，茶碱可阻碍苯妥英钠吸收，使其血药浓度下降 21%。

19）普萘洛尔：可加剧哮喘。两药存在药理性拮抗作用。

20）麻黄碱：与氨茶碱有协同性平喘作用，但不良反应（失眠、神经过敏及胃肠道疾患等）的发生率也明显增加。

21）异丙肾上腺素：可使茶碱清除率增加，血药浓度下降。

22）西咪替丁：可使茶碱清除率降低 25% ~ 60%，血药浓度增高，联用时可致氨茶碱中毒。

23）呋塞米：可使茶碱血药浓度降低约50%。呋塞米与氨茶碱联用可使利尿作用增强。

24）泼尼松：可使茶碱生物利用度下降48%，半衰期缩短27%。停用泼尼松后，短期内患者仍会对茶碱产生耐受性，影响疗效。

25）口服避孕药：可使茶碱血药浓度升高。

26）别嘌醇：可使茶碱血药浓度增高，并出现恶心、呕吐、心悸等不良反应。别嘌醇可抑制黄嘌呤氧化酶，使茶碱清除率降低而导致中毒。但是，仅在别嘌醇大剂量（600mg/d）连续应用14日以后才会出现茶碱代谢减慢；短期、小剂量（300mg/d）则对茶碱清除率无影响。

27）碳酸锂：氨茶碱可增强锂离子排泄，故可降低锂盐疗效。

28）活性炭：可吸附肠道内氨茶碱及其代谢物，降低茶碱血药浓度。氨茶碱中毒时服用活性炭，可缓解中毒症状。

29）异丙嗪：与氨茶碱联用可增强平喘效果，但不可混合注射。

30）洋地黄类：氨茶碱可提高心肌对洋地黄类药物的敏感性；联用时洋地黄毒性增强。

31）保泰松：可使茶碱代谢率提高，血药浓度降低。

32）青霉素：氨茶碱可使青霉素灭活失效。

33）双嘧达莫：氨茶碱可消除双嘧达莫扩张冠状动脉的作用。

34）普鲁卡因：与氨茶碱溶液联用可发生混浊沉淀，丧失局麻作用。

35）美西律：对茶碱的去甲基化有较强的抑制作用，使茶碱血药浓度升高。

36）妥卡尼：对茶碱代谢有轻度抑制作用，使其清除率略降低，半衰期延长。

37）普罗帕酮：对茶碱代谢有竞争性抑制作用，使茶碱血药浓度升高，甚至引起中毒；必要时应适当调整茶碱用量。

38）硝苯地平：可使茶碱血药浓度降低50%（有的人认为无显著变化）。两药联用治疗肺心病肺动脉高压有协同作用；对心脏影响有部分药效拮抗作用，静脉注射氨茶碱可治疗硝苯地平引起的急性室性心力衰竭等不良反应。

39）维拉帕米：可使茶碱的清除率降低，半衰期延长，对茶碱增强膈肌收缩力作用具有完全拮抗作用；联用后茶碱对呼吸系统的效应减弱。

40）地尔硫䓬：可使茶碱清除率减少12%，半衰期延长。两药联用治疗支气管哮喘，具有协同作用，疗效显著提高，但在刚开始联用时，应注意血压下降的变化。

41）复合维生素B：与氨茶碱联用有致死的报道。

42）特布他林（博利康尼）：与氨茶碱同时服用有引起严重肌震颤的报道。

43）安可来：血中安可来浓度达到一定程度时，可阻滞茶碱的分解代谢，使茶碱血药浓度显著升高；两药联用时应监测茶碱的血药浓度。

44）咖啡因、可可碱：可竞争结合茶碱的代谢部位，降低茶碱的清除率；联用时应减少茶碱剂量。

45）锂盐：氨茶碱可增加锂盐的肾排泄。

46）大蒜素：可使茶碱代谢减慢，半衰期延长，联用时氨茶碱应减量，停用大蒜素后应适当增加茶碱用量。

47）大黄及其中成药（三黄片、大黄片、牛黄解毒片、上清丸等）：氨茶碱可竞争性拮抗大黄素的抑菌作用，两药不宜同服。

48）麻黄及其中成药（半夏露、通宣理肺丸、气管炎丸等）：与氨茶碱联用时毒性反应增强，可发生恶心、呕吐、肌肉震颤、头痛、头晕、心律失常及心动过速等不良反应。

49）止痉类中成药（蜜环片、天麻止痉散、五虎追风散等）：可与茶碱发生药理性拮抗作用，降低疗效。

50）山楂及其中成药（山楂丸、保和丸、五味子丸、六味地黄丸、肾气丸、冰霜梅苏丸等）：可与氨茶碱发生中和反应，降低疗效。

51）五味子：可与氨茶碱发生中和反应，联用时两药疗效均降低。

52）流感疫苗：可延长茶碱半衰期，联用时应减量。

（2）沙丁胺醇（索布氨、阿布叔醇、羟甲叔丁肾上腺素、柳丁氨醇）

1）磺胺甲噁唑：沙丁胺醇可降低磺胺类药的吸收率。

2）β-受体阻滞剂：可拮抗沙丁胺醇的支气管扩张作用。

3）氨茶碱：沙丁胺醇与氨茶碱联用可使药效加强；口服沙丁胺醇可使氨茶碱的清除率增加2倍，半衰期明显缩短；吸入沙丁胺醇对氨茶碱代谢无影响。

4）甲基多巴、肼屈嗪：沙丁胺醇抑制心肌收缩，与此两种药物联用时有诱发心力衰竭的报道。

（3）氯苯达诺（敌退咳、氯苯胺丙醇）

中枢神经系统抑制剂：氯苯达诺是具有中枢性作用的镇咳药，与中枢神经系统抑制剂联用时可加重中枢抑制。

（4）乙酰半胱氨酸（痰易净、易咳净）

1）抗生素：乙酰半胱氨酸可降低口服青霉素、四环素、头孢菌素及红霉素类抗生素的制菌效力，必须联用时应间隔2~4小时服药。

2）金制剂：乙酰半胱氨酸能增加金制剂的排泄，故不宜联用。

（5）氯化铵（氯化亚）

1）碱性药物：氯化铵呈弱酸性，可降低碱性药物在胃肠道的吸收；但其使尿酸化可增加碱性药物的肾排泄，故在纠正碱中毒中有一定临床意义。属于弱碱性的药物有苯丙胺类、丙咪嗪、阿米替林、左吗南、杜冷丁、普鲁卡因、茶碱、烟碱、美加明、奎尼丁、奎宁、氯喹及安替比林等。

2）酸性药物：与氯化铵联用可增加其在胃肠道的吸收，延缓排泄，并增加对胃黏膜的刺激作用。

3）抗感染药：氯化铵酸化尿液可增强下列药物抗泌尿系感染的作用，如乌洛托品、呋喃妥因、青霉素、氨苄西林、头孢菌素Ⅱ、四环素类、新生霉素。

4）噻嗪类利尿剂：联用时可使血氨含量升高，诱发肝性昏迷。

5）大环内酯类：红霉素是一种碱性抗生素，服用氯化铵酸化尿液可降低或缩短红霉素的作用，不利于泌尿系统感染的治疗。其他大环内酯类抗生素，如竹桃霉素、螺旋霉素、柱晶白霉素，也不宜与氯化铵联用。

6）磺胺类药物：在酸性尿中，磺胺嘧啶（SD）、磺胺异唑（SIZ）等溶解度低的药物及其乙酰化物易析出结晶，故不宜与氯化铵联用。复方新诺明与氯化铵同服会引起结晶尿、血尿或尿结石。口服氯化铵酸化尿液会使甲氧苄啶排泄速度增加，血药浓度降低，缩短其作用时间。尿液 pH 值过高或过低都可减弱甲氧苄啶对泌尿系病原菌的抗菌作用。

（6）镇咳药：痰多患者忌单独使用可待因等镇咳药，以免抑制呼吸中枢，加重气道阻塞和炎症，使病情加重。

（7）β－受体阻滞剂：避免使用 β－受体阻滞剂，因其可使支气管痉挛，加重咳喘。

（8）激素：本病治疗时如未经使用有效的抗生素，不能使用激素，以免炎症扩散。

（9）抗生素：抗菌药物只能控制支气管或肺部的急性感染，不能根治慢性支气管炎，因此，在急性感染控制后，应即停药。长期应用抗生素易出现毒副作用或使细菌产生耐药性。

（10）温补类中药：本病急性期忌用温补类中药（如红参、干姜、丁香、鹿茸、菟丝子、淫羊藿、牛鞭子、黄狗肾等），以免助阳失火，加重病情。在慢性期非极度虚弱者一般也不宜应用。

余参见肺炎及急性上呼吸道感染。

第四章 慢性支气管炎

【概述】

慢性支气管炎是由于感染或非感染因素引起气管、支气管黏膜及其周围组织的慢性非特异性炎症。其病理特点是支气管腺体增生、黏液分泌增多。临床出现有连续2年以上，每年持续3个月以上的咳嗽、咳痰或气喘等症状。早期症状轻微，多在冬季发作，春暖后缓解；晚期炎症加重，症状长年存在，不分季节。疾病进展又可并发阻塞性肺气肿、肺源性心脏病，严重影响劳动能力和健康。

1. 病因

慢性支气管炎的病因极为复杂，迄今尚有许多因素还不够明了。近年来认为，有如下因素。

（1）大气污染：化学气体（如氯、二氧化氮、二氧化硫等）、烟雾对支气管黏膜有刺激和细胞毒性作用。其他粉尘（如二氧化硅、煤尘、棉屑、蔗尘等）也刺激支气管黏膜，并引起肺纤维组织增生，使肺清除功能遭受损害，为细菌入侵创造条件。

（2）吸烟：吸烟为慢性支气管炎最主要的发病因素。吸烟能使支气管上皮纤毛变短、不规则，纤毛运动发生障碍，局部抵抗力降低，肺泡吞噬细胞的吞噬、灭菌作用减弱；又能引起支气管痉挛，增加气道阻力。

（3）感染：呼吸道感染是慢性支气管炎发病和加剧的另一个重要因素。国内外研究认为，肺炎链球菌、流感嗜血杆菌和莫拉卡他菌可能为本病急性发作的最主要病原菌。病毒对本病的发生和发展起重要作用。在慢性支气管炎急性发作期分离出的病毒有鼻病毒、乙型流感病毒、副流感病毒、黏液病毒、腺病毒、呼吸道合胞病毒等。病毒感染造成的呼吸道上皮损害，有利于细菌感染，引起本病的发生和反复发作。肺炎支原体与慢性支气管炎发病的直接关系，至今未明。

（4）过敏因素：过敏因素与慢性支气管炎的发病有一定关系。初步来看，细菌致敏是引起慢性支气管炎速发型和迟发型变态反应的一个原因，尤其是喘息型慢性支气管炎患者，多有过敏史，对多种抗原激发的皮肤试验阳性率高于对照组，痰内组胺和嗜酸性粒细胞有增高倾向；还有一些患者血清中类风湿因子高于正常组，并发现重症慢性支气管炎患者肺组织内 IgE 含量增加，提示与Ⅲ型变态反应也有一定关系。变态反应使支气管收缩或痉挛，出现组织损害和炎症反应，继而发生慢性支气管炎。

（5）其他

① 除上述因素外，气候变化，特别是寒冷空气刺激能引起黏液分泌物增加，支气管纤毛运动减弱。在冬季，患者的病情波动与温度和温差有明显关系。自主神经功能

失调，也可能是本病的一个内因。部分患者的副交感神经功能亢进时，气道反应性较正常人增强，此时微弱的刺激即可引起支气管收缩，分泌物增多，出现咳嗽、咳痰、气喘。

②老年人性腺及肾上腺皮质功能衰退、喉头反射减弱、呼吸道防御功能退化、单核－吞噬细胞系统衰退，也可引起慢性支气管炎。

③营养状况对支气管炎也有一定影响。维生素 C 缺乏，机体对感染的抵抗力降低，血管通透性增加；维生素 A 缺乏，可使支气管黏膜柱状上皮细胞及黏膜的修复功能减弱，溶菌酶活力降低，易患慢性支气管炎。

2. 临床表现

部分患者在起病前有急性支气管炎、流感或肺炎等急性呼吸道感染史。患者常在寒冷季节发病，出现咳嗽、咯痰，尤以晨起为著，痰呈白色泡沫状，黏稠不易咳出。急性呼吸道感染时，症状迅速加剧，痰量增多，黏稠度增加或为黄色脓性，偶有痰中带血。慢性支气管炎反复发作，可使支气管黏膜的迷走神经感受器反应性增高，副交感神经功能亢进，出现过敏现象而发生喘息。随着病情发展，终年咳嗽、咳痰不止，冬秋加剧。喘息型支气管炎患者在症状加剧或继发感染时，常有哮喘样发作，表现为气急不能平卧，呼吸困难一般不明显。并发肺气肿后，随着肺气肿程度的增加，呼吸困难逐渐增剧。本病早期多无体征，或可在肺底闻及干、湿啰音。喘息型支气管炎在咳嗽或深吸气后可闻及哮鸣音，急性发作时可广泛闻及哮鸣音。长期反复发作的患者可有肺气肿的体征。

3. 辅助检查

（1）胸部 X 线检查：早期可无异常。晚期可见两肺纹理增粗、紊乱，呈网状、条索状或斑点状阴影，以两下肺野较明显。

（2）肺功能检查：早期常无异常。当气道狭窄或有阻塞时，可有阻塞性通气功能障碍的肺功能表现。

（3）血常规检查：慢性气管炎急性发作期或并发肺部感染时，可见白细胞计数及中性粒细胞增多。缓解期多无变化。

【饮食宜忌】

1. 饮食宜进

（1）饮食原则

①本病病程长，易反复发作，缠绵难愈，体内蛋白质及热量消耗大，故应多食高蛋白、高维生素、高热量而又易消化的食物。

②缓解期应多食能补益肺脾肾的食物和药物，如人参、冬虫夏草、杏仁、莲子、麦门冬、山药、百合、茯苓、薏苡仁、核桃仁、枸杞等。

③咳嗽、咳痰清稀时，应多食温性食物，如骨头汤、排骨汤、猪肺汤、瘦肉汤、肝汤、鸡汤、蛋羹、豆制品等。

④咳喘日久、肺阴受损时，宜选用滋阴生津的食物，如梨、山楂、话梅、苹果、

荸荠、山药、鳖、老鸭等。

⑤痰多、食少、舌苔白，宜选食南瓜、莲子、山药、糯米、芡实等以补益脾胃。

⑥四肢不温、小便清长、腰酸，宜选食狗肉、胡桃、羊肉以温阳补肾。

⑦汗多、易感冒，宜选食动物肺脏、蜂蜜、银耳、百合以补肺固表。

（2）食疗药膳方

① 萝卜杏仁汤：萝卜、杏仁、冰糖各适量。萝卜洗净切片，杏仁捣碎，加适量水，连同冰糖一起炖熟，吃萝卜喝汤。每日1剂。止咳化痰。适用于慢性支气管炎咳痰较多者。

② 爆炒鹌鹑：鹌鹑1只，生姜30g，杏仁12g，精盐及味精适量。鹌鹑去毛及内脏，洗净，与生姜片、杏仁一起入锅，加水适量，用文火炖1小时，加盐及味精调味服用。每周2～3剂，连服10剂。有强身散寒之功效。慢性支气管炎患者可佐餐服用。

③ 荸荠甘蔗汤：荸荠、甘蔗各500g，白茅根50g。甘蔗去皮切段，荸荠洗净去皮，白茅根洗净，3味一起放入砂锅中，加水500mL，煮沸10分钟，饮汤。分数次服用。有清热养阴化痰之功效。痰少而黄、不易咳出者适用。

④ 橘红牛柳：牛上背肉200g，鲜橘红20g，花生油、淀粉、精盐、味精、酱油适量，鸡蛋2个，白面粉50g，葱、姜少许，青椒50g。牛上背肉切薄片，以精盐、味精、酱油等腌渍2小时，橘红洗净，同青椒切片备用，鸡蛋清搅入白面粉调成糊状，腌渍好的牛肉片挂糊（薄薄一层），入热油锅中炸2～3秒后捞出，再起锅，葱姜炒香，入炸好的牛肉片及青椒片、橘红翻炒至熟，淀粉勾芡，即可出锅食用。本方理气化痰。慢支痰多者可用之。

⑤ 百合西芹：百合100g，西芹250g，精盐、味精适量。西芹洗净去筋切段，锅中放少许花生油，烧热后倒入西芹、百合翻炒至将熟，加入精盐、味精调味，再翻3～4下至熟即可，佐餐服用。

⑥ 百合核桃粥：百合50g，核桃肉15g，大枣（去核）10枚，粳米50g。上4味共煮成粥，供早晚餐服食。滋阴生津，滋补肺肾，止咳化痰。适用于肺肾亏虚之老年咳喘症。

⑦ 蛤蚧童子鸡：蛤蚧1对，童子鸡1只，葱、姜及调味品适量。童子鸡去毛及内脏，洗净，与蛤蚧及葱、姜、盐一起加水，炖熟烂，吃肉喝汤。每周2～3剂。补肺益肾，纳气定喘。适用于喘咳日久、肺肾亏虚、肾不纳气、动则喘促者。

⑧ 河车山药汤：鲜紫河车（胎盘）1具，鲜山药250g，生姜3片，盐少许。将紫河车洗净切片，用香油微炒，加山药、盐、生姜，共炖汤，分2次服食。补肺益肾健脾，养心安神。适用于肺、脾、肾皆虚之老年咳喘胸闷者。

⑨ 杏仁牛奶粥：杏仁、桑白皮、生姜片各10g，大枣6枚，牛奶250mL，粳米100g。杏仁浸泡去皮尖，细研，入牛奶中搅匀，滤汁备用。桑白皮、生姜、大枣水煎，去渣取汁，入粳米文火煮粥，至粥熟时入牛奶、杏仁，搅匀，再沸即成。止咳化痰，润肠通便。用于咳嗽、咳痰、便秘者。

⑩ 灵芝瘦肉羹：灵芝3g，猪瘦肉100g。将灵芝研末，猪瘦肉加工成馅与灵芝末拌

匀后加酱油少许调味，隔水蒸熟佐餐，每日 2 次。有安神、益气、养阴的功效。适用于老年慢性支气管炎、慢性胃炎或消化不良。

⑪ 川贝萝卜：白萝卜 1 块，川贝母 3g，冰糖 30g。后 2 味研末放入萝卜内蒸熟炖服，每日 1 剂。健脾消食，润肺化痰，止咳平喘。适用于慢性支气管炎。

⑫ 冰糖雪梨：雪梨 1 个，杏 10g，白砂糖 30~50g。上 3 味放入容器内，隔水蒸 1 小时，食雪梨饮汤，每日 2 次。化痰止咳，清热生津，润肺平喘。适用于慢性支气管炎及肠燥便秘。

⑬ 冰糖佛手：佛手、生姜、半夏各 10g，砂糖适量（后加）。水煎去渣，早晚分 2 次，加冰糖温服。具有止咳平喘、燥湿化痰的功效。适用于慢性支气管炎及痰湿咳嗽者。

2. 饮食禁忌

（1）油煎炸及未经发酵的面食：这些食物不易消化，食后有碍脾胃运化，易生热胀气，煎耗津液，助湿生痰，以致咳嗽、咳痰症状加重。无论是急性支气管炎，还是慢性支气管炎，都应当忌食煎炸之品。

（2）辛辣、油腻或过咸、过甜食物：甜食和咸食摄入过多会刺激咽喉，诱发咳嗽。慢性支气管炎发作期摄入过多辛辣食物，如辣椒、姜、葱、蒜等，会出现黄痰、黏痰等症状，不利于炎症控制。过食油炸食物、肥肉或糖果、奶油等过甜食品可助湿生热，致痰多黏稠，不易咳出。

（3）海腥食物：如黄鱼、带鱼、蟹、虾等应忌食。

（4）奶制品：因其易使痰液变稠，加重感染，故应忌食。

（5）温补食品：本病常由外邪引起，故急性期禁止食用具有温补作用的食物，如羊肉、狗肉、鹿肉、公鸡肉、麻雀、海马、荔枝等。

（6）酒：慢性支气管炎患者饮用一定量的白酒，尤其是少量葡萄酒或专治气管炎的药酒对本病有一定好处，但如果大量饮酒，不仅易造成肝损伤和脑萎缩，而且会使机体免疫功能下降，抵抗力减弱，容易引起感冒和上呼吸道感染，使本病反复发作，症状逐渐加重，最终可致肺气肿和肺心病。

（7）过酸食品：慢性支气管炎患者不宜多食甘酸性凉食品，如椰子、樱桃等，因甘可生津，酸可敛津，均可聚生痰湿。《医林纂要》说："多食生寒痰。"支气管炎患者食用则会加重病情，故不宜过多食用。

（8）酱：酱味咸，易聚湿生痰，痰浊阻遏肺气，会加重慢性支气管炎的病变，故忌多食。

（9）过热、过冷食物：过冷、过热的食物可刺激气管，引起阵发性咳嗽，故应忌食。

【药物宜忌】

1. 西医治疗

（1）缓解期的治疗：应以增强体质，提高抗病能力和预防复发为主。气管炎菌苗，一般在发作季节前开始应用，每周皮下注射 1 次，剂量自 0.1mL 开始，每次递增 0.1 ~ 0.2mL，直至 0.5 ~ 1mL 为维持量，有效时应坚持使用 1 ~ 2 年。必思添（克雷白肺炎杆菌提取的糖蛋白），首次治疗 8 天，2mg/d，停服 3 周；第 2 次，1mg/d，治疗 8 天，停服 3 周；第 3 次，1mg/d，治疗 8 天，连续 3 个月为一疗程，可预防慢性呼吸道感染反复发作。

（2）急性发作期及慢性迁延期的治疗：应以控制感染、祛痰、镇咳为主；伴发喘息时，加用解痉平喘药。

① 抗感染治疗：一般患者可按常见致病菌为用药依据，选用复方磺胺甲噁唑（SMZ）每次 2 片，每日 2 次；阿莫西林每日 2 ~ 4g，分 3 ~ 4 次，口服；氨苄西林每日 2 ~ 4g，分 4 次，口服；头孢氨苄每日 2 ~ 4g，分 4 次服；或头孢拉定每日 1 ~ 2g，分 4 次口服；头孢呋辛每日 1g，分 2 ~ 3 次，口服；头孢克洛每日 500 ~ 100mg，分 2 ~ 3 次，口服；亦可选择新一代大环内酯类抗生素（如罗红霉素每日 0.3g，分 2 次，口服）。疗程一般 7 ~ 10 天，反复感染者可适当延长。经治疗 3 天，病情未见好转者，应根据痰细菌培养药物敏感试验的结果，选择抗生素。严重感染时，可选用氨苄西林、环丙沙星、氧氟沙星、阿米卡星（丁胺卡那霉素）、奈替米星（乙基西梭霉素）或头孢菌素类联合静脉滴注给药。

② 祛痰镇咳药：可给沐舒坦（盐酸溴环己胺醇）每次 30mg，每日 3 次，口服；化痰片（羧甲基半胱氨酸）每次 500mg，每日 3 次，口服。溴己新（必嗽平）、氯化铵、棕色合剂等均有一定祛痰作用。当痰黏稠不易咳出时，可用枇杷叶蒸气吸入，或用超声雾化吸入，以稀释气道内分泌物。

③ 解痉平喘药：喘息型支气管炎常选用解痉平喘药，如氨茶碱每次 0.1 ~ 0.2g，每日 3 次，口服；特布他林（博利康尼）每次 2.5mg，每日 2 ~ 3 次，口服；复方氯喘片 1 片，每日 3 次，口服；二羟丙茶碱每次 0.5g，静脉滴注，每日 1 次。慢性支气管炎有可逆性阻塞者，应常规应用支气管扩张剂。

2. 中医治疗

（1）辨证治疗

1）标证

① 热痰型

主症：咳嗽咯痰，黄脓性、黏液脓性或黏浊痰，常不易咯出；伴发热，脓涕，咽痛，口渴，尿黄，便干；舌质红，苔黄，脉弦滑数。

治法：清热宣肺，润肺化痰止咳。

方药：桑杏汤加减。

桑叶 10g，杏仁 10g，浙贝母 10g，桔梗 10g，桑白皮 10g，前胡 10g，黄芩 10g，生地黄 10g，沙参 10g，当归 10g，金银花 15g，甘草 6g。

方解：以桑叶、杏仁、浙贝母、桔梗宣肺祛痰止咳；桑白皮、前胡、黄芩、金银花清泄肺热，降气止咳；生地黄、当归、沙参养血凉血润肺；甘草调和诸药。

中成药：桑菊感冒片，每次 4 片，每日 2 次。

② 寒痰型

主症：咳嗽咯痰，咳白色泡沫或黏稀痰，常易咯出；伴恶寒发热，流清涕，口不渴，小便清长；舌苔薄白或白腻，脉弦紧。

治法：祛风散寒，宣肺化痰。

方药：三拗汤和止嗽散加减。

麻黄 6g，杏仁 10g，甘草 10g，紫菀 10g，百部 10g，荆芥 10g，桔梗 10g，陈皮 10g，白前 10g，当归 10g，苏子 10g。

方解：麻黄、杏仁、甘草宣肺散寒；紫菀、百部润肺止咳；白前、苏子降气祛痰止咳；荆芥、桔梗、陈皮、甘草祛风宣肺；当归养血活血，通肺络以助功效。

中成药：通宣理肺片，每次 4 片，每日 2 次。

③ 热喘型

主症：咳嗽胸闷，喉中喘鸣，咳脓痰、黏脓痰或黏浊痰；伴头痛，身热汗出，口渴，便干，小便黄赤；舌质红，苔黄，脉弦滑数。

治法：宣肺化痰，清肺定喘。

方药：麻杏石甘汤加味。

麻黄 10g，杏仁 10g，生石膏 15g，甘草 6g，鱼腥草 15g，黄芩 10g，蒲公英 10g，浙贝母 12g，瓜蒌 15g，金银花 15g，生地黄 15g，赤芍 10g。

方解：麻黄、生石膏宣肺，清泻肺热平喘；杏仁、浙贝母宣利肺气止咳；黄芩、鱼腥草、蒲公英、金银花清热解毒，宽胸清热，化痰平喘；赤芍、生地黄凉血活血，通肺络，平喘。

中成药：止嗽定喘丸，每次 10 粒，每日 2 次。

④ 寒喘型

主症：咳喘胸闷，喉中痰鸣，咳白色泡沫或黏稀痰；伴头痛，恶寒发热，无汗，口不渴；舌质淡，舌苔白或白腻，脉弦紧。

治法：温肺散寒，宣肺定喘。

方药：小青龙汤加味。

麻黄 10g，桂枝 10g，半夏 10g，细辛 3g，五味子 10g，白芍 10g，赤芍 10g，当归 10g，地龙 10g，干姜 10g。

方解：麻黄、桂枝、干姜、细辛温肺散寒平喘；白芍、桂枝调和营卫；半夏燥湿降浊；五味子敛肺止咳平喘；当归、赤芍、地龙养血活血，通肺络平喘。

中成药：寒喘丸，每次 1 丸，每日 1 次。

以上各型中药水煎，每日 2 次，每次服 100mL，10 日为一疗程，可服 1～2 个疗程。

2）本证

① 肺气虚型

主症：发作时常以咳为主，咳声清脆，多为单咳或间歇咳，白天多于夜晚，痰量不多，易汗出，恶风，易感冒；舌质正常或稍淡，舌苔薄白，脉弦细或缓细。

治法：补益肺气，益气固表，活血化瘀，通络平喘。

方药：生脉散加味。

党参 30g，黄芩 10g，麦冬 10g，五味子 10g，当归 10g，赤芍 10g，炙甘草 10g。

方解：党参益气补肺固表；麦冬养阴清肺生津；五味子敛肺止咳喘，止汗；炙甘草补脾肺；当归、赤芍养血活血，通肺络；黄芩清肺又反佐补益太过；诸药合用以达补益肺气，止咳平喘之功效。

中成药：以上方药，按比例研细末，合蜜为丸，每丸 10g。每次 1 丸，每日 3 次。慢性支气管炎缓解期可服用本方中成药，连服 3 个月以扶正固本，减少慢性支气管炎发作次数，减缓病情。

② 脾阳虚型

主症：本病发作时，常咳声重浊，多为连声咳嗽，夜重日轻，咳黏液或浆黏痰，痰多纳差，饭后腹胀，面虚肿，大便溏薄；舌质淡或体胖，有齿痕，苔白或白厚腻，脉濡滑或滑。

治法：健脾化痰，活血止咳平喘。

方药：香砂六君子汤加味。

党参 30g，白术 10g，茯苓 15g，陈皮 10g，炙甘草 10g，半夏 10g，木香 10g，砂仁 10g，当归 10g，干姜 10g，赤芍 10g。

方解：四君子汤补中气，健脾胃；木香、砂仁、半夏、陈皮行气降逆；干姜温补脾阳；当归、赤芍养血活血；共成健脾化痰，活血止咳平喘之功效。

中成药：以上方药，按比例研细末，合蜜为丸，每丸 10g。每次 1 丸，每日 3 次。慢性支气管炎缓解期可服用本方中成药，连服 3 个月。

③ 肾阳虚型

主症：以动则气短、气喘为特征，发病时常咳声嘎涩，多为阵咳，夜多于日，痰多；腰酸腿软，咳则遗尿，夜尿多，头昏耳鸣，身寒肢冷，气短语怯；舌质淡胖或有瘀象，苔白滑润，脉多细。

治法：温补肾阳，填充精血，平喘止咳。

方药：右归丸加味。

熟地黄 20g，山药 15g，山茱萸 15g，枸杞 15g，杜仲 15g，菟丝子 15g，熟附子 10g，肉桂 10g，仙茅 10g，仙灵脾 10g，当归 10g。

方解：熟地黄、山药、山茱萸、枸杞、菟丝子、杜仲滋补肝肾；附子、肉桂、仙茅、仙灵脾温补肾阳；当归养血活血消滞，共奏温肾填精平咳喘之功效。

中成药：以上方药，按以上比例研细末，合蜜为丸，每丸 10g。每次 1 丸，每日 3 次。慢性支气管炎缓解期可服用本方中成药，连服 3 个月。

④ 肺肾阴虚

主症：干咳无痰或少痰，痰黏稠不易咯出，常动则气短。口干渴，五心烦热，潮热盗汗，便干尿赤。舌质红，少苔或光剥少津，脉细数。

治法：滋阴润肺，活血止咳平喘。

方药：百合固金汤加味。

熟地黄 20g，生地黄 20g，麦冬 10g，百合 10g，杭芍 10g，玄参 10g，玉竹 15g，枸杞 15g，沙参 20g，桔梗 10g，甘草 6g，当归 10g，赤芍 10g。

方解：以百合、枸杞、地黄滋肺肾；玄参、玉竹、沙参、桔梗、麦冬润肺清肺，化痰止咳；当归、杭芍养血和阴；赤芍活血通肺络；甘草调和诸药，共奏滋肾润肺，止咳平喘之功效。

中成药：以上方药，按比例研细末，合蜜为丸，每丸 10g。每次 1 丸，每日 3 次。慢性支气管炎缓解期可服用本方中成药，连服 3 个月。

以上各型中药均水煎服，每日 1 剂。

（2）验方

① 每日将 50% 酒精，交替滴入双耳 3~6 次，每次滴 1 侧，2~3 滴，1 个月为一疗程。

② 每日取棉花根 100~200g，水煎 2 小时，分 2~3 次，口服。

③ 金银花、连翘、绿豆、白芷各 12g，扁豆、赤小豆各 15g，麻黄 10g。每日 1 剂，水煎服。

④ 白果仁、甜杏仁各 1 份，胡桃仁、花生仁各 2 份。共研末和匀，每日早晨取 20g，加鸡蛋 1 个，煮 1 小碗服下，连服半年。

3. 药物禁忌

（1）大环内酯类

1）乙醇：可减少琥乙红霉素的吸收；可减少除克拉霉素和肠包衣红霉素外，所有大环内酯类抗生素的吸收。

2）利托那韦：可抑制第 2 组大环内酯类抗生素经 CYP 3A3 酶的代谢。

3）西咪替丁：可抑制微粒体 P450 酶，可使红霉素瞬间剂量增高，造成一过性耳聋。

4）雌激素、避孕药：与大环内酯类抗生素联用，可加重肝毒性（胆汁淤积）。

5）卡马西平：与大环内酯类抗生素联用，可增加神经毒性。

6）大环内酯类抗生素可影响阿司咪唑、特非那定、卡马西平、西沙必利、氯氮平、环孢素、地高辛、麦角生物碱、匹莫齐特、他克莫司、氨茶碱和华法林的代谢。大环内酯类抗生素也和氯雷他定产生类似药动学的相互作用。

（2）红霉素

1）果汁、酸性饮料、维生素 C：可使红霉素在胃内破坏，并产生不良臭味。

2）无机盐溶液：红霉素针剂忌用氯化钠、氯化钾或其他无机盐溶液作为溶媒，以免生成沉淀。

3）酸性溶液：红霉素在酸性溶液（包括葡萄糖液）中不稳定；液体 pH 值越低，经过时间越长，对红霉素的效价影响越大，在 pH 6~7 时比较稳定，8 小时仅降低效价 2%。

4）青霉素：与乳糖酸红霉素针剂配伍可出现溶液混浊、沉淀或变色。两药的抗菌作用相互拮抗。必需联用时，青霉素应先于红霉素 2~3 小时使用。氨苄西林与红霉素针剂配伍，室温下 1 小时可出现混浊沉淀。

5）林可霉素：红霉素可降低其抗菌作用（竞争血浆蛋白结合部位）；两药联用并有部分交叉耐药现象，故不宜联用或交替使用。

6）吉他霉素：与红霉素竞争结合部位，使抗菌效力减弱，并易引起细菌耐药性。

7）四环素：与红霉素针剂配伍后，溶液效价降低，并有混浊沉淀；两药联用尚可加剧肝功能损害。

8）溴丙胺太林：可延长红霉素在胃内的停留时间，使药效降低。

9）阿司匹林：可使红霉素的抗菌作用降低，故两药不宜同服。

10）卡马西平：红霉素可使其清除率降低 20%；两药联用时可导致卡马西平中毒。

11）强心苷：应用红霉素患者约有 10% 会出现地高辛血药浓度加倍，可发生洋地黄中毒。

12）维生素 B_6：与红霉素联合静脉用药，可使红霉素效价降低。

13）华法林：与红霉素联用时，少数患者可发生华法林作用加强而导致出血。

14）氯霉素：与红霉素可产生相加的抗菌作用，但在一些感染中联用可能出现拮抗作用，并加重肝损害。氯霉素与红霉素联用须间隔两个半衰期（3～4 小时），以免发生拮抗作用。

15）氨茶碱：红霉素可降低其消除率，联用时可发生氨茶碱中毒。

16）麦迪霉素、螺旋霉素：与红霉素呈拮抗作用。

17）β-受体阻滞剂：红霉素可使其中一些制剂的血药浓度增加 2 倍，联用时易发生不良反应。

18）维拉帕米（异搏定）：红霉素可作为促动力药用于胃排空迟缓性疾病（对下段肠管效果差）。维拉帕米可拮抗红霉素的胃肠平滑肌收缩作用。

19）口服避孕药：红霉素可使其避孕效力降低。

20）白喉抗毒素：与红霉素有协同作用。

21）糖皮质激素：与红霉素有协同性免疫抑制作用。

（3）罗红霉素

1）氨茶碱：罗红霉素可使茶碱血药浓度升高，半衰期延长，引起药物蓄积作用，产生不良反应。两药联用，当血清茶碱浓度 ≥15mg/L 时，应对茶碱血药浓度进行监测。

2）咪达唑仑：是苯二氮䓬类镇静药，罗红霉素可使其血药峰值增大、半衰期延长，但临床表现不明显。

（4）克拉红霉素（甲红霉素、红霉素）

1）氨茶碱：克拉红霉素能使茶碱血药浓度增加，但其变化在治疗范围内时，无重要临床意义。

2）卡马西平：克拉红霉素可使卡马西平的血药浓度升高 38.3%，环氧化物形成明显减少，清除率减少 28.5%。两药联用应降低卡马西平的用量，否则可诱发卡马西平中毒。

3）丙吡胺：与克拉霉素之间可发生威胁生命的相互作用。红霉素干扰丙吡胺代谢。红霉素、克拉霉素可能通过改变肠道菌群对药物的代谢造成影响，或形成复合物，以及使细胞色素酶亚类ⅢA（CYP 3A）失活，而影响某些与此两药同用药物的药动学。联用时丙吡胺血药浓度升高，QT间期延长，丙吡胺血药浓度降低后心电图恢复正常。因此，大环内酯类药物与抗心律失常药联用时，应进行心电监护，并监测血浆药物浓度。

4）克拉霉素可阻滞下列药物代谢，使其血药浓度升高：地高辛、氨茶碱、口服抗凝血药、麦角胺或二氢麦角胺、三唑仑、卡马西平、环孢素、苯巴比妥和苯妥英钠等。联用时可导致这些药物中毒，应减少剂量。

（5）乙酰螺旋霉素

1）环孢素：乙酰螺旋霉素可显著升高环胞菌素的血药浓度，故联用时需减少环孢素的用量，否则将增加肾毒性。

2）头孢唑林：乙酰螺旋霉素具有快速抑菌作用，可使头孢唑林的快速杀菌效能受到明显抑制。

（6）阿奇霉素（阿红霉素、阿齐红霉素）

1）地高辛、环孢素、卡马西平：阿奇霉素可增加其血药浓度，故联用时应进行监测。

2）抗酸药：含 Al^{3+} 和 Mg^{2+} 的抗酸药可影响阿奇霉素吸收，使其血药浓度降低，但总吸收量不变。

（7）林可霉素（洁霉素）

1）白陶土、果胶：可使克林霉素和林可霉素的胃肠吸收减少，抗菌效果降低。

2）环匹氨磺酸：可降低克林霉素和林可霉素的吸收，降低抗菌作用。

3）红霉素：与林可霉素性质相近，可产生拮抗作用，不宜联用。

4）食物：饭后服药可减少吸收，可使林可霉素的血药浓度降低 2/3，但克林霉素不受影响。

5）卡那霉素、新生霉素：与林可霉素有配伍禁忌，不可联用。

6）磺胺嘧啶：与林可霉素联用可产生沉淀，不可配伍使用。

7）麦迪霉素：与林可霉素的作用部位相同，可干扰或破坏林可霉素，降低抗菌效果，增加胃肠道副作用。

8）氨苄西林：属于快效杀菌剂，如与快效抑菌剂林可霉素联用可发生拮抗作用，且注射液混合后可发生沉淀。

9）维生素C：可与林可霉素发生氧化还原反应，生成新的复合物，使林可霉素失去抑菌活性，故两药不宜联用。

10）庆大霉素：属于慢性杀菌剂，与林可霉素联用可增强抗链球菌作用。两药具有协同作用，但可增加庆大霉素的肾毒性。

11）盐酸林可霉素不可与下列药物配伍：羧苄西林，多粘菌素，卡那霉素，苯妥英钠，新生霉素，青霉素G，头孢菌素I，氯唑西林，链霉素，复合维生素B。

12）林可霉素有神经肌肉阻断作用，与有类似作用药物联用时应注意。

（8）克林霉素（氯洁霉素，氯林霉素）

1）肌肉松弛剂：与克林霉素联用可使神经肌肉阻断作用增强。

2）红霉素：与克林霉素有拮抗作用，不可联合应用。

3）不可配伍药物：氨苄西林，苯妥英钠，巴比妥盐类，氨茶碱，葡萄糖酸钙，硫酸镁。

（9）磷霉素

1）葡萄糖、磷酸盐制剂：磷霉素的分子结构与磷酸烯醇丙酮酸盐相似，能竞争同一转移酶，使细菌细胞壁的合成受到抑制而导致细菌死亡。磷霉素这一作用可以被葡萄糖和磷酸盐制剂所抑制，因而使用磷霉素期间不能有大量葡萄糖、磷酸盐存在。磷霉素与一些金属盐可生成不溶性沉淀，故不可与钙、镁等盐相配伍。

2）酸性药物：磷霉素钠针剂在 pH 4～11 时稳定，静脉滴注时不宜与酸性较强的药物同时应用。在 pH 2 以下时磷霉素钙剂极不稳定，所以不宜与酸性药物同时服用，也不宜饭前服药（空腹胃液 pH 为 0.9～1.5）。

3）不可配伍药物：氨苄西林，头孢噻吩钠，头孢噻啶，红霉素，庆大霉素，利福平，链霉素，卡那霉素。

（10）磺胺类

1）β-内酰胺类：通过肾小管分泌竞争，磺胺类药物可减少β-内酰胺类的排泄。

2）环孢素：磺胺类可降低环孢素的血药浓度。

3）华法林：与复方新诺明联用时其抗凝作用增强。磺胺类药物与口服抗凝剂联用时可增加出血倾向。

4）口服降糖药：与磺胺类药物联用时低血糖反应增多。

5）甲氨蝶呤：与复方新诺明联用，毒性作用增强（阻止甲氨蝶呤结合及代谢）。

6）苯妥英钠：与复方新诺明联用，毒性增强。磺胺类药可增加苯妥英钠的血药浓度和毒性，可出现眼球震颤，共济失调。

7）硼砂：可降低磺胺类药物吸收，降低疗效。

8）大山楂丸、乌梅丸、川芎茶调散及生脉散等：含有机酸的中成药可使尿酸化，减少磺胺类药物的排泄，易发生毒副作用，增加磺胺结晶形成。

9）神曲：可拮抗磺胺药的抑菌作用。

10）十灰散：可吸附磺胺类药物，降低其疗效。磺胺类药不宜与含药炭的中成药同时服用。

11）巴比妥：磺胺类药物可抑制肝药酶活性，使巴比妥、苯妥英钠的代谢减慢，中枢抑制作用增强。

12）干酵母（含有多种 B 族维生素）、核酸、氨基酸、叶酸：均可使体内对氨基苯甲酸（PABA）含量增加，从而减弱复方新诺明的抗菌作用。磺胺类药物的抗菌作用亦可使乳酶生失效。

13）活性炭、矽炭银、次碳酸铋：其吸附作用可使口服磺胺类药物吸收减少，降低疗效。

14）氨茶碱：可与磺胺类药物竞争蛋白结合部位，两药联用时氨茶碱血药浓度增高，应注意调整剂量。

15）丙磺舒：可使磺胺类药物肾排泄减慢。

16）叶酸：复方新诺明可降低或消除叶酸治疗巨幼红细胞贫血的疗效。

17）对氨基苯甲酸：可降低或对抗磺胺类药物的抗菌作用，避免联用。某些含有氨苯甲酰基的局部麻醉药如普鲁卡因、苯佐卡因、丁卡因等，为宜与磺胺合用。

18）乙胺嘧啶：与复方新诺明及其他磺胺药联用，可发生严重的血细胞减少和巨幼红细胞贫血。

19）维生素C：可使新诺明总排泄量减少，但对药物半衰期没有影响。

20）含有机酸的中药：如乌梅、山楂、山萸肉、五味子、乌梅丸、参麦饮、五味消毒饮、川芎茶调散等，可使乙酰化的磺胺溶解度减低，易在肾小管内析出结晶，阻塞和损伤肾脏，引起血尿或尿闭，甚至发生急性肾功能衰竭。

21）含鞣质的中药：如地榆、石榴皮、五倍子、诃子、大黄、虎杖等，可与磺胺类药物结合，减少其排泄，导致血中和肝内磺胺类药浓度增高，严重者可发生中毒性肝炎。

22）保和丸：含神曲、麦芽等多种消化酶；磺胺类药物可抑制酶活性；联用时降低其健胃消食作用，并降低磺胺类药物的抗菌效价。

23）乙醇：磺胺类药物可加强乙醇的毒性作用。

24）白陶土、果胶：可使复方新诺明的血药浓度降低约10%。

（11）磺胺嘧啶

1）磺胺嘧啶钠的水溶液呈碱性，因此不可与酸性较强的药物，如氯丙嗪、去甲肾上腺素等合用。

2）不可配伍药物：阿米卡星，哌替啶，头孢匹林，庆大霉素，胰岛素，卡那霉素，利多卡因，林可霉素，间羟胺，甲基多巴，盐酸吗啡，普鲁卡因，链霉素，四环素，碳酸氢钠，氢化可的松，γ-氨酪酸，6-氨基己酸，乳酸钠，青霉素G，水解蛋白，氯化钾，葡萄糖酸钙，氯化钙，维生素C，酚磺乙胺，抗血纤溶芳酸，肌醇，细胞色素C，三磷酸腺苷，能量合剂，毒毛花苷K（G），毛花苷C，二甲弗林，尼可刹米，维生素B_6，异丙嗪，山梗菜碱（洛贝林），阿托品，红霉素。

（12）磺胺甲噁唑、复方磺胺甲噁唑（复方新诺明）

1）对复方新诺明作用机制产生拮抗的药物：SMZco的作用是与对氨基苯甲酸（PABA）竞争二氢叶酸合成酶及抑制二氢叶酸还原酶，进而阻止细胞的核酸合成，起到抑菌、杀菌作用。凡能使机体内PABA深度提高的药物均能减弱SMZco的抑菌作用。包括：①含PABA的药物及其衍生物，如干酵母、对氨基苯甲酸、核酸、叶酸、盐酸普鲁卡因、盐酸丁卡因、对氨水杨酸等均能在体内分解出PABA，可减弱SMZco的抗菌作用；②乳酶生、三株口服液、整肠生等含菌制剂可与SMZco相互抵消作用，应视为配伍禁忌。若长期服用SMZco也会引起叶酸、B族维生素、维生素K等缺乏症，应予注意。

2）与SMZco竞争血浆蛋白结合的药物：①SMZco与口服抗凝药联用，可使双香豆素、华法林等药物的血浆游离血红蛋白成倍增高、半衰期延长，导致出血倾向。SMZco可使肠道细菌合成维生素 K 减少，也可增加口服抗凝剂的抗凝作用。故两药合用时应调整抗凝药的剂量，并适量补充维生素 K。②SMZco 可使苯妥英钠、氨茶碱、磺酰脲类降糖药的血药浓度增加，有发生中毒的可能性，因此应慎用或不宜配伍。③SMZco 可使甲氨蝶呤、氯霉素的血药浓度增加（置换作用），使毒性反应加大，增加骨髓抑制和肝肾损害，故不宜联用。④非甾体抗炎药如阿司匹林、保泰松、羟基保泰松以及对氨水杨酸等可将 SMZ 从血浆蛋白结合点上置换出来，使其血药浓度增加、半衰期延长、毒副作用增加（胃肠刺激加大、肝肾损害增强等），故不宜联用。

3）影响 SMZco 吸收的药物：①活性炭、矽炭银、次碳酸铋、氢氧化铝、三硅酸镁、氧化镁等均有较强的吸附性和络合收敛作用，可影响小肠黏膜的吸收功能，应尽量避免同时服用；②解痉药如溴丙胺太林、复方氢氧化铝、颠茄合剂等可延缓 SMZco的肠道吸收，并可增加肝脏 SMZco 的乙酰化率，使其灭活速度加快、血药浓度降低。

4）加重肾损害的药物：SMZco 最主要的毒副作用是对肾脏的损害，在酸化尿液中易形成结晶而引起腰痛、血尿、蛋白尿等，同服等量碳酸氢钠、碱化尿液可避免肾毒性；而能酸化尿液的药物（氯化铵、维生素 C、胱氨酸等）可加重 SMZco 的肾损害。SMZco 也不宜与呋喃呾、乌洛托品等需在酸性尿液中发挥防腐消毒作用的药物配伍服用。

5）复方新诺明与口服避孕药、匹莫齐特、6 - 巯基嘌呤联用时，可削弱这些药物的作用。

6）复方新诺明仅可用 5% 葡萄糖稀释，不宜使用其他液体。

（13）柳氮磺吡啶

1）抗生素：抑制肠道菌群的药物，可抑制本品在肠道中分解，进而影响 5 - 氨基水杨酸的游离，使本品减效；尤其是各种广谱抗菌药物，不宜与本品联用。

2）硫酸亚铁：由于络合作用可能干扰本品在体内的吸收，但临床不需要本品在体内大量吸收，故此药物相互作用临床意义不大。

3）地高辛：本品能减少地高辛的血药浓度，影响其疗效。

（14）镇咳药物：口服磷酸可待因虽有较好的镇咳作用，但久用易成瘾，麻痹呼吸中枢，不利于痰液排出。镇咳药大都作用于咳嗽中枢，抑制咳嗽反射，若患者痰多时使用，可造成痰液潴留在呼吸道内，阻塞呼吸道，甚至继发细菌感染，故急性、慢性支气管炎痰多患者不宜用。中药中诃子、罂粟壳也有类似作用，故应禁用。

（15）激素：本病治疗时如未经使用有效的抗生素，不能使用激素，以免炎症扩散。

（16）抗生素：因为抗生素只能控制支气管或肺部的感染，不能根治慢性支气管炎，因此在急性感染控制后，应立即停药，长期应用抗生素易出现不良反应并使细菌产生耐药性。

（17）温补类药物：本病急性期忌用温补类药物，如红参、干姜、丁香、菟丝子、淫羊藿、鹿茸、牛鞭、黄狗肾等，以免助阳生火，致病情加重。慢性支气管炎虚弱者一般也不宜应用。

余参见急性气管、支气管炎及肺炎。

第五章　支气管哮喘

【概述】

支气管哮喘（简称哮喘）是由多种细胞，包括气道的炎性细胞、结构细胞（如肥大细胞、T淋巴细胞、中性粒细胞、平滑肌细胞、气道上皮细胞等）和细胞组分参与的气道慢性炎症性疾病。这种慢性炎症导致气道高反应性，通常出现广泛多变的可逆性气流受限，并引起反复发作性的喘息、气急、胸闷或咳嗽等症状，常在夜间和（或）清晨发作或加剧，多数患者可自行缓解或经治疗缓解。

支气管哮喘是一种常见病、多发病，已成为全球性的社会卫生问题，对人类的健康构成了严重威胁。哮喘发病率在世界范围内有上升趋势。据统计，全世界约有3亿人患有哮喘。根据我国多年来进行的几项有关哮喘病流行病学调查（包括儿童哮喘病的调查）表明，我国哮喘发病率成人0.7%～1.5%，儿童0.7%～2.03%；亦即全国有1000万～2000万患者，且以青壮年和儿童居多。

1. 病因

哮喘的病因还不十分清楚，大多认为是与多基因遗传有关的变态反应性疾病，环境因素对发病也起重要的作用。

（1）遗传因素：许多调查资料表明，哮喘患者亲属患病率高于群体患病率，并且亲缘关系越近，患病率越高；患者病情越严重，其亲属患病率也越高。目前，与哮喘相关的基因尚未完全明确，但有研究表明，有多位点的基因与变态反应性疾病相关，这些基因在哮喘的发病中起着重要作用。

（2）促发因素：环境因素在哮喘发病中也起到重要的促发作用。相关的诱发因素较多，包括吸入性抗原（如尘螨、花粉、真菌、动物毛屑等）、各种非特异性吸入物（如二氧化硫、油漆、氨气等）、感染（如病毒、细菌、支原体或衣原体等引起的呼吸系统感染）、食物性抗原（如鱼、虾蟹、蛋类、牛奶等）、药物（如普萘洛尔、阿司匹林等）及气候变化、运动、妊娠等都可能是哮喘的诱发因素。

2. 临床表现

（1）症状：与哮喘相关的症状有咳嗽、喘息、呼吸困难、胸闷、咳痰等。哮喘的典型表现是发作性伴有哮鸣音的呼气性呼吸困难，严重者可被迫采取坐位或呈端坐呼吸，干咳或咯大量白色泡沫痰，甚至出现发绀等。哮喘症状可在数分钟内发作，经数小时至数天，可用支气管扩张剂或自行缓解。早期或轻症的患者多数以发作性咳嗽和胸闷为主要表现，这些表现缺乏特征性。哮喘的发病特征如下。

① 发作性：当遇到诱发因素时呈发作性加重。

② 时间节律性：常在夜间及凌晨发作或加重。

③ 季节性：常在秋冬季节发作或加重。

④ 可逆性：平喘药通常能够缓解症状，可有明显的缓解期。

（2）体检：缓解期可无异常体征。发作期胸廓膨隆，叩诊呈过清音，多数有广泛的呼气相为主的哮鸣音，呼气延长。严重哮喘发作时常有呼吸费力、大汗淋漓、发绀、胸腹反常运动、心率增快、奇脉等体征。

3. 辅助检查

（1）血液常规检查：发作时可有嗜酸性粒细胞增高，但多数不明显。如并发感染可有白细胞数增高，分类比例增高。

（2）痰液检查：涂片在显微镜下可见较多嗜酸性粒细胞，可见嗜酸性粒细胞退化形成的尖棱结晶、黏液栓和透明的哮喘珠。如合并呼吸道细菌感染，痰涂片革兰染色、细胞培养及药物敏感试验有助于病原菌诊断及指导治疗。

（3）肺功能检查：缓解期肺通气功能多数在正常范围。在哮喘发作时，由于呼气流速受限，表现为第 1 秒用力呼气容积，第 1 秒用力呼气容积/用力肺活量、最大呼气中期流速、呼出 50% 与 75% 肺活量时的最大呼气流量及呼气峰值流量均减少；可有用力肺活量减少、残气量增加、功能残气量和肺总量增加，残气量占肺总量的百分比增高。

（4）血气分析：哮喘严重发作时可有缺氧、血氧分压和血氧饱和度降低，由于过度通气可使血二氧化碳分压下降、pH 值上升，表现为呼吸性碱中毒。如重症哮喘，病情进一步发展，气道阻塞严重，可有缺氧、二氧化碳潴留、血二氧化碳分压上升，表现为呼吸性酸中毒。如缺氧明显，可合并代谢性酸中毒。

（5）胸部 X 线检查：早期在哮喘发作时可见两肺透亮度增加，呈过度充气状态；在缓解期多无明显异常。如并发呼吸道感染，可见肺纹理增加及炎症性浸润阴影，同时要注意肺不张、气胸或纵隔气肿等并发症的存在。

（6）特异性过敏源的检测：可用放射性过敏源吸附试验测定特异性 IgE。过敏性哮喘患者血清 IgE 可较正常人高 2 ~ 6 倍。在缓解期可做皮肤过敏试验判断相关的过敏源，但应防止发生过敏反应。

4. 哮喘严重度分级

一级（间歇发作）：日间症状每周 <1 次，发作间歇无症状，PEF 正常；夜间症状每月 ≤2 次；PEF、FEV_1 ≥预计值的 80%；PEF 的变异率 <20%。

二级（轻度持续）：日间症状每周 >1 次，但 <1 次/天，发作时可能影响活动；夜间症状每月 >2 次；PEF、FEV_1 ≥预计值的 80%；PEF 的变异率为 20% ~ 30%。

三级（轻度持续）：每日有症状，发作时影响活动；夜间症状每周 >1 次；PEF、FEV_1 占预计值的 60% ~ 80%；PEF 的变异率 >30%。

四级（重度持续）：连续有症状，体力活动受限；夜间症状频繁；PEF、FEV_1 ≤预计值的 60%；PEF 的变异率 >30%。

如患者出现某级严重度中的任何一种征象，就可将患者归入该级。患者属于任何一级严重度，甚至间歇发作的哮喘，都可以导致严重的哮喘发作。

【饮食宜忌】

1. 饮食宜进

（1）饮食原则

①哮喘患者机体消耗较大，应多食瘦肉、蛋、家禽、豆制品等高蛋白食物，以增加热量，提高机体免疫力。平时宜进食猪肝、蛋黄、鱼肝油、猪骨、胡萝卜、韭菜、南瓜、青菜等，因其含大量维生素 A、维生素 C 及钙质，有利于疾病的恢复。患者可根据自己平日的身体状况，针对性地选择食品，如痰多、食少、舌苔白，宜选食南瓜、莲子、山药、糯米、芡实等以补脾；四肢发冷、小便清长、腰酸者，宜选食狗肉、胡桃、羊肉等以补肾；多汗、易感冒者，则宜选食动物肺、蜂蜜、银耳、百合等以补肺。

②缓解期应多食扶正补虚之品，如紫河车、蛤蚧、冬虫夏草、百合、无花果、甜杏仁等。发作期宜辨别寒热施膳，如冷哮者可食生姜等；热哮者宜食萝卜、蜂蜜、羊胆汁等。

③宜饮咖啡，因咖啡因能扩张支气管，有助于减少或防止支气管哮喘症状。每日喝 3 杯咖啡，相当于使用氨茶碱的标准用量产生的支气管扩张效果，所以适量喝咖啡对支气管哮喘患者有益。

（2）食疗药膳方

① 橘杏丝瓜汁：橘皮 20g，杏仁 15g，丝瓜 250g，白糖、精盐各适量。将橘皮、杏仁、丝瓜择洗干净，放入锅中加水适量，置火上煮开，去渣，加白糖、精盐即成。化痰理气平喘。适用于哮喘缓解期有少量白痰者。

② 茯苓姜草粥：干姜、甘草各 3g，茯苓 10g，粳米 50g。前 3 味水煎取汁，用药汁与粳米煮成稀粥服用。每日 1 剂，分 2 次温服。温肺散寒，和中健脾。适用于寒性哮喘，症见咳嗽气急、痰白清稀者。

③ 醋制猪肚：甜杏仁 30g，猪肚 1 具，食醋 1000mL。杏仁布包，猪肚洗净，和醋一起炖煮，待醋干后取出杏仁，瓦上焙干为末备用。每次服杏仁末 3g，每日 2 次，并同时将猪肚吃完。纳气平喘。适用于咳嗽、咳白色泡沫样痰或白黏痰者。

④ 附子狗肉：熟附子 15g，生姜 30g，狗肉 500g，蒜、花生油适量。狗肉洗净切碎，先用蒜头、花生油起锅，加水、熟附子、生姜片及黄酒，煮 2 小时左右即可服用。每 1~2 日服 1 剂，分次食用，少食多餐。温肾壮阳，化痰平喘。适用于肾阳虚哮喘者。

⑤ 橘红竹沥茶：橘红 1 片，绿茶 5g，竹沥汁 20mL。前 2 味用沸水冲泡 10 分钟，再入竹沥汁，代茶饮。清热化痰，平喘。适用哮喘缓解期有少量黄痰者。

⑥ 杏仁萝卜肺：苦杏仁 15g，白萝卜 500g，猪肺 250g，盐、味精适量。萝卜、猪肺洗净切块，与杏仁一起入锅，加水适量，炖至熟烂，加盐及味精调味服用。每日或隔日 1 剂，可连用 10 日。宣肺定喘。适用于咳痰黏稠、口苦咽干者。

⑦ 紫河车饺子：胎盘 1 具，瘦猪肉 250g，精面粉适量。前 2 味洗净剁碎，调味后做馅，和面包饺子食用。每周用 2~3 剂。补虚温阳，止咳平喘。适用于一切虚证

哮喘。

⑧衔草猪肉：鹿衔草 1 把，瘦猪肉 30g。鹿衔草洗净切碎，瘦猪肉洗净切片，水煎服。每日 1 剂，食肉喝汤。补虚平喘。适用于体虚乏力之哮喘。

⑨猪肾黑豆菜：猪肾 1 对，黑豆 30g，精盐适量。将猪肾洗净，剔去筋膜、臊腺，切成块，与洗净的黑豆一同入锅，加水适量，煎煮 1 小时，加精盐调味即成。补肾活血强腰。适用于哮喘、腰酸腿软者。

⑩羊肉虾仁菜：羊肉 150g，虾仁 100g，蒜 20g，葱 2 根，生姜 3 片，湿淀粉 5g，精盐、味精、麻油各适量。将蒜洗净，切细粒；葱去须洗净，切成葱花；把羊肉放火温水里烫一下，洗净，切成薄片；将虾肉放入精盐水中浸泡 10 分钟，洗净，切成粒。起油锅，用生姜片爆炒羊肉片，加水适量，煮沸后再放入蒜粒、虾肉粒，煮 20 分钟，加入葱花、精盐、味精调味，用湿淀粉勾芡即成。补肾助阳。适用于肾虚哮喘伴心慌、脑转耳鸣、腰酸腿软者。

⑪蜂蜜羊胆饮：鲜羊胆汁 250g，蜂蜜 500g。混合后隔水蒸 2 小时，每次 15g，每日 2 次，直至喘止。适于呼吸急促、喉鸣痰稠、口苦咽干属痰热犯肺之支气管哮喘。肺气虚寒之寒哮，见畏寒、口淡、咳喘频作者不宜服此方。

⑫北瓜糖蜜羹：北瓜 1 个，冰糖 50g，蜂蜜 50g。北瓜洗净，切下瓜蒂。冰糖、蜂蜜装入瓜内，用蒂盖好，放盘中入锅隔水蒸熟，趁热食瓜瓤、种仁。每日 1 剂，睡前服食，连食 1~2 周。适于喉鸣喘急、口渴咽燥、舌光红属阴虚肺燥之支气管哮喘。咳喘频作、口不渴、畏寒怕冷之寒哮及痰多、便溏属肺脾虚寒之哮喘不宜服用。

⑬白果粥：白果 15g，粳米 30g。白果肉炒香，研细末。粳米煮粥，将熟时调入白果粉，调味服食。每日 1~2 剂，连食 2~4 周。适于咳喘时作、气短乏力属肺气亏虚之哮喘，并治赤白带下、遗尿等。

⑭胎盘炖冬虫夏草：鲜胎盘 1 具，冬虫夏草 15g。胎盘洗净，切块，与冬虫夏草共入锅炖至烂熟，食盐调味分次服食。每周 1~2 剂，连食 2~3 周。适于哮喘缓解期，可防止复发。咳喘频作、痰多纳呆者不宜服用。

⑮蛤蚧炖冰糖：蛤蚧 10 只。焙干，研细末。每次取 3g，加冰糖 15g，炖服。每日 1 剂，连服 2~3 周。适于少气乏力、体虚而哮喘迁延不愈者。哮喘发作期咳喘频剧、痰多气盛者不宜服用。

2. 饮食禁忌

（1）辛辣、刺激性食物：热喘患者应忌食热性食物，如羊肉、牛肉、狗肉、韭菜、葱、大蒜、辣椒等；寒喘患者还应忌食梨、荸荠、生菜及海味、咸寒、油腻食物。

（2）易过敏食物：过敏性哮喘患者忌易引起过敏的食物，如鱼、虾、牛肉、牛奶、鸡蛋、豆腐乳、公鸡肉、蜂蜜、巧克力、羊肉等，但应经自身反复试验，确定能引起过敏的食物才应忌口，否则禁食过多，会削弱抗病能力。

（3）冷饮：中医认为，哮喘与大量食用生冷食物有关，并有冬病夏治之说。哮喘病程长，夏季以补肺、补肾治疗为主。治疗时，忌食冷饮。秋季是哮喘的好发季节，而寒冷是哮喘的诱因，冷空气和冷饮会导致其发作。此外，冷饮还会引起脾胃功能失调，故应忌食冷饮。

（4）过甜食物：过甜食物可使人体湿热蕴积而成痰，哮喘患者本身多痰，食过甜食物会使痰饮积聚而加重病情。

（5）荠菜：哮喘为支气管平滑肌痉挛，管腔变窄，通气不畅所致的疾病。荠菜有收缩支气管平滑肌的作用，可加重哮喘病患者的病情。

（6）鲗鱼：鲗鱼富含蛋白质，容易引发或加重过敏性哮喘的病情，故应忌食。

（7）白鳝：英国医学研究证明，导致哮喘发病的真正原因是一种称为过敏基因的物质，外界因素起诱导作用。白鳝含丰富蛋白质，而蛋白质是一种外界致敏原，食用过多易加重病情。

（8）忌食胀气食物：红薯、马铃薯、黄豆、韭菜等可产生大量气体，使腹部胀满，膈肌抬高，使肺通气不利，故发病期间不宜食用。

【药物宜忌】

1. 西医治疗

（1）氧疗与辅助通气：哮喘急性发作时，应经鼻导管吸入较高浓度的氧气，以及时纠正缺氧。如果缺氧严重，应经面罩或鼻罩给氧，使氧分压大于60mmHg，只有出现二氧化碳潴留时才需低浓度给氧。已行气管插管或切开者，可采用人工呼吸器进行辅助呼吸。

（2）输液、纠正酸中毒、纠正电解质紊乱：严重哮喘时可有不同程度的脱水，使呼吸道分泌物黏稠，导致广泛痰栓嵌塞。酸中毒可使支气管平滑肌对儿茶酚胺的反应性降低，使解痉药物失效。严重的脱水、酸中毒可成为哮喘致死的原因之一。静脉补液，每日2000~4000mL，应遵循补液的一般原则（先快后慢、先盐后糖、见尿补钾）。不能进食者，每日静脉补钾4~6g。严重缺氧可引起代谢性酸中毒，一般给予5%碳酸氢钠150~300mL，静脉滴注。用量亦可根据：所需5%碳酸氢钠（mL）=［正常BE（mmol/L）－测得BE（mmol/L）］×体重（kg）×0.4。

（3）解除支气管痉挛

①β_2-受体激动剂：β_2-受体激动剂能缓解哮喘发作症状，是控制哮喘急性发作症状的首选药物。β_2-受体激动剂有吸入（定量气雾剂吸入、干粉吸入、持续雾化吸入等）、口服和静脉注射三种用法。吸入法为首选，因药物吸入后直接作用于呼吸道，局部浓度高且作用迅速，所用剂量小，全身性不良反应少。常用的短效β_2-受体激动剂有沙丁胺醇定量气雾剂（成人100~200μg，每日3~4次）和特布他林定量气雾剂（成人250~500μg，每日3~4次），通常吸入后5~10分钟即可见效，疗效维持4~6小时，必要时也可每20分钟重复吸入1次。长效β_2-受体激动剂有福莫特罗（成人4.5~9.0μg，每日2次）和沙美特罗（成人25~50μg，每日2次）都保或干粉吸入剂，作用时间可维持8~12小时。持续雾化吸入β_2-受体激动剂多用于重症或儿童患者，使用方法简单易于配合，如沙丁胺醇2.5~5mg，稀释后，每日2~4次雾化吸入。口服短效β_2-受体激动剂因不良反应多，目前较少使用。β_2-受体激动剂的缓释型及

控释型口服制剂疗效维持时间较长，可用于防治反复发作性哮喘和夜间哮喘。常用的口服制剂有丙卡特罗（成人 50μg，每日 1 ~ 2 次）和福莫特罗（成人 40 ~ 80μg，每日 2 次）。注射用 β_2 - 受体激动剂虽然平喘作用较为迅速，但因全身不良反应的发生率较高，已较少使用。

②抗胆碱药：有短效（异丙托溴铵）和长效（噻托溴铵）两种吸入剂型。异丙托溴铵舒张支气管作用较 β_2 - 受体激动剂弱，起效也比较缓慢，但不良反应少，与 β_2 - 受体激动剂联合吸入，支气管舒张作用增强并持久。某些患者应用较大剂量 β_2 - 受体激动剂不良反应明显，可换用此类药物，尤其适用于夜间哮喘及痰多的患者。异丙托溴铵，成人 40 ~ 80μg，每日 3 ~ 4 次，吸入；或 250 ~ 500μg，每日 2 ~ 4 次，雾化吸入。托溴铵是一种新型长效抗胆碱药，对 M_3 - 受体有较强的选择性，成人 18μg，每日 1 次，吸入，疗效持续时间可达 24 小时，不良反应少。前列腺增生、闭角性青光眼以及膀胱颈梗阻者慎用。

③茶碱类药物：茶碱有口服和静脉注射两种剂型。口服茶碱常用的有氨茶碱、控（缓）释茶碱和多索茶碱等，可用于轻、中度哮喘发作。通常氨茶碱用量为成人每日 6 ~ 8mg/kg。控（缓）释茶碱口服后血药浓度稳定，作用持久，尤其适用于控制夜间哮喘发作。缓释茶碱，成人 0.1 ~ 0.2g，每日 2 次；多索茶碱，0.2 ~ 0.4g，每日 2 次。重症哮喘急性发作时，可用茶碱静脉注射，一般静脉注射氨茶碱首次成人剂量为 4 ~ 6mg/kg，注射速度不超过 0.25mg/（kg·min）；静脉滴注维持量为 0.6 ~ 0.8mg/（kg·h），日用量一般不超过 1.0g；也可用多索茶碱成人每日 0.2 ~ 0.4g，静脉滴注。由于茶碱类药物的血清浓度个体差异较大，治疗窗较窄，有条件应监测茶碱血浓度。茶碱中毒反应有心律失常、血压骤降，严重者可致惊厥，甚至死亡。

④维拉帕米（异搏定）：可阻止 Ca^{2+} 的内流，使平滑肌兴奋，收缩脱偶联。维拉帕米 7.5 ~ 10mg，加入 5% 葡萄糖溶液中静脉滴注；或用维拉帕米 7.5 ~ 10mg，加氨茶碱 0.25 ~ 0.5g，每日静滴 1 次。

⑤酚妥拉明：能阻断 α - 受体，保留并增强 β - 受体作用，并抑制过敏因素释放的组胺、5 - HT 的作用，扩张支气管。酚妥拉明 30mg，加入 5% 葡萄糖溶液 500mL 中，以 0.1 ~ 0.3mg/min 滴速滴入。滴注过快可致低血压、心动过速，故应根据心率、血压适当调整滴速。

⑥硫酸镁：可激活低下的肾上腺素能。25% 硫酸镁 10mL，加 5% 葡萄糖溶液 300 ~ 500mL 静滴，每日 1 次。

⑦山莨菪碱：可解除血管平滑肌痉挛，增加肺循环血流速度，减轻黏膜水肿，使 cAMP/cGMP 比值增高，解除气管平滑肌痉挛，降低气道阻力，改善肺泡通气。山莨菪碱 20 ~ 100mg，加入 5% 葡萄糖溶液中，静脉滴注。

（4）糖皮质激素：糖皮质激素有吸入（定量气雾剂吸入、干粉吸入、雾化吸入等）、口服和静脉注射 3 种用法。吸入治疗是目前长期治疗哮喘的首选方法。常用吸入激素有丙酸倍氯米松、布地奈德、氟替卡松等，后两种药物生物活性更强，作用更持久。激素通常需规律吸入 1 周以上方能生效。根据哮喘病情，吸入剂量（丙酸倍氯米松或等效量其他糖皮质激素）在轻度持续者一般成人为 200~500μg/d；中度持续者一般成人为 500~1000μg/d；重度持续者一般成人＞1000μg/d（不宜超过 2000μg/d，氟替卡松剂量减半）。口服治疗适用于吸入糖皮质激素无效或短期加强（如急性发作病情较重）的患者，常用的药物有泼尼松和泼尼松龙，一般泼尼松起始剂量 30~60mg/d（成人），症状缓解后逐渐减量至≤10mg/d，然后停用或改用吸入剂型。重度或严重哮喘发作时应及早静脉应用糖皮质激素，如琥珀酸氯化可的松 400~1000mg/d（成人），或甲泼尼龙 80~160mg/d（成人），症状缓解后逐渐减量，然后改为口服或吸入剂型维持。

（5）积极控制感染：重度哮喘发作患者气道阻塞严重，易于产生呼吸道和肺部感染，故应酌情选用广谱抗生素静脉滴注。可根据痰培养和药敏结果选用敏感药物。

（6）并发症的处理

① 并发张力性气胸的患者应及时行胸腔闭式引流术。

② 黏液痰栓阻塞气道的患者可行支气管肺泡灌洗术。

③ 呼吸衰竭的患者可以先试用无创性通气方式，若无效应及时插管行机械通气，必要时酌情加用呼气末正压通气（PEEP）；对于维持正常通气容积所需压力过高的患者，可试用允许性高碳酸血症通气策略。

2. 中医治疗

（1）辨证治疗：中医治疗哮喘应遵循"急则治其标，缓则治其本"的原则，哮喘发作期以表实为主，要先辨寒热，以攻邪治标；缓解期则以本虚为主，应细辨肺、脾、肾的虚实及阴虚阳虚，以扶正固本。

1）发作期

① 寒哮：素体寒痰伏肺或久病损伤阳气，感受寒邪，引动伏痰，痰升气阻，肺失宣降所致，可分为以下 3 型。

风寒犯肺

主症：恶寒无汗，头痛鼻塞，多喷嚏，咽痒咳嗽，气促哮鸣，痰白稀量多，舌苔薄白，脉浮紧。

治法：辛温解表，降气平喘。

方药：三拗汤。

甘草（不炙）、麻黄（不去根节）、杏仁（不去皮尖）各 30g。

用法：上为粗末，每次 15g，水 1 盏半，姜 5 片，同煎至 1 盏，去滓，口服。以衣被盖覆睡，取微汗为度。

寒痰阻肺

主症：呼吸急促，咳嗽痰鸣，胸闷如塞，痰多清稀，咳吐不爽，面色晦滞，形寒怕冷，天冷受寒则易发，舌淡苔白腻或白滑，脉弦紧。

治法：温肺散寒，化痰平喘。

方药：射干麻黄汤。

射干、麻黄、生姜、半夏各 9g，细辛、五味子各 3g，紫菀、款冬花各 6g，大枣

3 枚。

用法：上 9 味以水 2400mL，先煎麻黄 2 沸，去上沫，纳诸药，煮取 600mL，分 3 次温服。

阳虚寒痰

主症：哮喘频繁发作，喉中痰鸣如鼾，声低气短或咳嗽无力，咳痰清稀，面色苍白，腰膝酸软，舌淡红，苔白腻或滑腻，脉濡细。

治法：温阳补虚，化痰平喘。

方药：苏子降气汤。

紫苏子、半夏各 9g，前胡、厚朴、甘草、当归各 6g，陈皮、肉桂各 3g，生姜 2 片，大枣 1 枚。

用法：每日 1 剂，水煎，分 2 次，饭后温服。

② 热哮：外感风热之邪；或素体阳盛、痰从热化；或久病阴虚阳亢者，发病多出现热哮之证，可分为以下 4 型。

风热犯肺

主症：发热微恶风，汗出不畅，头痛鼻塞，咽喉红痛，流涕稠浊，咳嗽气急，哮鸣息粗，痰少黏稠，舌尖红，苔薄黄，脉浮数。

治法：疏风清肺，降气定喘。

方药：银翘散合麻杏石甘汤。

麻黄、薄荷、荆芥、淡竹叶、桔梗各 10g，杏仁 12g，生石膏、金银花各 30g，连翘、大青叶各 20g，生甘草 6g，生姜 3 片。

用法：每日 1 剂，水煎，早晚温服。

痰热壅肺

主症：气粗息涌，喉中痰鸣如吼，胸闷胁胀，痰黏色黄，咳吐不爽，伴发热口苦，汗出，口渴喜饮，舌红，苔黄腻，脉滑数。

治法：清热宣肺，化痰平喘。

方药：桑白皮汤化裁。

桑白皮、天花粉各 12g，黄芩 15g，黄连 3g，象贝母、杏仁、苏子、半夏各 9g，竹沥 30g（冲服），大黄 6g（后下）。

用法：每日 1 剂，水煎服。

郁火犯肺

主症：呛咳阵作，干哮少痰，情志抑郁或烦躁易怒，每遇情志不畅或女子经前哮喘发作，痰黏难咯，口苦咽干，胸胁胀痛，面赤心烦，月经不畅，舌红，苔少或薄黄，脉弦或弦数。

治法：疏肝解郁，清肝肃肺。

方药：四逆散化裁。

柴胡、枳实、芍药、炙甘草各 6g。

用法：每日 1 剂，水煎服。

阴虚燥热

主症：气急咳呛，哮鸣声嘶，痰少而黏，口唇干燥，烦热颧红，舌红少苔，脉细数。

治法：养阴清热，润燥平喘。

方药：沙参麦冬汤化裁。

沙参、麦冬各 9g，玉竹 6g，生甘草 3g，冬桑叶 4.5g，生扁豆、天花粉各 4.5g。

用法：用水 1000mL，煮取 400mL，分 2 次服。

③ 寒热夹杂：见于寒邪束表，肺有郁热；或表寒未解，内已化热；或哮喘日久，复感风热之邪，可分为以下 3 型。

表寒里热

主症：喘鸣气急，息粗痰稠，形寒身热，烦闷身痛，舌红苔薄白，脉浮数或滑。

治法：宣肺泄热。

方药：加味麻杏石甘汤。

麻黄 5g，杏仁 12g，生石膏 45g（先煎），生甘草 6g，羌活 10g，荆芥 10g，板蓝根 30g，炒牛蒡子 10g，薄荷 6g（后下）。

用法：每日 2 剂，水煎，只服头煎（不服 2 煎），连服 2 日，热退停药。

表热里饮

主症：发热畏风，头痛口渴，咽干汗出，苔薄白，脉浮或细数。

治法：疏风解表，降气平喘。

方药：桑菊饮。

桑叶 1.5g，菊花 3g，杏仁 6g，连翘 5g，薄荷 2.5g，桔梗、芦根各 6g，甘草 2.5g。

用法：每日 1 剂，水煎，分 2 次服。

阳气暴脱

主症：呼吸急促，唇甲青紫，汗出涔涔，四肢厥冷，脉微细欲绝，舌质青黯，苔白滑。

治法：益气平喘，回阳救逆。

方药：麻黄附子细辛汤加减。

生麻黄（先煎），炙甘草 10g，炮附子 15g，北细辛 5g。

用法：每日 1 剂，水煎服。

2）缓解期

① 肺虚（肺气不足）

主症：气短声低，喉中常有轻度哮鸣，咳痰清稀色白，面色㿠白，自汗，怕风，易于感冒，每因气候变化而诱发，发前打喷嚏，鼻塞，流清涕，舌淡，苔薄白，脉细弱。

治法：补肺固表，益气定喘。

方药：玉屏风散化裁。

防风 30g，黄芪（蜜炙）60g，白术 60g。

用法：每日 3 次，每次 1 剂，饭前温水冲服。

② 肺虚（气阴两亏型）

主症：肺气不足的基础上，伴有咳嗽少痰或无痰，口干咽燥，潮热盗汗，五心烦热，舌质红，苔少或光剥，脉细数。

治法：益气固表，养阴生津。

方药：玉屏风散合生脉散化裁。

玉屏风散：防风 30g，黄芪（蜜炙）60g，白术 60g。

生脉散：人参、麦冬各 9g，五味子 6g。

用法：每日 3 次，每次各 1 剂，饭前温水冲服。

③ 脾虚型

主症：咳嗽痰多，面黄少华，倦怠乏力，食少纳呆，腹胀便溏，多食油腻则易腹泻，舌体胖大边有齿痕，苔白腻，脉细缓。

治法：补脾益气，肃肺化痰。

方药：六君子汤化裁。

人参、白术、茯苓各 9g，炙甘草 6g，陈皮 3g，半夏 4.5g。

用法：每日 1 剂，水煎服。

④ 肾虚型（肾阳不足）

主症：气短息促，呼多吸少，动则尤甚，畏寒肢冷，腰酸耳鸣，自汗，面色㿠白，小便清长，舌淡嫩，苔白润，脉沉细无力。

治法：温肾纳气。

方药：金匮肾气丸加减。

生地黄 108g，山药、山茱萸（酒炙）、牡丹皮、泽泻各 27g，茯苓 78g。粉碎成细粉，过筛，混匀。每 100g 粉末加炼蜜 35～50g，与适量的水泛丸，干燥，制成水蜜丸；或加炼蜜 110～130g，制成大蜜丸。

用法：水蜜丸每次 4～5g，大蜜丸每次 1 丸，每日 2 次，口服。

⑤ 肾虚型（肾阴亏损）

主症：气短息促，头晕耳鸣，五心烦热，痰少黏稠，口干咽燥，小便黄，大便干，消瘦，盗汗，舌质红，脉细数。

治法：滋阴补肾。

方药：六味地黄丸化裁。

生地黄 160g，山茱萸（制）、山药各 80g，牡丹皮、茯苓、泽泻各 60g。

用法：口服，大蜜丸每次 1 丸，每日 2 次。

⑥ 肾阴阳两虚

主症：同时具有肾阴虚和肾阳虚的表现，如动则息促，腰酸腿软，畏寒肢冷，头晕耳鸣，自汗盗汗，夜尿频，手足心热，舌红少苔，脉细数。

治法：阴阳并补。

方药：河车大造丸化裁。

熟地黄 20g，龟板（醋炙）20g，黄柏 150g，杜仲（盐炒）150g，紫河车、麦冬、天冬、牛膝各 100g。

用法：口服，大蜜丸每次 1 丸，每日 2 次。

（2）验方

① 麻黄 30g，生川乌 30g，细辛 30g，蜀椒 30g，白矾 30g，牙皂 30g，法半夏 30g，胆南星 30g，杏仁 30g，甘草 30g，紫菀 30g，款冬花 60g。共为细末，姜汁调神曲末打糊为丸，每日 1~2 次。

② 乌药 10g，百部 10g，党参 10g，枳实 6g，半夏 6g，苏子 12g，甘草 6g。水煎服。适用于哮喘急性发作期。

③ 五味子 30~50g，地龙 9~12g，鱼腥草 30~80g。水煎服。适用于重度哮喘的辅助治疗。

④ 地龙剖开洗净，晒干，研粉。每次 1~6g，每日 3 次，冲服。有痰者，加浙贝母 5g；气短者，加五味子粉 5g。

3. 药物禁忌

（1）抗组胺药

1）乙醇或其他中枢神经系统抑制剂：乙醇可增强一些抗组胺药物的嗜睡作用，特别是对具有较强镇静作用的抗组胺药，如异丙嗪、苯海拉明、马来酸氯苯那敏等的作用较强，而对新的抗组胺药，如阿咪唑、特非那定等影响较小或无影响。抗组胺药与具有中枢神经系统抑制作用的药物有协同作用，可增强其效应。

2）抗胆碱酯酶药：某些抗组胺药如安他唑、氯环利嗪、赛克力嗪、赛庚啶、苯海拉明、美克洛嗪、苯茚胺、异丙嗪和阿利马嗪等，有显著的抗胆碱作用，可拮抗胆碱酯酶抑制药的缩瞳作用，但一般剂量的抗组胺药扩瞳作用不明显。两药联用有时可影响青光眼的治疗效果。抗组胺药能增加抗胆碱药、吩噻嗪类和三环类抗抑郁药的作用，导致口干、尿闭、精神障碍等。

3）抗惊厥药：扑尔敏可抑制苯妥英代谢，使其血药浓度升高，并出现中毒症状（嗜睡、运动失调、复视、枕部头痛、呕吐等）。

4）儿茶酚胺：许多抗组胺药能增强肾上腺素和去甲肾上腺素对心血管的作用。两类药联用时可使儿茶酚胺毒性增强。若必须联用，抗组胺药的剂量应为最低有效量，因抗组胺药可抑制神经元对儿茶酚胺的摄取，使肾上腺素受体附近游离儿茶酚胺量增加，因而增加升压作用。

（2）苯海拉明（苯那君）

1）对氨基水杨酸钠：苯海拉明可略降低对氨基水杨酸钠的肠道吸收。

2）乙醇、催眠药、镇静药、地西泮药：与苯海拉明联用可加深中枢神经系统抑制作用。

3）氨基糖苷类抗生素：抗组胺药的抗眩晕作用，可使抗生素内耳损害毒性被掩盖，所以链霉素所致的眩晕耳鸣不宜用抗组胺药物治疗。

4）单胺氧化酶抑制剂：可使抗组胺药代谢减低，不良反应增加（抑酶作用）。

5）肾上腺素能受体阻断药：抗组胺药可拮抗其药理作用。

6）吴茱萸：苯海拉明可拮抗其降压作用。

7）汉防己：苯海拉明可增强其镇痛作用，并延长其作用时间，但可拮抗其平滑肌兴奋作用。

8）罗布麻：苯海拉明可阻断罗布麻降压作用达 50 ％以上。

9）麻黄根：苯海拉明可抑制其降压作用。

10）枸杞：苯海拉明可阻断其肠管平滑肌兴奋作用。

11）蜜环片、天麻片、止痛散、五虎追风散等中成药：抗组胺药可拮抗其降压、镇静及抗惊厥作用，降低疗效。

12）瞿麦：其肠管兴奋作用可被苯海拉明或罂粟碱所拮抗。

13）茵陈：其兴奋子宫作用可被苯海拉明所拮抗。

14）苦楝皮：其肠肌兴奋作用可被苯海拉明所拮抗，但不可被阿托品阻断。

15）乌头：其降压作用可被苯海拉明所拮抗。

16）绿茶：可对抗苯海拉明的嗜睡、头痛、头晕等副作用。

17）肾上腺素类：许多抗组胺药可增强肾上腺素和去甲肾上腺素对心血管系统的作用。

18）替马西泮：与苯海拉明联用可致孕妇死胎。

（3）镇静药、催眠药：与扑尔敏联用可加强中枢神经系统抑制。

（4）赛庚啶

1）单胺氧化酶抑制剂：不宜与赛庚啶或苯噻啶联用。

2）吗啡：赛庚啶或苯噻啶可降低其镇痛作用。

（5）异丙嗪（非那根、抗胺荨）

1）中枢抑制药、抗胆碱药、三环类抗抑郁药：与异丙嗪联用作用加强。异丙嗪应避免与哌替啶、阿托品多次联用。

2）氨茶碱、生物碱、碱性溶液：不可与异丙嗪配伍。

3）十灰散：其吸附作用可降低异丙嗪的口服吸收。

4）厚朴：其降压作用可被异丙嗪所拮抗。

（6）特非那定（敏迪）

1）大环内酯类抗生素、唑类抗真菌药及影响肝酶活性药物：红霉素、酮康唑和依曲康唑等可干扰特非那定的代谢，从而导致其在体内蓄积，并延长 Q－T 间期。特非那定避免与红霉素、三乙酰竹桃霉素、酮康唑、依曲霉素等联用，对于其他大环内酯类、唑类抗真菌药及影响 CYP 3A4 的药物应慎与其联用。

2）氟康唑：可使特非那定的血药浓度升高，并延长 Q－T 间期。

3）葡萄柚汁：可抑制肝细胞色素 P450 3A4 酶（CYP 3A4），使特非那定的生物利用度和血药浓度明显升高，Q－T 间期明显延长。服用特非那定期间饮用葡萄柚汁可导致心律失常，甚至死亡。

4）奎尼丁、胺碘酮、利多卡因、氟桂利嗪、三环类抗抑郁药：特非那定应避免与这些可引起尖端扭转型室性心动过速的药物联用。

5）咪康唑：与特非那定联用可致室性心动过速，尖端扭转性室速。因咪康唑对某些肝氧化酶有一定的抑制作用，与依赖此系统代谢的特非那定联用可增加其血药浓度，引起不良反应。

6）酮康唑：与特非那定联用可致阵发性心动过速。

7）依曲康唑：与特非那定联用可致尖端扭转型心动过速发作。

8）四环素：与特非那定联用可致阵发性室性心动过速。

（7）苯噻啶

1）胍乙啶及相关药：有苯噻啶使异喹胍抗高血压作用消失的个案报道。苯噻啶的结构类似三环类抗抑郁药，可阻止抗高血压药物进入交感神经系统的肾上腺素能神经元，从而对抗异喹胍的作用。

2）单胺氧化酶抑制剂：不宜与苯噻啶联用，以免发生高血压危象。

（8）肾上腺皮质激素类

1）抗凝剂：皮质激素可降低抗凝效应。

2）降血糖药：小剂量皮质激素可诱发高血糖反应；大剂量激素则可使糖尿病恶化，需加大降糖药用量；但是，少数抗胰岛素患者，加用激素后可减少胰岛素用量，可能是由于激素改变了免疫状态。

3）强心苷：皮质激素可提高其强心效应，但激素的水钠潴留和排钾作用易诱发强心苷中毒反应，故两药联用时应适当补钾。

4）咖啡因：大量摄入咖啡因后，"地塞米松抑制试验"结果将出现错误。

5）葡萄糖酸钙：与地塞米松联用可诱发 Kitamura 综合征。

6）琥珀胆碱：美维松前处理能基本消除琥珀胆碱引起的肌震颤，但可使琥珀胆碱（1mg/kg）的起效时间延长、阻滞程度降低、肌松时间明显缩短。

7）吡喹酮：连续应用地塞米松可使吡喹酮的血药浓度降低50%。

8）甲硝唑：泼尼松能加速甲硝唑从体内排出，故联用时需加大甲硝唑剂量。

9）利福平：可降低皮质激素的生物效应，两药联用时泼尼松用量有时需加倍（药酶诱导作用）。

10）氯霉素：可使皮质激素效力增强（抑制药酶）。

11）青霉素：近期大量使用皮质激素，可影响青霉素皮试结果（假阴性）。

12）苯妥英钠、苯巴比妥：可加速皮质激素的代谢灭活（酶诱导作用），降低药效。

13）奎宁：与皮质激素有拮抗作用，联用时可降低奎宁抗疟效力。

14）抗癫痫药：与皮质激素联用需加大抗癫痫药物用量，方能控制发作。

15）含多价金属离子抗酸药：可降低泼尼松的生物利用度，两药不宜联用。

16）疫苗：皮质激素使灭活疫苗抗体形成减少，降低免疫效价，故接种疫苗前后2周内禁止用皮质激素类药物。

17）异丙肾上腺素：与皮质激素联用，可增强异丙肾上腺素的心脏毒副作用。

18）单胺氧化酶抑制剂：用药期间加用皮质激素可能促发高血压危象。

19）非甾体抗炎药：与皮质激素联用可增强抗炎效应，并可减少各药用量，但可能加剧某些副作用，如水钠潴留、出血性并发症等。有地塞米松与吲哚美辛联用致上消化道出血死亡的个例报道。

20）卡马西平：可增加地塞米松、甲泼尼龙和泼尼松的体内清除，联用时需加大皮质激素剂量，且可致"地塞米松抑制试验"结果无效。

21）甲亢平（卡比马唑）、甲巯咪唑：可增加泼尼松龙的体内清除，联用时需增加皮质激素的用量。

22）口服避孕药：可显著增加皮质激素的血药浓度，使其治疗作用和毒副作用同时增加。

23）麻黄碱：可增加地塞米松的体内清除。

24）硫唑嘌呤：与泼尼松联用可改善毛细血管功能及减轻免疫抑制剂副作用，使慢性血小板减少性紫癜改善，但易致消化道出血。

（9）氨茶碱

1）不宜饭前服用：氨茶碱饭前服用对胃肠道有刺激作用；与食物同服或饭后服用，可减轻胃肠道的不适反应。

2）不宜过食酸性食物：服用氨茶碱期间过食酸化尿液的食物，如醋、肉、鱼、蛋、乳制品等，会加快氨茶碱的排泄，降低其疗效。

3）不宜食咖啡、茶叶、可可：氨茶碱与咖啡、茶叶、可可等同时服用，会加重对胃肠黏膜的刺激。

4）不宜过食高蛋白食物：因为高蛋白食物，如黑豆、黄豆、兔肉、鸡蛋、淡菜，能降低茶碱类药物的疗效。

5）不宜与含生物碱的中药同用：氨茶碱与含有生物碱的中药如乌头、黄连、贝母等联合应用，会使药物毒性增加。

6）不宜与含酸性成分的中药或中成药同用：氨茶碱与乌梅、山楂、山萸肉、五味子、金樱子、覆盆子，以及山楂丸、保和丸、五味子丸、冰霜梅苏丸等含酸性成分的中药或中成药合用，会因酸碱中和而降低彼此疗效。

7）不宜与普萘洛尔同用：由于这两种药物对磷酸二酯酶的作用相反，可使两者的作用部分地相互抑制。

8）不宜与氯化铵同用：因后者酸化尿液，减少氨茶碱的重吸收，加快其排泄，因而降低其疗效。

9）不宜与β-受体激动剂同用：药理研究认为，氨茶碱与β-受体激动剂（如叔丁喘宁）合用可致室性心动过速、室性纤颤等心脏不良反应。

10）不宜与甲氰咪胍同用：甲氰咪胍能与肝脏微粒体细胞色素 P450 氧化酶相结合，产生直接的非竞争性酶抑制作用，使氨茶碱依赖 P450 酶氧化代谢受阻，代谢速度减慢，血清消除率降低，因而其血药浓度升高，不良反应增加。

11）不宜与抗癫痫药同用：抗癫痫药苯巴比妥、苯妥英钠等有肝微粒体酶的诱导作用，可使氨茶碱代谢加快，作用降低。

（10）氯化铵

1）不宜与阿司匹林同用：阿司匹林对胃黏膜有刺激作用，与酸性药物氯化铵合用，可增加前者对胃的刺激，促进胃肠道及肾小管的重吸收，进而增加毒性。

2）不宜与氢氯噻嗪同用：氢氯噻嗪与氯化铵合用会引起血氨增高，肝功能障碍的患者易致肝昏迷。

（11）碘化钾

1）不宜与酸性药物同用：碘化钾与酸性药物（如阿司匹林、橙皮糖浆等）同服，可析出游离碘，对胃造成较大刺激，并能抑制胃内酶的活性。

2）不宜与氯化亚汞同用：碘化钾能使氯化亚汞转化为碘化汞和可溶性汞盐，使其毒性增加。

3）不宜与酸性食物同用：碘化钾与酸性食物，如酸菜、醋、咸肉、山楂、杨梅、果汁等同服，易析出游离碘，对胃黏膜造成较大刺激。

4）不宜与三黄片同用：碘化钾能使三黄片中的生物碱沉淀，使后者药效降低。

5）不宜与朱砂或含朱砂的中成药同用：碘化钾属还原性药物，与朱砂及含朱砂的中成药合用可生成有毒的碘化汞而导致药源性肠炎。

6）不宜与硫酸亚铁同用：硫酸亚铁与碘化钾合用时可发生沉淀，影响铁的吸收，降低疗效。

（12）舒喘宁：不宜与普萘洛尔同用。因舒喘宁的支气管扩张作用（β_2-受体作用）能被 β-受体阻滞剂普萘洛尔所拮抗。

（13）拟肾上腺素药：不宜与单胺氧化酶抑制剂同用。因为单胺氧化酶抑制剂（如左旋多巴、优降宁、苯乙肼、丙咪嗪、阿米替林、异唑肼、甲基苄肼等）使去甲肾上腺素、多巴胺、5-羟色胺等单胺类神经递质不被破坏而贮存于神经末梢中，与拟肾上腺素药（如麻黄碱、异丙肾上腺素、苯丙胺、间羟胺等）合用后可促使内源性去甲肾上腺素释放，而导致高血压危象。

（14）麻黄碱

1）不宜与甲基多巴同用：因甲基多巴可减少神经元释放去甲肾上腺素，合用可使麻黄碱的作用减弱。

2）不宜与复方罗布麻同用：两药合用可产生药理性拮抗作用，使两者疗效降低。

3）不宜与洋地黄同用：因二者同服易增加洋地黄的毒性反应。

4）不宜与胍乙啶同用：因二者存在相互竞争的拮抗作用，合用可使两者的作用均降低。

5）不宜与利舍平同用：麻黄碱能促进肾上腺素能神经末梢释放去甲肾上腺素，引起血压升高，与降压药利舍平合用，属于药理性配伍禁忌。

6）不宜与甘草同用：麻黄碱为多元环的强生物碱，二者合用易产生沉淀，使二者吸收减少而疗效降低。

7）不宜与新斯的明同用：由于麻黄碱属拟肾上腺素药，新斯的明属拟胆碱药，两者的作用可相互拮抗的。

8）不宜与氯丙嗪、三氟拉嗪同用：由于氯丙嗪有 α - 受体阻断作用，而麻黄碱能促进肾上腺素能神经递质的释放，两者对 α - 受体、β - 受体都有兴奋作用，故联用可能会使血压过低；三氟拉嗪与麻黄碱合用有致死的报道。

（15）肾上腺素

1）不宜与单胺氧化酶抑制剂同用：单胺氧化酶抑制剂（如苯乙肼、甲基苄肼、闷可乐、优降宁等）可使肾上腺素破坏减少，二者合用可引起明显的高血压。

2）不宜与可卡因及三环类抗抑郁药同用：可卡因及三环类抗抑郁药（如丙咪嗪、阿米替林等）可阻断肾上腺素能神经元摄取去甲肾上腺素，使肾上腺素的升压作用明显加强，引起严重高血压。

3）不宜与 α - 受体阻滞剂同用：α - 受体阻滞剂（如酚妥拉明、苄唑林、酚苄明等）与本品合用，可使本品的 β 作用占优势，因而导致严重低血压。

4）不宜与利舍平、胍乙啶同用：利舍平、胍乙啶能导致肾上腺素受体发生类似去神经性超敏感现象，从而使有直接升压作用的肾上腺素作用增强。

5）不宜与普萘洛尔同用：普萘洛尔与肾上腺素合用可引起血压明显升高，继之出现反射性心动过缓。普萘洛尔是一种非选择性的 β - 受体阻滞剂，可阻止心脏的 β_1 - 受体和血管的 β_2 - 受体。在应用肾上腺素之前，患者在 3 天内应停服普萘洛尔，如果普萘洛尔不能停用，就不应使用肾上腺素，以防发生高血压反应。

6）不宜与吩噻嗪类药物同用：吩噻嗪类药物（如氯丙嗪、奋乃静、三氟拉嗪等）能使肾上腺素的作用逆转，引起低血压。

7）不宜与氯仿、氟烷、甲氧氟烷、环丙烷同用：氯仿及环丙烷、氟烷、甲氧氟烷等麻醉剂能使肾上腺素对心肌产生敏感，因此不宜与以上药物合用，以免引起心律失常或心房纤颤。

（16）异丙肾上腺素

1）不宜与含糖皮质激素的中药同用：动物实验证明，糖皮质激素可使心肌对异丙肾上腺素的敏感性增加，从而增强其对心脏的毒性。某些哮喘患者在使用异丙肾上腺素时突然死亡，很可能与糖皮质激素摄入有关。中药中三七、穿山龙、甘草、何首乌等含有糖皮质激素样物质。

2）不宜与麻黄同用：拟交感神经药异丙肾上腺素对 β - 受体有很强的激动作用，可使血压升高。麻黄中的麻黄碱能直接作用于 α - 受体、β - 受体，发挥拟肾上腺素作用，亦能促使肾上腺素能神经末梢释放递质，间接发挥拟肾上腺素作用。两药合用，对 β - 受体的兴奋作用显著增强，易引起心律失常，升压作用相加，进而导致高血压危象。

3）不宜与异搏定（维拉帕米）同用：因异丙肾上腺素可对抗异搏定的作用，使异搏定的效应减弱。

4）不宜与儿茶酚胺类同用：间羟异丙肾上腺素、叔丁氯喘通、喘咳宁、吡舒喘宁、美喘清与儿茶酚胺类（如肾上腺素、异丙肾上腺素等）合用，有时可引起心律失常。

（17）慎用易导致药源性哮喘的药物，可分为 4 类：

①起抗原作用的药物，包括青霉素、链霉素、头孢菌素、红霉素、四环素类、氯霉素、新霉素、多黏菌素、灰黄霉素、呋喃妥因、利福平、哌嗪、右旋糖酐铁、抗血清、疫苗、血浆、全血及特异致敏原制剂等。

②释放介质的药物，包括阿司匹林、吗啡、硫喷妥钠、噻嗪类、琥珀酰胆碱、含碘造影剂、痰易净及一些喷雾剂等。

③作为介质的药物，包括组胺和前列腺素。它们可作为被释放的介质使支气管收缩而致哮喘。

④影响自主神经受体的药物，包括氨甲酰胆碱等拟胆碱药、β受体激动剂等。

（18）支气管收缩药物：本病的病理是支气管痉挛，故不能应用支气管收缩药物，如吗啡、氯丙嗪等。

（19）盲目加大异丙肾上腺素用药剂量：哮喘患者应用异丙肾上腺素气雾剂后，症状能够很快得到缓解，但该药有引起心律失常甚至心搏骤停的副作用，所以临床一定要严格按规定剂量使用，每日 5 ~ 6 次，10 分钟内不可超过 3 次。如按此剂量用药仍不能缓解，则应换用其他平喘药物，不可盲目加大其使用剂量。

（20）长期服用异丙肾上腺素：异丙肾上腺素使用时间过长可产生耐受性，不仅使异丙肾上腺素治疗剂量增加，而且还能够对内源性交感介质产生耐受性，使支气管痉挛不能自然缓解，其结果导致哮喘患者的病死率增高。

（21）糖皮质激素：严重的支气管哮喘患者有时需服用糖皮质激素（如泼尼松、地塞米松等）方能缓解症状，但长期服用这类药物可引起骨质疏松，易致骨折，同时还会使合并消化道溃疡的患者病情加重，甚至引起溃疡穿孔。目前，应用糖皮质激素多采用雾化吸入的方式给药，可长期小剂量应用。

（22）长期大量使用氨茶碱：氨茶碱对治疗支气管哮喘的喘息症状效果较好，但哮喘发作时患者处于缺氧状态，若氨茶碱使用剂量过大，可使心肌耗氧量增加，导致心律失常。

（23）β-受体阻滞剂：如普萘洛尔、美托洛尔等能阻断气道β-受体，使支气管痉挛、收缩，诱发或加重哮喘，故哮喘患者忌用β-受体阻滞剂。

第六章　慢性阻塞性肺疾病

【概述】

慢性阻塞性肺疾病（COPD）死亡率居世界死亡原因的第 4 位。根据世界银行和世界卫生组织发表的研究，至 2020 年慢性阻塞性肺疾病将排在世界疾病经济负担的第五位。在我国，慢性阻塞性肺疾病同样是严重危害人们健康的重要慢性呼吸系统疾病。近来对我国北部及中部地区农村成年人口调查显示，慢性阻塞性肺疾病约占 15 岁以上人口的 3%。慢性阻塞性肺疾病是一种以气流受限特征的疾病，与肺部对有害气体或有害颗粒的异常炎症反应有关。肺功能检查对确定气流受限有重要意义。

1. 病因

（1）个体因素：某些遗传因素可增加慢性阻塞性肺疾病发病的危险。已知的遗传因素为 α_1 - 抗胰蛋白酶缺乏，重度 α_1 - 抗胰蛋白酶缺乏与非吸烟者的肺气肿形成有关。在我国 α_1 - 抗胰蛋白酶缺乏引起的肺气肿迄今尚未见正式报道。支气管哮喘和气道高反应性是慢性阻塞性肺疾病的危险因素。气道高反应性可能与机体某些基因或环境因素有关。

（2）环境因素

① 吸烟：吸烟为慢性阻塞性肺疾病的重要发病因素。吸烟者肺功能的异常率较高，FEV_1 的年下降率较快。吸烟者死于慢性阻塞性肺疾病的人数较非吸烟者为多。被动吸烟也可能导致呼吸道症状及慢性阻塞性肺疾病的发生。孕期妇女吸烟可能会影响胎儿肺脏的生长及在子宫内的发育，并对胎儿的免疫系统功能有一定影响。

② 职业性粉尘和化学物质：当职业性粉尘及化学物质（烟雾、变应原、工业废气及室内空气污染等）的浓度过大或接触时间过久，均可导致与吸烟无关的慢性阻塞性肺疾病发生。接触某些特殊的物质、刺激性物质、有机粉尘及变应原能使气道反应性增加。

③ 空气污染：化学气体如氯、氧化氮、二氧化硫等，对支气管黏膜有刺激和细胞毒性作用。空气中的烟尘或二氧化硫明显增加时，慢性阻塞性肺疾病急性发作显著增多。其他粉尘如二氧化硅、煤尘、棉尘、蔗尘等也可刺激支气管黏膜，使气道清除功能受损，为细菌入侵创造条件。烹调时产生的大量油烟和生物燃料产生的烟尘与慢性阻塞性肺疾病的发病有关。生物燃料所产生的室内空气污染可能与吸烟有协同作用。

④ 感染：呼吸道感染是慢性阻塞性肺疾病发病和加剧的另一个重要因素。肺炎链球菌和流感嗜血杆菌可能为慢性阻塞性肺疾病急性发作的主要病原菌。病毒也对慢性阻塞性肺疾病的发生和发展起作用。儿童期重度下呼吸道感染和成年时的肺功能降低

及呼吸系统症状发生有关。

⑤ 社会经济地位：慢性阻塞性肺疾病的发病与患者的社会经济地位相关。这也许与室内外空气污染的程度不同、营养状况或其他与社会经济地位差异有一定内在联系的因素。

2. 临床表现

（1）病史

① 吸烟史：多有长期较大量吸烟史。

② 职业性或环境有害物质接触史：如较长期粉尘、烟雾、有害颗粒或有害气体接触史。

③ 家族史：慢性阻塞性肺疾病有家族聚集倾向。

④ 发病年龄及好发季节：多于中年以后发病，症状好发于秋冬寒冷季节，常有反复呼吸道感染及急性加重史。随病情进展，急性加重愈渐频繁。

⑤ 慢性心脏病史：慢性阻塞性肺疾病后期出现低氧血症和（或）高碳酸血症，可并发慢性心脏病或右心衰竭。

（2）症状

① 慢性咳嗽：通常为首发症状。初起咳嗽呈间歇性，早晨较重，以后早晚或整日均有咳嗽，但夜间咳嗽并不显著。少数患者咳嗽不伴咳痰；也有部分患者虽有明显气流受限，但无咳嗽症状。

② 咳痰：咳嗽后通常咳少量黏液性痰，部分患者在清晨较多；合并感染时痰量增多，常有脓性痰。

③ 气短或呼吸困难：这是慢性阻塞性肺疾病的标志性症状，是使患者焦虑不安的主要原因。早期仅于劳力时出现，后逐渐加重，以致日常活动甚至休息时也感气短。

④ 喘息和胸闷：不是慢性阻塞性肺疾病的特异性症状。部分患者特别是重度患者有喘息；胸部紧闷感通常于劳力后发生，与呼吸费力、肋间肌等容性收缩有关。

⑤ 全身性症状：在疾病的发展过程中，特别是较重患者，可能会出现全身性症状，如体重下降、食欲减退、外周肌肉萎缩和功能障碍、精神抑郁和（或）焦虑等。合并感染时可有痰中带血或咯血。

（3）体征

① 视诊及触诊：胸廓形态异常，可见胸部过度膨胀、前后径增大、剑突下胸骨下角（腹上角）增宽及腹部膨凸等；常见呼吸变浅，频率增快；辅助呼吸肌如斜角肌及胸锁乳突肌参加呼吸运动；重症可见胸腹矛盾运动；患者不时采用缩唇呼吸以增加出气量；呼吸困难加重时常采取前倾坐位；低氧血症者可出现黏膜及皮肤发绀；伴右心衰竭者可见下肢水肿、肝脏增大。

② 叩诊：由于肺过度充气使心浊音界缩小，肺肝界降低，肺叩诊可呈过清音。

③ 听诊：两肺呼吸音可减低，呼气相延长，平静呼吸时可闻及干啰音；两肺底或其他肺野可闻及湿啰音；心音遥远，剑突部心音较清晰响亮。

3. 辅助检查

（1）肺功能检查：肺功能检查是判断气流受限的客观指标，其重复性好，对慢性阻塞性肺疾病的诊断、严重程度评价、疾病进展、预后及治疗反应等均有重要意义。

气流受限是以一秒用力呼气容积和一秒用力呼气容积用力肺活量降低来确定的。一秒用力呼气容积用力肺活量是慢性阻塞性肺疾病的一项敏感指标，可检出轻度气流受限。一秒用力呼气容积占预计值的百分比是中、重度气流受限的良好指标，其变异性小，易于操作，应作为慢性阻塞性肺疾病肺功能检查的基本项目。吸入支气管舒张剂后一秒用力呼气容积用力肺活量 <70% 者，可确定为不完全可逆的气流受限。呼气峰流速及最大呼气流量－容积曲线（MEFV）也可作为气流受限的参考指标，但慢性阻塞性肺疾病时呼气峰流速与一秒用力呼气容积的相关性不够强，呼气峰流速有可能低估气流阻塞的程度。气流受限可导致肺过度充气，使肺总量、功能残气量和残气容积增高，肺活量减低。肺总量增加不及残气容积增加的程度，故残气容积肺总量增高。肺泡隔破坏及肺毛细血管床丧失可使弥散功能受损，一氧化碳弥散量降低，而一氧化碳弥散量与肺泡通气量之比较单纯一氧化碳弥散量更敏感。深吸气量是潮气量与补吸气量之和，是反映肺过度膨胀的指标，在反映慢性阻塞性肺疾病呼吸困难程度，甚至反映慢性阻塞性肺疾病生存率上具有意义。肺功能检查作为辅助检查，不论是用支气管舒张剂还是口服糖皮质激素进行支气管舒张试验，都不能预测疾病的进展。用药后一秒用力呼气容积改善较少，也不能可靠预测患者对治疗的反应。患者在不同的时间进行支气管舒张试验，其结果也可能不同，但对某些患者（如儿童时期有不典型哮喘史、夜间咳嗽、喘息），则有一定意义。

（2）胸部 X 线检查：X 线检查对确定肺部并发症及与其他疾病（如肺间质纤维化、肺结核等）鉴别有重要意义。

慢性阻塞性肺疾病早期 X 线胸片可无明显变化，以后出现肺纹理增多、紊乱等非特征性改变。COPD 主要 X 线征为肺过度充气，肺容积增大，胸腔前后径增长，肋骨走向变平，肺野透亮度增高，横膈位置低平，心脏悬垂狭长，肺门血管纹理呈残根状，肺野外周血管纹理纤细稀少等，有时可见肺大疱形成。并发肺动脉高压和心脏病时，除右心增大的 X 线征外，还可有肺动脉圆锥膨隆，肺门血管影扩大及右下肺动脉增宽等。

（3）胸部 CT 检查：CT 检查一般不作为常规检查，但在鉴别诊断时，高分辨率的 CT 对辨别小叶中心型或全小叶型肺气肿及确定肺大疱的大小和数量，有很高的敏感性和特异性，对预计肺大疱切除或外科减容手术等的效果有一定价值。

（4）血气分析：当一秒用力呼气容积 <40% 预计值时，或具有呼吸衰竭或右心衰竭的慢性阻塞性肺疾病患者均应做血气检查。血气异常首先表现为轻、中度低氧血症，随疾病的进展，低氧血症逐渐加重，并出现高碳酸血症。呼吸衰竭的血气诊断标准为静息状态下海平面大气压下，呼吸空气时 PaO_2 <60mmHg 伴或不伴 $PaCO_2$ 增高 > 50mmHg。

（5）其他实验室检查：低氧血症，即 PaO_2 <55mmHg 时，血红蛋白及红细胞可增

高, 红细胞比容 >55% 可诊断为红细胞增多症。并发感染时痰涂片可见大量中性粒细胞, 痰培养可检出各种病原菌, 常见为肺炎链球菌、流感嗜血杆菌、卡他莫拉菌、肺炎克雷白杆菌等。

【饮食宜忌】

1. 饮食宜进

（1）饮食原则

① 宜少食多餐。过量进食易使胃肠压力升高、充血、膈肌抬高, 影响呼吸功能, 故宜采用少量多次的进餐方式, 每日 6~7 次, 以减轻心脏负担。

② 宜食易消化吸收的食物, 选择优质蛋白食物, 如牛奶、蛋类、瘦猪肉、豆类等。

③ 宜富含维生素及无机盐的食物, 如谷类、豆类、新鲜蔬菜、水果及蛋黄等含有丰富的维生素 E、维生素 C、B 族维生素及微量元素锌、锡、铜等, 有利于炎症的控制。

④ 宜选择滋阴生津的食物, 如梨、话梅、山楂、苹果、鳖、蛋类、杏等。

⑤ 当按虚实酌情给予益肺、健脾、补肾之品（如猪肺、燕窝、百合、甜杏、白果、冬虫夏草、猪肚、薏苡仁、芡实、羊肾、胎盘等）和化痰之品（如萝卜、冬瓜、丝瓜、枇杷、猕猴桃、生姜、杏仁、陈皮等）。

（2）食疗药膳方

① 核桃泥: 胡桃肉适量。捣如泥。每次 9g, 加糖适量, 开水冲服。每日早晚各 1 次, 连服 1~3 个月。适于久咳、气喘、肠燥便秘之肺气肿。痰多苔腻与便溏腹胀之肺气肿均不宜食用本品。

② 猕猴桃膏: 鲜猕猴桃 500g。洗净, 去皮, 捣烂。加水适量, 煎约半小时, 加蜂蜜 500g, 收膏备用。每次饮服 10g, 每日 2 次, 连服数剂。适于肺脾两虚兼有痰热之肺气肿。畏寒肢冷、痰多便溏属脾虚寒盛之肺气肿不宜多食此剂。

③ 白果蜂蜜汤: 白果 15g, 蜂蜜适量。白果去壳, 炒黄, 打碎, 加水煮酥, 加蜂蜜调服。每晚临睡服, 连续数周, 或时时服食。适于肺肾两虚, 咳喘久不止之肺气肿。大便干结者尤佳; 大便溏薄者不宜加蜂蜜调服, 可代之以饴糖。

④ 冰糖燕窝粥: 燕窝 5g, 粳米 50g, 冰糖 100g。燕窝浸软, 捡去绒毛、污物, 再用开水泡发。粳米加水烧至米粒开花后, 放入已泡发之燕窝, 同炖约 1 小时, 加入冰糖, 溶化后服食。每日 1 剂, 连食数日, 或时时服食。适于肺阴虚, 舌红、久咳、气急不已之肺气肿者。痰多、便溏、苔腻属脾虚之肺气肿则不宜用此方。

⑤ 萝卜蜜调蛤蚧散: 鲜萝卜 250g, 蜂蜜 30g, 蛤蚧 1 对。蛤蚧烘干研细末。萝卜绞取汁, 与蜂蜜调匀, 冲服蛤蚧粉。每次 1 剂, 时时服食。适于肺肾两虚兼有痰热咳喘久不止之肺气肿。脾虚便溏之肺气肿多不宜食。

⑥ 冬虫夏草炖胎盘: 冬虫夏草 5g, 鲜胎盘约 100g。共隔水炖酥, 调味服食。每日或隔日 1 剂, 连食数周至数月。适于肺肾气阴两虚, 干咳、口燥、少气乏力、腰酸、眩晕之肺气肿。也可将胎盘烘干, 研粉, 每次吞服 3g, 每日 2 次, 同时进食冬虫夏草

炖乳鸽（冬虫夏草 5～15g，乳鸽 1 只，炖酥，调味服食）。纳呆、便溏、痰多之肺气肿不宜多食。

⑦ 杏仁 60g，粳米 80g。先将杏仁去皮尖，研末，与粳米加水煮成粥。每日分 2～3 次服下，连服 20 日。适用于痰浊阻肺证。

⑧ 雪梨 2～3 个，蜂蜜 60g。先将梨挖洞，去核，再装入蜂蜜，盖严蒸熟。每日睡前服食，连服 20～30 日。适用于阴津亏虚证。

⑨ 核桃仁 30g（研粉），萝卜子 6g（研粉），冰糖适量。先将冰糖熬化，再加入核桃仁粉、萝卜子粉拌匀，制成糖块。每日时时含化。适用于久咳气逆，上盛下虚者。

2. 饮食禁忌

（1）腥膻发物：如黄鱼、带鱼、黑鱼、鳜鱼、虾、蟹等，能助邪疫气，酿痰生湿，使肺气肿患者胸阳受阻，痰浊瘀滞，症状加重。

（2）滋腻补益品：肺气肿的急性感染期使用滋腻补益品，如人参、熟地黄、白木耳、川贝母、麦冬、五味子、山萸肉等，易留邪或抑制机体正常祛痰能力，使咳痰不畅。

（3）过甜食物：会加重脾胃运化失调，易生痰湿。有外邪时，内外之邪相搏结，使邪气留恋不易祛除；无外邪时，内生痰湿，阻塞气管而出现咳喘不止。

（4）咖啡和浓茶：咖啡所含的咖啡因和茶叶所含的茶碱可松弛支气管平滑肌，使支气管处于舒张状态。咖啡因和茶碱还可引起心率加快、失眠、兴奋、不安等，从而影响休息、增加心肌耗氧量。

（5）烈酒：烈酒可引起心肌损害、心率加快、心肌耗氧量升高，从而加速肺气肿的进程。

（6）辛辣刺激性食物：易伤肺气，耗心阴，使心肺气阴两亏，从而加重喘咳等症状。

（7）油腻食物：易致痰浊内生，内外邪气搏结，胶固黏滞，从而使咳痰不畅，咳嗽难愈，且使水湿运化失司，水饮溢于四肢、胸胁，出现水肿、喘息、不能平卧等症状。

【药物宜忌】

1. 西医治疗

（1）稳定期的治疗

1）教育与管理：教育并督促患者戒烟，使患者了解慢性阻塞性肺疾病的病理生理与临床基础知识，掌握一般和某些特殊的治疗方法，学会自我控制病情的技巧。

2）控制职业性或环境污染：避免或防止粉尘、烟雾及有害气体吸入。

3）药物治疗：支气管舒张剂可松弛支气管平滑肌、扩张支气管、缓解气流受限，是控制慢性阻塞性肺疾病症状的主要治疗措施。短期按需应用可缓解症状，长期规则应用可预防和减轻症状，增加运动耐力。主要的支气管舒张剂有 β_2 - 受体激动剂、抗胆碱药及茶碱类。

①β_2 - 受体激动剂：主要有沙丁胺醇、特布他林等，为短效定量雾化吸入剂，数

分钟内开始起效，15~30 分钟达到峰值，疗效持续 4~5 小时，每次剂量 100~200μg（每喷 100μg），24 小时不超过 8~12 喷。主要用于缓解症状，按需使用。沙美特罗与福莫特罗为长效定量吸入剂，作用持续 12 小时以上。有资料认为，前者 50μg，每日 2 次，可改善慢性阻塞性肺疾病患者健康状况。

②抗胆碱药：主要为异丙托溴铵气雾剂，可阻断 M 胆碱受体。开始作用时间较沙丁胺醇等短效 β_2－受体激动剂慢，但作用持续时间长，30~90 分钟达到峰值，维持 6~8 小时，剂量为 40~80μg（每喷 20μg），每日 3~4 次。该药副作用小，长期吸入可改善慢性阻塞性肺疾病患者健康状况。

③茶碱类药物：可解除气道平滑肌痉挛，在慢性阻塞性肺疾病的治疗中应用广泛。茶碱血药浓度监测对估计疗效和副作用有一定意义。血茶碱浓度 >5mg/L，即有治疗作用；>15mg/L 时副作用明显增加。吸烟、饮酒、服用抗惊厥药、利福平等可引起肝脏酶受损并减少茶碱半衰期；老人、持续发热、心力衰竭和肝功能明显障碍者，同时应用西咪替丁、大环内酯类药物（红霉素等）、氟喹诺酮类药物（环丙沙星等）和口服避孕药等都可使茶碱血药浓度增加。

④糖皮质激素：慢性阻塞性肺疾病稳定期应用糖皮质激素吸入治疗并不能阻止其一秒用力呼气容积的降低。吸入激素的长期规律治疗只适用于具有症状且治疗后肺功能有改善者。对慢性阻塞性肺疾病患者，不推荐长期口服糖皮质激素治疗。

4）氧疗：慢性阻塞性肺疾病稳定期进行长期家庭氧疗对具有慢性呼吸衰竭的患者可提高其生存率。

5）康复治疗：康复治疗可以使进行性气流受限、严重呼吸困难且很少活动的患者改善活动能力、提高生活质量，是慢性阻塞性肺疾病患者一项重要的治疗措施。它包括呼吸生理治疗、肌肉训练、营养支持、精神治疗与教育等多方面措施。帮助患者咳嗽，用力呼气以促进分泌物清除；使患者放松，进行缩唇呼吸以及避免快速浅表的呼吸以帮助克服急性呼吸困难等措施。在肌肉训练方面，有全身性运动与呼吸肌锻炼，前者包括步行、登楼梯、踏车等，后者有腹式呼吸锻炼等。在营养支持方面，应要求达到理想体重，同时避免过高碳水化合物饮食和过高热卡摄入，以免产生过多二氧化碳。

6）外科治疗

①肺大疱切除术：有指征的患者，术后可减轻患者呼吸困难的程度并使肺功能得到改善。术前胸部 CT 检查、动脉血气分析及全面评价呼吸功能对于决定是否手术是非常重要的。

②肺减容术：与常规的治疗方法相比，其效果及费用仍待进一步调查研究，目前不建议广泛应用。

③肺移植术：对于慢性阻塞性肺疾病晚期患者，肺移植术可改善生活质量，改善肺功能，但其技术要求高，花费大，很难推广应用。

（2）急性加重期的治疗

1）控制性氧疗：氧疗在慢性阻塞性肺疾病患者加重期住院治疗中具有重要地位。

2) 抗菌药物：当患者呼吸困难加重，咳嗽伴有痰量增多及脓性痰时，应根据病情的严重程度，结合当地常见致病菌类型、耐药趋势和药敏情况尽早选择敏感抗菌药物（见表 6 - 1）。

表 6 - 1　COPD 急性加重期的抗菌药物选择

病情	可能的致病菌	宜选用的抗生素
轻度及中度 COPD 急性加重	流感嗜血杆菌、肺炎链球菌、卡他莫拉菌	青霉素、β - 内酰胺酶抑制剂（阿莫西林/克拉维酸等）、大环内酯类（阿奇霉素、克拉霉素、罗红霉素等）、第一代或第二代头孢菌素（头孢呋辛、头孢克洛等）、多西环素、左氧氟沙星等
重度及极重度 COPD 急性加重 无铜绿假单胞菌感染危险因素	流感嗜血杆菌、肺炎链球菌、卡他莫拉菌、肺炎克雷白杆菌、大肠杆菌、肠杆菌属等	β - 内酰胺酶抑制剂、第二代头孢菌素（头孢呋辛等）、喹诺酮类（左氧氟沙星、莫西沙星、加替沙星等）、第三代头孢菌素（头孢曲松、头孢噻肟等）
重度及极重度 COPD 急性加重 有铜绿假单胞菌感染危险因素	以上细菌及铜绿假单胞菌	第三代头孢菌素（头孢哌酮）、舒巴坦、哌拉西林（他唑巴坦）、亚胺培南、美洛培南等，也可联合应用氨基糖苷类、喹诺酮类（环丙沙星等）

3) 支气管舒张剂：短效 β_2 - 受体激动剂适用于 COPD 急性加重期的治疗。若效果不显著，建议加用抗胆碱药（异丙托溴铵、噻托溴铵等）。对于较严重的 COPD 急性加重期患者，可给予数天较大剂量的雾化治疗，如沙丁胺醇 2500μg、异丙托溴铵 500μg，或沙丁胺醇 1000μg 加异丙托溴铵 250～500μg，每日 2～4 次，雾化吸入。较严重的急性加重期患者，也可考虑静脉滴注茶碱类药物，如多索茶碱 0.2g，每 12 小时 1 次静脉滴注，或氨茶碱每日 6～8mg/kg 静脉滴注，日用量一般不超过 1.0g。由于茶碱类药物血清浓度个体差异较大，治疗窗较窄，有条件应监测茶碱血药浓度。

4) 糖皮质激素：COPD 急性加重住院患者在应用支气管舒张剂的基础上，可口服或静脉滴注糖皮质激素。使用糖皮质激素要权衡疗效及安全性。建议口服泼尼松龙，每日 30～40mg，连续 7～10 日后减量停药。也可以先静脉给予甲泼尼松龙 40mg，每日 1 次，3～5 日后改为口服。延长糖皮质激素用药疗程并不能增加疗效，反而会使副作用风险增加。

5) 利尿剂：COPD 急性加重合并右心衰竭时可选用利尿剂，利尿剂不可过量、过急使用，以避免血液浓缩、痰黏稠而不易咳出及电解质紊乱。

6) 强心剂：COPD 急性加重合并左心室功能不全时可适当应用强心剂；对于感染已经控制，呼吸功能已改善，经利尿剂治疗后右心功能仍未改善者也可适当应用强心剂。应用强心剂需慎重，因为 COPD 患者长期处于缺氧状态，对洋地黄的耐受性低，洋地黄的治疗量与中毒量接近，易发生毒性反应，引起心律失常。

7）血管扩张剂：COPD 急性加重合并肺动脉高压和右心功能不全时，在改善呼吸功能的前提下可以应用血管扩张剂，如 0.9% 生理盐水 250mL 加入硝酸甘油 5mg，静滴；或 0.9% 生理盐水 250mL 加硝普钠 25mg，静滴。

8）抗凝药物：COPD 患者有高凝倾向，对卧床、红细胞增多症脱水难以纠正的患者，如无禁忌证均可考虑使用低分子肝素 6000U，皮下注射。COPD 急性加重合并深静脉血栓形成和肺血栓栓塞症时应予相应抗凝治疗，发生大面积或高危肺血栓栓塞症可予溶栓治疗。

9）呼吸兴奋剂：危重患者，如出现 $PaCO_2$ 明显升高、意识模糊、咳嗽反射显著减弱，若无条件使用或不同意使用机械通气，在努力保持气道通畅的前提下可试用呼吸兴奋剂治疗，以维持呼吸及苏醒状态。目前国内常用的药物为尼可刹米、洛贝林。由于中枢性呼吸兴奋剂作用有限，且易产生耐受性，同时有惊厥、升高血压、增加全身氧耗量等副作用，对于已有呼吸肌疲劳的患者应慎用。

10）机械通气：重症患者可根据病情需要，选择无创或有创机械通气，同时应监测动脉血气状况。

① 无创机械通气：应用无创正压通气（NIPPV）可降低 $PaCO_2$，缓解呼吸肌疲劳，减轻呼吸困难，从而减少气管插管和有创呼吸机的使用，缩短住院时间。使用 NIPPV 要注意掌握合理的操作方法，提高患者依从性，以达到满意的疗效。至少符合下述中的两项可应用 NIPPV：中至重度呼吸困难；伴辅助呼吸肌参与呼吸，并出现胸腹矛盾运动；中至重度酸中毒（pH 7.30~7.35）和高碳酸血症（$PaCO_2$ 45~60mmHg）；呼吸频率 >25 次/分。符合下述条件之一禁用 NIPPV：呼吸抑制或停止；心血管系统功能不稳定（顽固性低血压、严重心律失常、心肌梗死）；嗜睡、意识障碍或不合作者；易误吸者（吞咽反射异常、严重上消化道出血）；痰液黏稠或有大量气道分泌物；近期曾行面部或胃食管手术；头面部外伤；固有的鼻咽部异常；极度肥胖；严重的胃肠胀气。

② 有创机械通气：在积极药物和 NIPPV 的治疗条件下，患者呼吸衰竭仍进行性恶化，并出现危及生命的酸碱失衡和（或）神志改变时宜采用有创机械通气治疗。有创机械通气的具体应用指征：严重呼吸困难，辅助呼吸肌参与呼吸并出现胸腹矛盾运动；呼吸频率 > 35 次/分；危及生命的低氧血症（PaO_2 < 40mmHg 或 PaO_2/FiO_2 < 200mmHg）；严重的呼吸性酸中毒（pH < 7.25）及高碳酸血症；呼吸抑制或停止；嗜睡，意识障碍；严重心血管系统并发症（低血压、休克、心力衰竭）；其他并发症（代谢紊乱、脓毒血症、肺炎、肺血栓栓塞症、气压伤、大量胸腔积液）；NIPPV 治疗失败或存在使用 NIPPV 的禁忌证。对于合并严重呼吸衰竭接受有创机械通气治疗的 COPD 急性加重患者，通常宜采用有创 - 无创序贯通气疗法。对于因肺部感染诱发 COPD 急性加重和呼吸衰竭患者，可以采用肺部感染控制窗作为由有创向无创机械通气转化的时间切换点，实施有创 - 无创序贯通气治疗。

（3）其他治疗措施：注意维持液体和电解质平衡，在出入量和血电解质监测下补充液体和电解质；注意补充营养，对不能进食者需经胃肠补充要素饮食或予静脉营养；注意痰液引流，积极给予排痰治疗（如刺激咳嗽、叩击胸部、体位引流等方法）；注意识别并处理伴随疾病（冠心病、糖尿病、高血压等）及并发症（休克、弥散性血管内凝血、上消化道出血、胃功能不全等）。

2. 中医治疗

（1）辨证治疗

① 痰热壅肺

主症：咳嗽气息喘促，或喉中痰鸣，痰多质黏厚或稠黄，咳吐不爽，或有腥味，或吐血痰，胸胁胀满，咳时引痛，面赤，或有身热，口干而黏，欲饮水，舌质红，苔薄黄腻，脉滑数。

治法：清热化痰，宣肺止咳。

方药：麻杏石甘汤加味。

麻黄 5g，杏仁 12g，生石膏 45g（先煎），生甘草、薄荷（后下）各 6g，羌活、荆芥、炒牛蒡子各 10g，板蓝根 30g。

用法：每日 2 剂，水煎，只服头煎（不服 2 煎），连服 2 日，热退停药。

② 寒痰壅盛

主症：咳嗽反复发作，咳声重浊，胸闷气憋，尤以晨起咳甚，痰多，痰黏腻或稠厚成块，色白或带灰色，痰出则憋减咳缓；常伴体倦，脘痞，食少，腹胀，大便时溏；舌苔白腻，脉濡滑。

治法：温肺化痰，降气平喘。

方药：苓桂术甘汤合苏子降气汤加减。

桂枝 5g，茯苓 12g，白术、紫苏子、半夏、厚朴、当归、前胡各 10g，陈皮、甘草各 6g。

用法：每日 2 剂，水煎服。

③ 肺气亏虚

主症：喘促气短，语音低微，精神疲乏，或有咳嗽，吐痰不爽，动则喘剧，口干舌燥，舌质红而少苔，脉沉细弱。

治法：补肺益气。

方药：玉屏风散。

防风 30g，黄芪（蜜炙）60g，白术 60g。

用法：每次 1 包，每日 3 次，饭前温水冲服。

④ 脾虚痰阻

主症：喘促气短，疲倦乏力，食欲不振，胸膈胀满，咳嗽，咳白黏痰，舌淡胖苔白腻，脉沉缓弱。

治法：健脾益气，祛痰平喘。

方药：参苓白术散加减。

党参、白术、泽泻、黄芪各 6g，茯苓、怀山药、苍耳子各 10g，薏苡仁 15g，甘草 3g。

用法：每日 1 剂，水煎，分 2 次服。

⑤ 肾气亏虚

主症：喘促气短，呼多吸少，气不得续，动则喘促尤甚，腰酸腿软，头晕耳鸣，面色青黑，汗出肢冷，甚则大小便失禁，下肢水肿，舌质淡，苔薄白，脉沉细弱。

治法：补肾纳气。

方药：金匮肾气丸加减。

熟地黄 108g，山药、山茱萸（酒炙）、牡丹皮、泽泻各 27g，茯苓 78g。上药粉碎成细粉，过筛，混匀。每 100g 粉末加炼蜜 35～50g，与适量的水泛丸，干燥，制成水蜜丸；或加炼蜜 110～130g 制成大蜜丸。

用法：水蜜丸每次 4～5g，大蜜丸每次 1 丸，每日 2 次，口服。

⑥ 痰郁气结

主症：胸满闷痛，气短心烦，头晕头痛，口干，舌红苔腻，脉弦滑。

治法：理气化痰。

方药：四逆散合二陈汤加减。

柴胡 12g，枳壳、陈皮、清半夏、生大黄 9g，白芍 15g，甘草 6g。

用法：每日 2 剂，水煎服。

（2）验方

① 当归、苏子（包煎）、沙参、瓜蒌皮各 12g，五味子 6g，沉香 3g（刮为末，分 3 次冲服）。水煎服。

② 猪肺 500g，桑白皮、甜杏仁各 30g，黄酒 1 匙，食盐少许。将猪肺洗净，切块，同桑白皮、甜杏仁共入锅中，加水适量煮开，加黄酒、细盐后改文火炖 2 小时，弃渣吃肺喝汤。每日 2 次，2 日食完。

③ 紫石英 15g，肉桂、沉香各 3g，麦冬、熟地黄、山茱萸、茯苓、泽泻、牡丹皮、山药各 10g，五味子 5g，冬虫夏草 6g。水煎服。

④红参、山茱萸、麦冬、枸杞、胡桃肉、怀牛膝、茯苓、法半夏各 10g，补骨脂、生黄芪、冬虫夏草各 15g，熟地黄 12g，紫河车 5g，五味子 1.5g。水煎服。忌烟酒。

3. 药物禁忌

（1）青霉素

1）不宜与磺胺类药物同用：青霉素为杀菌药，仅对繁殖期细菌有效，而磺胺类药为抑菌药，能抑制细菌的生长和繁殖，使青霉素的杀菌作用不能充分发挥。

2）不宜与四环素类药同用：细菌接触青霉素后，需先形成球形体后才能溶解，而四环素类抑菌药可抑制球形体的形成。据报道，金霉素和青霉素 G 联合应用时，二重感染、继发感染及病死率都增加。

3）不宜与红霉素同用：红霉素通过抑制细菌蛋白质和酶的合成而发挥抑菌作用，使细菌细胞质生长减慢，并使青霉素的细胞溶解作用敏感性降低。如需联用，青霉素应在服红霉素前 2～3 小时给药。

（2）止咳药：可减轻咳嗽，但不能使痰液排出，故有痰者不宜单独使用。

（3）支气管收缩药物：组胺可使气管收缩，阿司匹林、吗啡、吩噻嗪类药物可使组胺受体兴奋而收缩支气管，引起呼吸困难，肺气肿患者应忌用。

（4）镇静安眠药：肺气肿易出现缺氧和二氧化碳潴留体征。睡眠时，通气功能下降，如服镇静药或催眠药（如氯丙嗪、苯巴比妥、速可眠等）易发生危险，严重者可发生肺水肿甚或呼吸麻痹。

（5）支气管阻塞药物

1）氨茶碱、乙酰半胱氨酸、痰易净可引起支气管阻塞。普萘洛尔、美托洛尔等β-受体阻滞剂的生理、药理作用和毒性反应均能引起支气管阻塞。阿司匹林过敏者应用吲哚美辛也可致支气管阻塞。

2）外来异物、药片或胶囊被吸入气道。婴幼儿若吸入阿司匹林片会引起呼吸危象，可引起婴幼儿死亡或精神发育迟缓。某些缓释制剂可能含有蜡质，有报道在吸入沙丁胺醇的缓释剂或特布他林的缓释制剂后，气道有蜡质残留。

3）影响痰的药物

①抗菌药物：消除气道的炎症渗出，可使痰更黏稠。

②阿托品及三环类抗抑郁药：由于其抗胆碱能作用，可能引起支气管分泌物黏稠，痰液排出困难。临床采用阿托品的季铵盐异丙托溴铵来治疗慢性支气管炎引起的气流阻塞，不影响痰液的黏稠度及痰排出量，但也可能引起痰潴留。

③油性造影剂：支气管造影术后造影剂几天才能排出。淋巴管造影术后，6周或更长的时间痰中仍会出现碘油，并且在痰中可能含有油滴。

④环孢素溶液：吸入气道可引起肺部阴影，抽吸液中可含有环孢素溶媒的脂肪滴。

余参见急慢性支气管炎及肺炎。

第七章　肺源性心脏病

【概述】

慢性肺源性心脏病（chronic cor pulmonale），简称肺心病。肺心病多数是由慢性支气管、肺组织和肺血管，以及胸廓病变等损害肺组织解剖结构和生理功能，最后导致右心室肥厚扩大、肺动脉高压和右心衰竭的一种疾病。肺心病有急性与慢性之分，临床上多见慢性肺心病。慢性肺心病是我国的常见病与多发病，根据几次全国流行病学调查发现，其发病率在0.46%～0.48%，北方地区发病率较高，发病年龄在40～70岁。

1. 病因

（1）慢性支气管疾病：是导致慢性肺心病的主要原因。我国80%～90%的慢性肺心病是由慢性阻塞性肺疾病引起的，且主要由慢性支气管炎、支气管哮喘、支气管扩张、尘肺、肺结核以及慢性肺纤维化等疾病的长期影响所致。

（2）胸廓疾患：胸廓疾患并非引起肺心病的主要原因。脊柱与胸廓畸形、胸膜慢性粘连与纤维化等，均可以引起慢性肺心病。

（3）肺血管疾病：反复发作的肺梗死、结节性肺动脉炎等是肺血管疾病导致肺心病的主要原因。各种肺血管病变可导致低氧血症以及肺动脉高压，最终导致肺心病。此外，原发性肺动脉高压也可导致肺心病。

2. 临床表现

（1）原发疾病症状：主要涉及慢性支气管炎、支气管哮喘等慢性呼吸系统疾病，及其反复感染造成的咳嗽、咳痰、喘息、发热等，同时可以发现阻塞性肺气肿的症状和体征。

（2）肺心病急性发作期：由于病程较长，造成肺组织严重损害，肺心功能失代偿，导致严重的缺氧和二氧化碳潴留。在临床上，主要表现为呼吸衰竭和心力衰竭。呼吸衰竭以不同程度的呼吸困难为主，伴有咳嗽、咳痰、喘息加重、发绀、心悸，伴有继发感染者可以出现发热等。当缺氧和二氧化碳潴留进一步加重时，可以出现头痛、嗜睡、精神异常，如恍惚、谵妄、抽搐等，严重者转入昏迷，导致肺性脑病。肺心病发作期可以右心衰竭的症状和体征为主，表现为心率增快、颈静脉怒张、肝大、肝颈静脉反流征阳性、腹水及下肢水肿等。肺心病患者也可以在发作时出现左心衰竭的临床症状和体征。

（3）肺心病缓解期：轻度咳嗽、咳白痰，冬冷季节可加重。当继发肺炎等细菌感染时，除咳嗽、咳痰加重外，咳痰可以转变为黄痰、绿痰或脓性痰。此外，多数患者有心悸、气急，活动耐力明显下降的症状，查体可见颈静脉充盈、肝大、水肿等，双肺可闻及干湿啰音。

3. 辅助检查

（1）心电图检查：肺气肿明显者可以出现 QRS 波群低电压。右心房肥厚者常见"肺型 P 波"（P 波高尖，电压 > 0.25mV，其时限正常）。右心室肥厚者可见心电轴右偏、显著的顺钟向转位、aVR 的 R/Q > 1 或 R/S > 1、导联 V_1 的 R/S > 1 而导联 V_5 的 R/S < 1。有些患者伴有右束支传导阻滞。由于心肌肥厚、心力衰竭和严重缺氧等因素，可以诱发各种期前收缩、心房扑动、心房颤动等心律失常。

（2）超声心动图检查

① 右心室流出道内径增宽 ≥ 30mm。

② 右心室舒张末期内径 ≥ 20mm。

③ 右心室前壁厚度 ≥ 5mm，或有搏幅增强者。

④ 左心室与右心室内径比值 < 2。

⑤ 右肺动脉内径 ≥ 18mm；或主肺动脉内径 ≥ 20mm。

⑥ 右心室流出道与左心房内径之比值 > 1.4。

⑦ 右肺动脉瓣超声心动图出现肺动脉高压征象者。

（3）X 线检查

① 右肺下动脉干扩张横径 ≥ 15mm，或右下肺动脉横径与气管横径比值 ≥ 1.07，或经动态观察较原右肺下动脉干增宽 2mm 以上。

② 肺动脉段中度突出或其高度 ≥ 3mm。

③ 中央肺动脉扩张，外周肺血管纤细，两者形成鲜明对比；

④ 圆锥部显著突出（右前斜位 15°）或"锥高"≥ 7mm；

⑤ 右心室增大。

具有上述五项之一者即可诊断。

（4）血常规检查：肺心病日久可以表现为红细胞和血红蛋白增高，合并感染时，白细胞总数和中性粒细胞均可增高。

（5）血液生化检查：多年肝瘀血可以导致肝功能异常，表现为谷丙转氨酶等肝酶指标增高。病程较长者因心源性肝硬化等原因，还可以出现胆红素和蛋白代谢指标异常。由于严重缺氧，肾组织瘀血等原因可以出现血浆尿素氮和肌酐增高，尿中可以见到红、白细胞或管型。许多患者由于治疗不当可以反复出现瞬间多变的严重电解质紊乱，常见有血钠、血氯和血钾偏低等，偶见高血钾。

（6）血气分析：通过血气检测可以及时发现酸碱代谢紊乱等异常。血气分析要做到及时和反复检查，是指导临床抢救成功的关键。常见指标有 pH 值、血氧分压（PaO_2）、二氧化碳分压（$PaCO_2$）、碳酸氢盐（HCO_3^-）、碱剩余（BE）等。主要的酸碱平衡紊乱有代谢性酸中毒、呼吸性酸中毒、呼吸性酸中毒合并代谢性酸中毒，以及呼吸性酸中毒合并代谢性碱中毒等。Ⅱ型呼吸衰竭时 PaO_2 < 60mmHg，$PaCO_2$ > 50mmHg。

【饮食宜忌】

1. 饮食宜进

（1）饮食原则

① 给予低盐、高维生素、中等量蛋白质、适量糖的饮食。应少量多餐，以减少餐后胃肠过分充盈、横膈抬高，避免心脏负荷的增加。高维生素饮食，小白菜、油菜、柿子椒、西红柿中富含维生素 C，具有抗病毒作用；胡萝卜、苋菜中富含维生素 A，具有保护和增强上呼吸道黏膜的功能，可抵抗致病因素的侵袭；芝麻、卷心菜、菜花中含维生素 E 较多，能增强抗病能力和预防衰老。应多食植物性蛋白质，特别是豆类及其制品，如豆腐、豆浆等。适量进食含糖的柑橘、苹果、梨，有清热降火的作用。

② 注意无机盐的摄入，如钙、锰、镁、铬、钒等，对心脏功能有益。

③ 多食新鲜蔬菜及水果，如白萝卜、芥菜、龙须菜、白菜、油菜、西红柿、苹果、罗汉果等。

（2）饮食搭配

① 鲤鱼与赤小豆：二者煮汤服用。具有祛湿宣肺，利水消肿的作用。主治慢性肺源性心脏病引起的气喘心悸、下肢水肿、纳呆。

② 冬虫夏草与胎盘：冬虫夏草 10g，新鲜胎盘 1 个。隔水炖熟服用，每周 2 次。主治肺肾气虚型慢性肺源性心脏病。

③ 莲子与百合：莲子、百合各 30g，猪瘦肉 200～350g。共加水适量，煲熟，加食盐，佐餐食用。每周 2 次。益气养阴。主治肺肾气虚型慢性肺源性心脏病。

2. 饮食禁忌

（1）高盐饮食：肺心病患者有右心室肥大，如食盐过多，使血容量增加，易加剧右心室负荷，引起下肢水肿。控制盐摄入可减轻血液循环系统的负担，减少血容量，从而帮助缓解右心衰竭。

（2）咖啡和浓茶：详见"阻塞性肺气肿"。

（3）烈酒：详见"阻塞性肺气肿"。

（4）辛辣刺激性食物：详见"阻塞性肺气肿"。

（5）油腻食物：详见"阻塞性肺气肿"。

（6）腥膻发物：如黄鱼、带鱼、鳗鱼、黑鱼、虾、蟹等，可助湿生痰，加重痰浊壅滞，使患者呼吸受阻，故应忌食。

（7）生冷食物：如冰淇淋、棒冰、冰镇饮料等，可阻遏胸阳，从而使咳喘、咳痰、心悸等症状加重，故应忌食。

【药物宜忌】

1. 西医治疗

（1）一般治疗：应该首先注意在各种传染病，尤其是呼吸道传染病流行期内的预防，因为导致肺心病加重的主要因素与反复肺部细菌感染等密切相关。

① 吸氧：在合并严重肺部感染，或出现显著哮鸣音，痰多黏稠难咳出时，患者往

往往会有不同程度的呼吸困难及发绀，应予以持续低流量吸氧治疗，吸氧浓度在24%~28%，直到使 PaO_2 达到60mmHg为止。具体吸氧指征为，在右心室扩大的基础上，$PaO_2 < 55$mmHg，红细胞比容≥50%。

② 呼吸锻炼：通过锻炼达到改善肺功能各项指标的目的。其主要锻炼方式是进行缓慢的腹式深呼吸，呼气与吸气的比例为2：1或3：1。目前提倡采用膈肌起搏治疗，以达到改善与吸气相关肌肉的收缩强度。

（2）抗生素治疗：参见肺炎及COPD。

（3）支气管扩张药：在肺心病整个治疗过程中应通过支气管扩张药保持呼吸道通畅。临床中常联合应用 β_2 - 受体激动剂和抗胆碱药或静脉注射用茶碱类药物。

1）β_2 - 受体激动剂：可以扩张各级支气管。常用药物：①沙丁胺醇（沙丁胺醇）：每次2.4~4.8mg，每日3次。②特布他林（博列康尼）：每次1.25~2.5mg，每日3次。③丙卡特罗（美喘清），每次25μg，每日2次。沙美特罗及福莫特罗等均为长效制剂。吸入制剂有舒喘灵、喘乐宁等。最近国内外诸多指南提倡使用糖皮质激素和长效 β_2 - 受体激动剂组合制剂，其代表性最新制剂为"舒利迭"，为氟替卡松和长效 β_2 - 受体激动剂的干粉吸入剂。

2）抗胆碱药：抗胆碱药可以抑制支气管平滑肌 M 受体、扩张支气管、减少黏液分泌。近年来多使用溴化异丙托品气雾剂。该类药物常与 β_2 - 受体激动剂合用（如可比特气雾剂含溴化异丙托品及沙丁胺醇）可以提高疗效。

3）茶碱类：常用药为氨茶碱，每次0.1g，每日3次；二羟丙茶碱（喘定），每次0.2g，每日3次；以及长效制剂舒弗美，每次0.1~0.2g，每日2次。此类药物可以直接扩张支气管，有轻度兴奋呼吸中枢作用，并具有强心利尿作用。许多医院开始测定血浆茶碱水平以监测和调整茶碱剂量。茶碱类药物的毒性反应常在血清浓度15~20μg/mL时出现；当>20μg/mL时，可能会出现心动过速、心律失常等；当>40μg/mL时，会出现发热、失水、惊厥等，严重者可致呼吸心搏骤停。

（4）祛痰药：痰多咳吐不畅会加重气道通气功能障碍。祛痰药可以使痰液稀释、改善气管黏膜纤毛运动，达到促进排痰的作用，此外还有利于感染的恢复。以往多使用氯化铵口服治疗，近年来临床常用药物有溴己新（必嗽平，每次16mg，每日3次）、盐酸氨溴索（沐舒坦，每次30mg，每日3次）、乙酰半胱氨酸（用氯化钠注射液稀释成10%溶液喷雾吸入，每次1~3mL，每日2~3次）、α - 糜蛋白酶（每次5mg，雾化途径给药）等。对于痰多不易咳出者，可令其变换体位或拍背等，协助其排痰；严重者可定期吸痰。

（5）糖皮质激素：糖皮质激素可消除非特异性炎症，减少渗出等。病情严重者可给予氢化可的松，每日200~300mg，静脉滴注，或甲泼尼龙，每日40~80mg，静脉注射。病情缓解后可以改用口服制剂或气雾剂。对于多数患者目前提倡使用气雾剂治疗，常用药物为二丙酸倍氯米松气雾剂，成人600~800μg/d，分3~4次吸入，以后随病情缓解逐渐减量；布地奈德气雾剂，每次200μg，每日2次，严重者，每次200μg，每日4次。

（6）水电酸碱平衡紊乱的调整：水电解质平衡和营养状况的调整应该贯穿于急性期治疗的始终，即使在缓解期也应随时检测电解质和酸碱平衡情况。严重的水电解质、酸碱平衡紊乱可以造成精神失常、影响心肺功能恢复等。常见的电解质紊乱有低血钾、低血钠、低血氯等。常见的酸碱平衡紊乱有呼吸性酸中毒、代谢性酸中毒、呼吸性碱中毒，并可见到上述两种或两种以上紊乱同时出现。

（7）抗凝治疗：由于肺心病的微循环中存在微血栓的概率较高，除了加重肺动脉高压外，还可严重影响通气与换气功能，此外肺心病患者的高凝状态也可能促发血栓栓塞，因此近年来提倡对肺心病患者进行积极的抗凝治疗，且有些学者认为抗凝治疗应该由辅助治疗转为主要治疗措施之一。抗凝治疗除使用肝素外，近年来提倡使用低分子肝素制剂（低分子肝素钙等），因其抗凝效果确切，可以通过皮下途径给药，而且无须检测 PT 及 APTT 等指标。活血化瘀治疗对肺心病微循环改善具有较好疗效，宜将其运用于病程全程中。临床常用血府逐瘀汤等加减治疗，此外，红花、川芎、当归、丹参等中药及其相应的静脉注射制剂对改善微循环和缓解肺动脉高压具有良效。

（8）免疫增强剂：主要用于提高患者的细胞免疫功能，减少感染机会。常用药物为转移因子、胸腺素等。

（9）白三烯受体拮抗剂：白三烯是一种炎症介质，可以使血管收缩、动脉血管平滑肌细胞增殖，促进肺动脉高压的形成。白三烯受体拮抗剂有抗炎、平喘、改善气道阻塞的作用，还具有扩张肺血管，降低肺动脉高压，逆转右心室肥厚的作用。谷旭红等应用口服扎鲁司特（每片 20mg），每次 20mg，每日 2 次，共用 1 周。两组治疗自身前后对照，试验结果显示血流动力学有显著改善（$P < 0.01$），动脉血氧饱和度也有明显改善（$P < 0.01$），超声心动图差异显著（$P < 0.01$），动脉血气变化无显著差异。

（10）肺心病心力衰竭治疗中的注意事项：肺心病发作时主要为右心衰竭，较少见左心衰竭。

1）肺心病心力衰竭后治疗中可以使用地高辛，但因其易发生过量与中毒，故使用剂量宜小，常用剂量为每次 0.125mg，每日 1 次，对于兼有快速房颤者可以少量使用毛花苷 C，静脉注射。

2）为了缓解水肿和肺动脉高压等，提倡间断口服或静脉注射使用呋塞米和氢氯噻嗪等利尿剂，但是由于肺心病急性发作过程中易造成电解质紊乱，有可能因此诱发洋地黄中毒，所以应予以特别关注，并随时补充调整。

（11）呼吸衰竭的治疗：呼吸衰竭者为增加通气量、促进氧吸入和二氧化碳排出，可以适当短期应用呼吸兴奋剂；严重呼吸衰竭者可予以机械通气治疗；意识正常者，使用面罩无创正压通气治疗；进一步严重发展者可以实施机械通气。无创正压通气（NIPPV）是治疗呼吸衰竭的重要手段。NIPPV 除明显改善肺功能外，还可明显降低院内获得性肺炎的发病率，重症 COPD 患者急性加重期首选 NIPPV。在机械通气中可以根据具体情况运用间歇正压呼吸，或加间歇指令通气，伴肺水肿或急性呼吸窘迫综合征者可行呼气终末正压呼吸。

2. 中医治疗

（1）急性发作期

1）肺肾气虚兼外感

① 外感偏寒

主症：恶寒发热，周身不适，咳嗽白痰，痰稀量多，苔白，脉浮紧。

治则：外散寒邪，内逐水饮。

方药：小青龙汤加减。

炙麻黄 10g，杏仁 10g，干姜 10g，细辛 3g，苏子 10g，半夏 10g，当归 10g，桑白皮 15g，陈皮 10g，五味子 10g，金银花 15g，黄芪 30g。

② 外感偏热

主证：发热气急，咳喘气短不得平卧，痰黄黏稠，口干不欲饮，舌红苔黄腻，脉滑数。

治则：清热化痰平喘。

方药：清气化痰汤加减。

炙麻黄 10g，半夏 10g，杏仁 10g，生石膏 30g，黄芩 15g，桑白皮 15g，丹参 15g，金银花 30g，鱼腥草 30g。

2）阳虚水泛

主症：心悸气短不得卧，痰涎上涌，尿少水肿，腰下为甚，口唇青紫，汗出肢冷，舌质紫绛，苔白腻，脉细或沉虚数、结代。

治则：温阳利水，益气宁心。

方药：真武汤加减。

附片 10g（先煎），干姜 6g，茯苓 30g，白术 10g，丹参 15g，桂枝 10g，猪苓 10g，防己 10g，车前子 12g（包煎），赤芍 10g，泽泻 10g，红花 10g，黄芪 30g。

3）痰浊蒙心

主症：意识蒙眬，神昏谵语，重则昏迷抽搐，呼吸急促，喉中痰鸣，舌质紫暗，少津，苔白腻，脉滑数或细数。

治则：清热豁痰，平肝息风。

方药：导痰汤合羚角钩藤汤加减。

陈皮 10g，半夏 10g，茯苓 15g，胆南星 10g，枳实 10g，菖蒲 15g，郁金 10g，水牛角 30~60g（研末分 2~3 次冲服），贝母 12g，鲜竹沥 10g，钩藤 15g，僵蚕 12g，全蝎 10g，牡丹皮 12g，天竺黄 10g。可以加用醒脑注射液、安宫牛黄丸或至宝丹。

4）阴竭阳脱

主症：面色晦暗，大汗淋漓，四肢厥冷，脉沉细数，重者脉微欲绝。

治则：回阳救逆，益气复脉。

方药：参附汤合四逆汤加减。

红参 15g，麦冬 15g，五味子 10g，熟附片 10g（先煎），干姜 10g，甘草 10g。目前许多静脉注射制剂也具有较好疗效，如参附注射液、参脉注射液等。

上述各型方药均每日 1 剂，水煎服。

（2）缓解期

1）气虚血瘀

主症：久咳伤肺，肺气虚致气虚血瘀，咳嗽喘息，口面青紫，肝大水肿，舌暗，脉沉细。

治则：益气活血。

方药：血府逐瘀汤化裁。

当归 15g，赤芍 15g，川芎 20g，生地黄 15g，红花 15g，桃仁 15g，柴胡 15g，桔梗 12g，黄芪 30g，枳壳 12g，地龙 12g，甘草 9g，酌加人参、附子、桂枝等。

2）脾肾阳虚

主症：缓解期内反复咳嗽咳痰，胸脘痞闷，纳差喘促，动则尤甚。

治则：温补脾肾，固本纳气。

方药：真武汤加减。

附子 9g，桂枝、茯苓、白术、赤芍各 12g，生姜 3 片，泽泻 15g，车前子 15g（包煎）。血瘀甚者，加红花 9g、泽兰 12g，以化瘀行水；水肿甚者，可加猪苓 15g、黑丑 9g、白丑 9g、沉香 3g，以行气逐水；喉中有痰者，加半夏 9g、全瓜蒌 15g，以燥湿化痰。

3）肺肾两虚

主症：喘咳气喘，动则加剧，不能平卧，咳吐泡沫样痰，心悸气促，汗出如油，舌质淡红，苔白，脉沉细或滑数。

治则：补肺益肾，降气化痰平喘。

方药：用人参补肺汤合苏子降气汤加减。

党参 15g，黄芪 30g，山萸肉 30g，山药 30g，肉桂 10g，泽泻 10g，熟地黄 10g，麻黄 10g，苏子 10g，当归 10g，半夏 10g，桔梗 10g，杏仁 10g，五味子 10g，生姜 3 片，蛤蚧 1 对，甘草 6g。

4）痰浊壅塞

主症：咳嗽白痰，心悸气短，发绀水肿，热痰咳喘，伴黏稠黄痰，舌淡，苔白腻或黄腻，脉弦滑。

治则：清热化痰平喘。

方药：定喘汤加减。

麻黄 10g，白果 15g，款冬花 10g，半夏 10g，桑白皮 15g，苏子 12g，黄芩 10g，浙贝母 15g，杏仁 10g，金银花、连翘、芦根各 30g，甘草 6g。

5）水湿内停

主症：心悸喘促，肝大水肿等。此型相当于肺心病心力衰竭。

治则：温阳利水化瘀。

方药：真武汤加减。

熟附子 10g（先煎），桂枝 10g，肉桂 6g，茯苓 30g，白术 10g，白芍 30g，生姜 15g，赤芍 15g，红花 10g，甘草 6g。

上述各型方药均每日 1 剂, 水煎服。

3. 药物禁忌

（1）氨基糖苷类抗生素忌食酸性食物: 氨基糖苷类抗生素（如链霉素、卡那霉素、庆大霉素等）在碱性环境中作用较强。各种蔬菜、豆制品等食物可碱化尿液, 提高本品疗效, 而肉、鱼、蛋、乳制品可酸化尿液, 降低氨基糖苷类抗生素疗效, 故应避免同用。

（2）链霉素

1）不宜与其他氨基糖苷类抗生素及具有耳毒作用的药物合用: 因链霉素与其他氨基糖苷类抗生素（如庆大霉素、卡那霉素）或具有耳毒作用的抗菌药（如紫霉素）合用, 会增加对第八对脑神经的损害, 引起耳聋等不良反应。

2）不宜与骨骼肌松弛药合用: 因链霉素与骨骼肌松弛药, 如氯化琥珀胆碱、氯化筒箭毒碱、戈拉碘铵（三碘季胺酚）等合用, 可增加链霉素对神经肌肉的阻滞作用, 有导致呼吸抑制的危险。

3）不宜与强利尿药合用: 强利尿药, 如呋塞米、依他尼酸及甘露醇等可抑制链霉素的排泄, 从而增加其耳毒性及肾脏毒性, 故应避免合用。

4）慎与酸化尿液的药物合用: 因链霉素在碱性环境中作用较强, 故凡是酸化尿液的药物（如氯化钾、维生素 C 等）都会使链霉素抗菌效价降低, 临床应避免联合应用。

（3）酚妥拉明忌与洋地黄类药物合用: 酚妥拉明与洋地黄类药（如地高辛、毛花苷 C 等）合用, 可导致心动过速等不良反应。

（4）青霉素: 详见"阻塞性肺气肿"及"肺炎"。

（5）利尿药

1）服排钾利尿药期间不宜多食味精: 味精的主要成分为谷氨酸钠, 在服用排钾利尿药期间若过食味精, 既可加重水钠潴留, 又可协助排钾, 增加低血钾的发生率, 故应少食味精。

2）服排钾利尿药忌饮酒及含乙醇的饮料: 排钾利尿药可导致体内钾减少, 而酒及含乙醇的饮料亦可使钾减少, 若两者同服可加重低血钾症状。

3）服氢氯噻嗪不宜高盐饮食: 因服用氢氯噻嗪期间若食盐过多（如过食咸菜、腌鱼、腌肉等）, 不利于本药利尿作用的发挥。

4）服保钾利尿药忌过食含钾高的食物: 因保钾利尿药（如氨苯蝶啶等可引起血钾增高）与蘑菇、大豆、菠菜、榨菜、川冬菜等含钾高的食物同用, 易致高钾血症。

（6）普萘洛尔: 肺心病患者往往有心律失常的表现, 但治疗心律失常时, 严禁使用普萘洛尔等 β-受体阻滞剂, 以免引起支气管痉挛, 加重肺部缺氧, 危及生命。

（7）忌长期服用糖皮质激素: 本病在有效控制感染的情况下, 短期大量应用糖皮质激素, 可缓解呼吸衰竭和心力衰竭。如果长期应用激素, 可导致骨质疏松, 引起骨折, 同时还会引起消化道溃疡出血和低血钾。

（8）忌长期大量使用氨茶碱: 氨茶碱是常用的平喘药, 具有扩张血管和支气管的作用。患者处于缺氧状态时, 若大量用氨茶碱, 可使心肌耗氧量增加, 极易诱发心律失常，甚至心脏停搏而猝死。

（9）忌大量使用镇咳药和镇静药：肺心病患者常出现咳嗽、躁动，但因其气管及支气管内常有较多的炎性分泌物，如大量使用镇咳药（如喷托维林）和镇静药（如氯丙嗪、苯巴比妥等）可抑制咳嗽中枢，使咳嗽减少，不利于分泌物的排出而加重病情。此外，镇静药还有抑制呼吸的作用，可加重呼吸衰竭，甚至可因无力排痰而窒息死亡。

（10）强心苷

1）影响吸收的药物：止泻剂（白陶土、活性炭）、制酸药（氢氧化铝、氧化镁）、三硅酸镁、甲氧氯普胺、抗肿瘤药（环磷酰胺、长春新碱等）均可影响强心苷在肠道的吸收，降低血药浓度，影响药效。

2）红霉素、四环素类：杀灭肠内腐物寄生菌，使强心苷的生物利用度提高，血药浓度可升高 50% ~ 120%。

3）影响分布的药物：保泰松、磺脲类、香豆碱类均可使强心苷血药浓度升高 15%，可致中毒。

4）影响代谢的药物：肝药酶诱导剂苯巴比妥、苯妥英钠、螺内酯、乙胺丁醇、异烟肼、利福平等均可增加肝药酶活性，加速强心苷的代谢，使其浓度降低 50%。

5）影响清除的药物

①抗心律失常药：胺碘酮可使地高辛的血药浓度升高 70% ~ 100%，联用时应减少地高辛用量 1/3 ~ 1/2。普罗帕酮可使地高辛血药浓度升高 30% ~ 90%，联用时应减少地高辛剂量 30% ~ 79%。奎尼丁可使地高辛血药浓度升高 50%，联用时应减少地高辛剂量 30% ~ 50%；

②钙拮抗剂：维拉帕米可使地高辛血药浓度升高，联用时应减少地高辛剂量 33% ~ 55%。地尔硫草可使地高辛血药浓度提高 20% ~ 80%，使洋地黄毒苷浓度提高 20%。

③血管扩张药：硝普钠、肼屈嗪可使地高辛血药浓度降低 20%。

④ACE 抑制药：卡托普利可使洋地黄血药浓度增加 15% ~ 30%。

⑤保钾利尿药：螺内酯可使地高辛血药浓度上升 2 ~ 3 倍，两药联用时应监测洋地黄血药浓度。

⑥免疫抑制药：环孢素可使地高辛血药浓度升高 50% ~ 100%。

⑦非甾体抗炎药：吲哚美辛可使地高辛的半衰期延长，早产儿尤其明显。

6）药效学相互作用

①抗真菌药：二性霉素 B 可使钾丢失增加，两药联用时应及时纠正钾不足。

②排钾利尿药：呋塞米、氢氯噻嗪引起钾丢失可增加洋地黄的毒性。

③钙剂：可使强心苷的作用增强，故应用强心苷的患者应避免静脉注射钙剂。

④神经肌肉阻滞药：应用强心苷患者给予琥珀胆碱可出现严重心律失常，机制不清。

⑤β - 受体阻滞药：普萘洛尔与强心苷联用可导致房室传导阻滞，而发生严重心动过缓，但普萘洛尔可用于洋地黄所致的快速心律失常。

7）抗结核药：利福平、异烟肼、对氨基水杨酸钠均可降低地高辛的血药浓度。

8）细胞毒类药物：可降低洋地黄吸收率达50％，对洋地黄毒苷影响较少。

9）北五加皮：与洋地黄联用可增加毒性，并干扰地高辛的检测结果（假阳性）。

10）蟾酥及其中成药（六神丸、养心丹、麝香保心丸、救心丸等）、金盏花、福寿草、附子、乌头及其中成药：均含有强心物质，不宜与强心苷类药物联用，必须联用时应减量和加强监测。

11）含鞣质较多的中药及中成药（七厘散、槐角丸等）：与地高辛同时服用可产生沉淀，影响吸收。

12）颠茄类生物碱（阿托品、654－2、天仙子、华山参、骨碎补，以及中成药胃痛散、胃安片、固肠丸、陈香露白露片等）：可增加地高辛吸收，易发生中毒反应。

13）含钙较多的中药（石膏、龙骨、海螵蛸、牡蛎，以及中成药牛黄解毒片、乌贝散、龙牡壮骨冲剂等）：可增加强心苷药理作用和毒性作用。患者伴有低钙血症时，两药可以联用，但强心苷应减量1/3～2/3，以避免中毒反应。

14）麻黄及其中成药（麻杏石甘片、川贝精片等）：可兴奋心肌不宜与强心苷联用。

15）影响强心苷胃肠道转化或吸收的中药

①洋金花、颠茄类药物：可增加洋地黄类吸收，增加毒性。

②番泻叶、大黄、黄连：增加肠蠕动，使地高辛口服吸收不完全，降低生物利用度。

③酸性或碱性中药：硼砂及其制剂影响强心苷的胃肠道转化和吸收速率。山楂及其制剂可增强强心苷的作用，减轻毒性反应。

16）含有强心苷成分可增加强心毒性的中药

①铃兰：含总强心苷约0.2％，铃蓝毒苷约为洋地黄毒苷效价的3.53倍，作用迅速，毒性较大。

②万年青：叶、根和种子含强心苷，强心作用约为洋地黄毒苷的3倍，积蓄作用强，易引起中毒。

③羊角拗：其种子含强心苷，易引起中毒。

④金盏花：其全草含强心苷成分。

⑤北五加皮：含强心苷。

17）对心肌产生协同作用，使强心苷毒性增加的中药

①麻黄及麻黄根：小剂量可拮抗洋地黄类的迷走神经兴奋作用，大剂量联用则易致室性心律失常。

②枳实及其制剂：含昔奈福林及N－甲基酪胺，可兴奋α及β受体，具有类似肾上腺素作用，可增加强心苷的毒性作用。

18）与强心苷有抵抗作用或增强毒性反应的中药

①汉防己：粉防己碱与毒毛花苷之间存在竞争性抵抗作用。汉防己可对抗强心苷的毒性，延长诱发室性早搏时间，提高强心苷的致颤阈限和致死剂量。

②罗布麻：含4种强心苷成分的速效强心苷，类似毒毛花苷K可减慢心率，亦具

有洋地黄样特点，毒性相似。体内蓄积量罗布麻较毒毛花苷 K 大 1 倍左右，两药不宜联用。

③罗芙木：含有利舍平，可减慢心率，影响心脏传导，引起心动过缓及传导阻滞，甚至可诱发异位节律，故两药不宜联用。

④乌头：可增强毒毛花苷 G 对心肌的毒性作用，导致心律失常。含乌头碱的中药及中成药包括川乌、草乌、雪上一枝蒿、附子、四逆汤、小活络丹、强筋英雄片等。

⑤升麻及其制剂（清胃散、补中益气丸等）：其药理作用与强心苷相反，对心脏有抑制作用。

19）改变电解质平衡而影响强心苷作用的中药

①甘草、鹿茸及其制剂（六一散、麻杏石甘汤、玄参甘桂冲剂等）：具有去氧皮质酮样作用，可保钠排钾，使体内钾离子减少，导致心肌对强心苷的敏感性增高，易发生中毒反应。

②阿胶及其制剂：含甘氨酸可促进钙吸收，提高血钙浓度，易致强心苷中毒。

③金钱草、泽泻：排钾利尿药可致低血钾，易引起强心苷毒性反应，发生心律失常。

④木通：具有利尿、强心和潴钾作用，可增强洋地黄类的作用，对于心源性水肿效果尤佳，两药联用可不另行补钾。

⑤浮萍、马齿苋：含大量钾盐，可减轻强心苷的毒性作用并促进排泄，减少强心苷的体内蓄积。

⑥人参、地黄：人参可兴奋垂体－肾上腺系统；地黄含有促皮质激素样物质，长期服用可导致药源性低钾血症，易致洋地黄类药物中毒。

20）含生物碱中药及中成药：包括黄连、黄芩、黄柏、附子、乌头、麻黄、延胡索、三颗针、十大功劳、苦参、黄连上清丸、清胃黄连丸、葛根芩连丸、牛黄清心丸、三妙丸、香连丸等，在胃肠道具有强大的抑菌作用可改变肠道菌群，使洋地黄类药物在肠内代谢减少，血药浓度增高，易发生中毒反应。

21）炭类中药及中成药：包括煅龙骨、煅牡蛎、煅蛤壳、侧柏炭、血余炭、蒲黄炭、十灰散等，可在消化道吸附强心苷，减少吸收，降低疗效。

22）含阳离子中药及中成药：包括明矾、滑石、磁石、紫雪丹、白金丸、磁珠丸、六一散等，可减少强心苷吸收，降低血药浓度和药效。

（11）地高辛（狄戈辛）：不能以任何方式与任何药物配伍注射。

（12）毛花苷 C（毛花洋地黄苷，毛花苷）

1）一般不宜配伍液体静脉滴注。

2）不可配伍药物：任何钙制剂，水解蛋白。

（13）氨力农（氨双吡酮、氨吡酮）

1）丙吡胺：与氨力农联用时可导致血压过低。

2）右旋糖酐、葡萄糖溶液：氨力农注射液不能用右旋糖酐或葡萄糖溶液稀释。

3）硝酸异山梨醇酯（消心痛）：与氨力农联用有相加效应。

（14）氢氯噻嗪

1）碳酸钙：应用噻嗪类利尿药期间，服用大剂量钙剂可出现高钙血症和代谢性碱中毒（Milk – Alkali 综合征）。

2）考来烯胺：可使口服氢氯噻嗪吸收量减少，利尿作用相应减弱。两药间隔 4 小时服用，可减轻但不能完全消除这种相互作用。

3）吲哚美辛：可一过性削弱噻嗪类利尿药的抗高血压效应，临床意义较小。吲哚美辛与氨苯蝶啶联用可导致急性肾功能衰竭。

4）溴丙胺太林：可明显增加氢氯噻嗪的胃肠吸收。

5）糖皮质激素、促皮质激素：与氢氯噻嗪联用增加排钾作用，易发生低钾血症。

6）降血糖药：与氢氯噻嗪联用减弱降糖作用。

7）洋地黄类强心苷：与氢氯噻嗪联用可增加毒性反应，应予补钾并调整强心苷用量。

8）肌肉松弛剂：氢氯噻嗪排钾作用及血液浓缩效应，可增强去极化和非去极化型肌松药的作用，联用时可发生呼吸肌麻痹等不良反应。

9）升压药：氢氯噻嗪可降低去甲肾上腺素的升压效应，但不甚明显。

10）阿米洛利：卡托普利为血管紧张素转化酶抑制剂，与武都力（含氢氯噻嗪）联用保钾作用叠加，可致高血钾。肾功能减退者勿用开搏通。

11）抗高血压药：与氢氯噻嗪联用可增强降压作用。神经节阻滞剂与氢氯噻嗪联用，可使动脉硬化患者发生体位性低血压，促发心肌梗死或脑梗死。胍乙啶与氢氯噻嗪联用应减量一半，以避免血压过低。

12）吩噻嗪类药物：其 α – 受体阻断作用可增强降压作用，与氢氯噻嗪联用易发生体位性低血压。

13）氯化钠：咸食或过多输入盐水可消除氢氯噻嗪的降压利尿作用，限制摄盐可加强其降压作用。

14）福寿草：与氢氯噻嗪联用可致低钾血症，两药联用时应补钾。

15）甘草：与排钾性利尿药联用可加重低血钾或瘫痪的危险。

16）乙醇、药酒：与氢氯噻嗪联用，因扩张血管降低循环血量，易发生体位性低血压。

（15）呋塞米（速尿、利尿磺胺、腹安酸）

1）先锋霉素类（头孢菌素类）：与呋塞米联用加重肾毒性，可引起肾小管坏死。呋塞米可加重头孢噻啶、头孢噻吩和头孢乙腈的肾毒性，必需联用时可选用头孢西丁。

2）氨基糖苷类抗生素（链霉素、庆大霉素、卡那霉素、新霉素）：与呋塞米均属于耳内淋巴 ATP 酶抑制剂，两药联用可引起耳聋。

3）非甾体抗炎药：可抑制利尿药的利尿和降压作用。呋塞米可使吲哚美辛血药浓度降低。

4）卡托普利（甲巯丙脯酸）：与利尿剂联用偶可致肾功能恶化。

5）苯妥英钠、苯巴比妥：长期应用此类药物者，呋塞米的利尿效应降低可达 50%。

6）筒箭毒：呋塞米可增加其肌肉松弛和麻痹作用。呋塞米降低升压胺的升压作用。手术前 1 周应停用呋塞米。

7）水合氯醛：与呋塞米（静脉注射）联用可出现潮热多汗，血压不稳、全身不适及心动过速等不良反应。

8）氯贝丁酯（安妥明）：与呋塞米联用可加重肾病综合征患者肾损害，安妥明半衰期延长 2 倍，并加重肌僵硬、腰背酸痛等不良反应。

9）茶碱：呋塞米可使茶碱血药浓度升高。

10）肼屈嗪：可减弱呋塞米的利尿作用，使尿量减少 50% 左右。

11）消胆胺、降胆宁：可降低口服利尿药吸收，联用时应间隔 2～3 小时服药。

12）口服抗凝药：依他尼酸可使华法林抗凝作用延长。安体舒通则可使其抗凝时间缩短。

13）环孢素：与呋塞米或噻嗪类利尿药联用可抑制尿酸排泄，引起痛风发作或产生痛风石。

14）丙磺舒：可延长呋塞米半衰期，使利尿总效应增强，但血中尿酸浓度增高，可引起痛风发作。

15）泼尼松：与呋塞米联用可加强排钾，加剧电解质紊乱。

16）酚妥拉明：与呋塞米直接混合可出现沉淀，如预先稀释则无配伍禁忌。

17）酸性溶液：可使呋塞米注射液析出沉淀（呋喃苯胺酸）。长期放置的 5%～10% 葡萄糖溶液呈酸性，与呋塞米注射液配伍可发生混浊或沉淀。

18）中药方剂（木防己汤、真武汤、越婢加术汤、分消汤等）：可增强利尿药效果，并可减轻利尿药所致口渴，但排钾性利尿药不宜与含甘草的方剂联用，因其可加剧假性醛固酮增多症。

19）依他尼酸：与呋塞米作用相似，联用后两药的副作用相加，一般不予联用。

20）去甲肾上腺素：呋塞米可降低血管对去甲肾腺素的反应，使升压效应减弱。

21）降糖药：与呋塞米联用可致血糖升高。

22）两性霉素 B：与呋塞米联用可增加肾毒性和耳毒性。

23）洋地黄类：呋塞米易引起电解质紊乱、低钾血症，与洋地黄类强心苷联用易致心律失常。

24）锂盐：与呋塞米联用肾毒性明显增加。呋塞米可升高碳酸锂的血浆浓度，诱发锂中毒。

25）抗组胺药：与呋塞米联用增加耳毒性，易出现耳鸣、头晕、眩晕等。

26）碳酸氢钠：与呋塞米联用增加发生低氯性碱中毒的危险。

27）皮质激素、促肾上腺皮质激素、肾上腺素、雌激素：可降低呋塞米的利尿作用，并增加电解质紊乱和低钾血症的发生机会。

28）食物：可降低口服呋塞米的生物利用度及利尿效果。

29）味精：与依他尼酸联用可协同排钾，造成低钾、低钠反应。

30）乙醇、药酒：与依他尼酸联用扩张血管，加重体位性低血压反应。

31）不可配伍液体：10％转化糖，10％果糖。

32）不可配伍药物：任何酸性较强的药物，如维生素 C、肾上腺素、去甲肾上腺素、四环素等。

（16）长期使用损伤肾脏的药物：肺心病患者长期缺氧，可出现肾小动脉收缩，肾血流量减少，肾功能损害而出现少尿、无尿或蛋白尿，如长期大量使用对肾脏有损害的药物（如链霉素、庆大霉素等），可使药物排泄减慢，诱发肾衰竭。

（17）峻下之品：肺心病患者多为痰饮多湿体质，由于身体虚弱，应慎用峻下之品，如大黄、巴豆、番泻叶、芒硝等。

第八章 肺 炎

【概述】

　　肺炎（pneumonia）是指终末气道、肺泡和肺间质的炎症，可由病原微生物、理化因素、免疫损伤、过敏及药物所致。细菌性肺炎是最常见的肺炎，也是临床最常见的感染性疾病之一。肺炎的分类有多种方法，按解剖可分为大叶性（肺泡性）肺炎、小叶性（支气管性）肺炎和间质性肺炎；按病因可分为细菌性肺炎、非典型病原体所致肺炎、病毒性肺炎、肺真菌病、其他病原体所致肺炎和理化因素所致肺炎。病因分类虽然有利于治疗，但由于细菌学检查阳性率低，培养结果滞后，病因分类在临床上应用较为困难。因此，为便于临床经验性治疗，目前常按肺炎的获得环境不同分为社区获得性肺炎（CAP）和医院获得性肺炎（HAP）两类。重症肺炎又称中毒性肺炎或暴发性肺炎，是由各种病原体所致的肺实质性炎症，可造成严重菌血症或毒血症，进而引起血压下降、休克、神志模糊、烦躁不安、谵妄甚至昏迷。

　　1. 病因

　　（1）社区获得性肺炎：常见病原体为肺炎链球菌（约占40%）、流感嗜血杆菌、卡他莫拉菌、非典型病原体。

　　（2）医院获得性肺炎：革兰氏阴性杆菌最常见（铜绿假单胞菌、大肠杆菌、肺炎克雷白杆菌、不动杆菌）、真菌（白色念珠菌、曲霉菌）、病毒（巨细胞病毒），革兰氏阳性以MRSA（耐甲氧西林金黄色葡萄球菌）多见。

　　（3）重症肺炎：最常见的致病菌为肺炎双球菌，其次为化脓性链球菌、金黄色葡萄球菌、铜绿假单胞菌、流感嗜血杆菌、厌氧菌等，还有少见的病毒，如流感病毒、鼻病毒等，这些病原体所分泌的内毒素造成的血管舒缩功能障碍及神经反射调节异常可导致周围循环衰竭、血压下降、休克、细胞损伤和重要脏器功能损害等。

　　2. 临床表现

　　（1）社区获得性肺炎（CAP）：① 新近出现的咳嗽、咳痰或原有呼吸道疾病症状加重，并出现脓性痰，伴或不伴胸痛。② 发热。③ 肺实变体征和（或）闻及湿性啰音。④ WBC $> 10 \times 10^9/L$ 或 $< 4 \times 10^9/L$，伴或不伴中性粒细胞核左移。⑤ 胸部X线检查显示片状、斑片状浸润性阴影或间质性改变，伴或不伴胸腔积液。以上1~4项中任何1项加第5项，并除外肺结核、肺部肿瘤、非感染性肺间质性疾病、肺水肿、肺不张、肺栓塞、肺嗜酸性粒细胞浸润症、肺血管炎等，可建立CAP临床诊断。

　　（2）医院获得性肺炎（HAP）：HAP常见的症状有发热、咳嗽、咳脓痰、呼吸困难和胸痛。对机械通气或危重患者HAP的判断，病史的收集非常重要，因为此时患者的临床症状无明显的特异性，可能只有精神状态的改变。当患者的痰量或痰液的性状发生改变、需氧量增加、胸片出现新的渗出灶或原有的病灶增大、白细胞增高和发热等出现时，常提示可能有 HAP 的发生。体格检查可有体温升高、心率增快、呼吸急促、发绀，严重时可有呼吸衰竭，有时可见典型的肺实变体征，即触觉语颤增强、叩诊呈浊音、闻及粗糙的捻发音和支气管呼吸音，若发生类肺炎性胸腔积液时，可出现胸腔积液的体征。HAP 的诊断标准同 CAP，但临床表现、实验室和影像学检查对 HAP 的诊断特异性较低，尤其应注意排除肺不张、心力衰竭和肺水肿、基础疾病肺侵犯、药物性肺损伤、肺栓塞和急性呼吸窘迫综合征等。粒细胞缺乏、严重脱水患者并发 HAP 时胸部 X 线检查可呈阴性。肺孢子菌肺炎有 10%~20% 患者胸部 X 线检查完全正常。

（3）重症肺炎：出现以上征象中 1 项或以上者可诊断为重症肺炎。① 意识障碍。② 呼吸频率≥30 次/分。③动脉舒张压 < 60mmHg，PaO_2/FiO_2 < 300，需行机械通气治疗。④动脉收缩压 < 90mmHg。⑤并发脓毒性休克。⑥X 线胸片显示双侧或多肺叶受累，或入院48h 内病变扩大≥50%。⑦尿量 < 20mL/h，或 < 80mL/4h，或并发急性肾衰竭需要透析治疗。

（4）不同病原体肺炎

1）细菌性肺炎

①肺炎链球菌肺炎：寒战、高热（体温可达39℃~40℃以上），呈稽留热，伴有头痛、全身肌肉酸痛、软弱无力，针刺样胸痛随呼吸加重，咳嗽、干咳，或少量黏痰，或咳铁锈色痰等。

②金黄色葡萄球菌性肺炎：高热（呈弛张热或不规则热型）、畏寒、咳嗽、咯痰、黏液痰或脓血痰、胸痛、呼吸困难、发绀等。

③化脓性链球菌性肺炎：寒战、高热（39℃~40℃以上）、咳嗽、咯黏液性脓性痰、胸痛、咯痰带血或咯血等。

④克雷伯杆菌肺炎：恶寒、高热、呈重病容、咳嗽、胸痛，痰呈黄绿色脓性极黏稠难以咯出，或砖红色稠胶样黏痰，甚则咯血、呼吸困难、发绀等。

⑤流感嗜血杆菌肺炎：寒战、高热（39℃~40℃以上）、呼吸急促和发绀、头痛、咳嗽频繁、胸痛、干咳、少痰等。

⑥绿脓杆菌肺炎：高热、气短、发绀、乏力、嗜睡、咳嗽、咯翠绿色脓性痰或黄脓痰等。

⑦嗜肺军团杆菌肺炎：高热（可达39℃~40℃以上）呈稽留热，伴寒战、头痛、乏力、咳嗽，咯少量黏液性痰或脓性痰，呼吸窘迫，胸痛，严重者可出现神志不清、谵语等症。

⑧厌氧菌性肺炎：高热、咳嗽、咯出恶臭味脓性痰或脓血痰、周身乏力酸痛、嗜睡、消瘦或贫血等。

2）病毒性肺炎：起病缓慢，发热咳嗽、咳痰、少量黏液痰、头痛、乏力、全身肌肉酸痛。流感病毒性肺炎可见前症，1~2 日后病情加剧，持续高热（39℃~40℃），呼吸困难，发绀，心率增快等。

① 传染性非典型肺炎（SARS）：可有接触史，潜伏期 2 ~ 12 天。起病急，以发热为首发症状，多为高热，偶有畏寒；伴或不伴有头痛、关节及全身酸痛、乏力、胸痛、腹泻；可有咳嗽，多为干咳、少痰，偶有血丝痰。严重者出现呼吸加速、气促，甚至进展为急性呼吸窘迫综合征。肺部体征不明显，部分患者可闻及少许干湿啰音，或有肺实变体征。早期 X 线胸片可无改变，血白细胞总数不升高或降低，常有淋巴细胞减少，可有血小板降低。部分患者血清转氨酶、乳酸脱氢酶等升高。积极的抗菌药物无效。胸部 X 线或 CT 示肺部有不同程度的片状、斑片状浸润性阴影或呈网状样改变，少数患者进展迅速，呈大片状阴影，常为双侧改变，阴影吸收消散较慢。

② 高致病性人禽流感病毒性肺炎：潜伏期 1 ~ 7 天，多数在 2 ~ 4 天。主要症状为发热，体温大多持续在 39℃ 以上，可伴有流涕、鼻塞、咳嗽、咽痛、头痛、肌肉酸痛和全身不适。部分患者可有恶心、腹痛、腹泻、稀水样便等消化道症状。重症患者可出现高热不退，病情发展迅速，几乎所有患者都有明显的临床表现，常出现急性肺损伤、急性呼吸窘迫综合征、肺出血、胸腔积液、多脏器功能衰竭、休克及瑞氏（Reye）综合征等多种并发症。实验室检查示外周血白细胞不高或减少，淋巴细胞减少，并有血小板减少。胸部影像学检查可表现为肺内片状影；重症患者肺内病变进展迅速，呈大片状毛玻璃样影及肺实变影像；病变后期为双肺弥漫性实变影，可合并胸腔积液。

③ 甲型 H_1N_1 流感：潜伏期一般为 1 ~ 7 天，多为 1 ~ 3 天。通常表现为流感样症状，包括发热、咳嗽、咽痛、咳痰、流涕、鼻塞、头痛、全身酸痛、乏力；部分患者出现呕吐和（或）腹泻；约10%患者可不发热。体征主要包括咽部充血和扁桃体肿大。可发生肺炎等并发症。少数患者病情进展迅速，出现呼吸衰竭、多脏器功能不全或衰竭。患者原有的基础疾病亦可被诱发加重，呈现相应的临床表现。病情严重者可以导致死亡。实验室检查示白细胞总数一般不高或降低；部分患者出现低钾血症，少数患者丙氨酸氨基转移酶、天门冬氨酸氨基转移酶升高。影像学检查示合并肺炎时肺内可见片状影像。

3）支原体性肺炎：起病初期有全身不适、鼻塞、咽痛，而后可出现中度发热、头痛、咳嗽、胸痛、肌肉酸痛、咳少量黏液痰、可出现较剧烈的阵发性呛咳等。

4）立克次体肺炎：发病急剧，症见发热、寒战、头痛、周身酸痛、咳嗽、咯痰量少、胸痛等。

5）肺真菌病

① 肺念珠菌病：咳嗽，咯少量黏液性痰，口腔或咽部有真菌感染样糊状物擦拭不去，可有发热。

② 肺隐球菌病：低热，乏力，轻微咳嗽，咯痰量少，有时带血。

③ 肺放线菌病：不规则低热、轻咳、少量黏液脓性痰，病情加重时可见高热剧咳、胸痛、痰中带血等。

④肺曲霉病：咳嗽、咯痰、脓性黏液痰，可反复咯血，可有低热、乏力、盗汗等。

3. 辅助检查

（1）痰涂片：通过革兰染色以鉴别各种阳性球菌和阴性杆菌。肺炎链球菌感染时，痰直接涂片可见革兰染色阳性球菌,成双排列或短链排列。葡萄球菌感染时,则可见到成簇的葡萄串状革兰阳性球菌。病毒性感染时,白细胞中以单核细胞居多,并可在分泌物中见有包涵体。细菌和真菌感染时,则可见到多数或成堆的中性粒细胞。霉菌感染时,则可见有霉菌孢子和菌丝。如发现颗粒,则为肺放线菌感染。

(2)病原体检查:除做痰及呼吸道分泌物培养外,必要时需做血培养,以鉴别分离出来的致病菌株。如厌氧菌、真菌、支原体、立克次体以及军团菌等,需要用特殊培养基培养,才能获得菌株。细菌培养阳性结果后,还需进行药敏试验,以便结合临床用药。

(3)血清酶学检查:病毒感染常用补体结合试验、中和试验和血凝抑制试验,双份血清的效价均升高4倍以上有诊断意义。近来采用免疫荧光技术是早期、快速、特异性诊断的方法。支原体肺炎冷凝集试验,以滴度大于1:32为阳性,如滴度逐步升高,更有诊断价值。军团杆菌肺炎用间接免疫荧光法测定患者血清抗体滴定度,凡恢复期血清滴定度比急性发病期升高4倍以上,达≥1:28,或单份恢复期血清滴定度达≥1:256时即可确诊。

(4)周围血象检查:大多数细菌性肺炎,尤其是革兰阳性球菌感染,周围血白细胞计数增高、中性粒细胞增高、核左移;病毒性肺炎白细胞计数可偏低或正常;真菌性肺炎可见白细胞偏高;坏死型肺炎和肺真菌病时常见有贫血征象,红细胞计数减少。

(5)X线检查

1)肺炎链球菌肺炎:本病早期无明显异常,一般常在发病6~12小时后出现X线征象,表现为病区肺纹理增多,有云雾状阴影。实变期表现为病变区呈均匀密实阴影,一般首先侵犯一个肺段,然后发展为全叶。消散期由于病变吸收,密度逐渐减低,呈散在斑片状阴影,可进一步吸收,至完全恢复正常。

2)金黄色葡萄球菌肺炎:炎性浸润灶由于病变大小、形态不一,小者呈粟粒、斑点状,大者呈片状或团絮状阴影。引起肺气囊时X线表现为圆形或卵圆形的薄壁囊状透亮区,在实变区表现为多个不规则小透亮影,多个相邻的小气囊可融汇成一个较大的气囊,气囊可在炎症吸收后消失,消失的时间越长,继发脓肿的机会越大。

3)化脓性链球菌肺炎:呈支气管肺炎表现,多在肺的中下叶,沿肺纹理分布有小片状或斑点状边缘模糊的致密阴影,其间可见小脓肿或并发脓胸。

4)克雷伯杆菌肺炎:本病X线可呈大叶实变,叶间隙可膨出,容易形成多发性蜂窝状空洞,也可以形成大的空腔,少数呈支气管肺炎征象,可出现胸腔积液。

5)病毒性肺炎

① 单纯流感性肺炎:X线表现为肺门阴影增大、模糊,肺门周围肺纹理增粗、增多呈网状影,两肺下野透明度增强,呈急性肺膨胀状态,此为间质性炎症反应。合并细菌感染时,X线表现为大小不等的实质性病灶阴影,有的呈斑点状影,有的呈小叶性病变,甚至有节段性或大叶性病变。

② 传染性非典型肺炎:胸部X线检查,肺部有不同程度的片状、斑片状浸润性阴影或呈网状改变,部分病程进展迅速,呈大片状阴影,常为多叶或双侧改变,阴影吸

收消散较慢；肺部阴影与症状体征可不一致。若检查结果阴性，1~2 日后应予复查。

6）绿脓杆菌肺炎：早期呈肺泡性肺炎改变，多在双下叶有模糊斑片状阴影，或有 0.3~0.5cm 小结节状阴影和小透明区，也可融合成大叶性实变。

7）军团杆菌肺炎：本病初期 X 线表现为单侧小片状边缘模糊的浸润性病变，随病情发展而扩大呈一叶或多叶实变，可见少量胸腔积液，少数有空洞形成。

8）厌氧菌性肺炎：X 线表现为两肺下底纹理增多粗乱，夹杂有边缘模糊的斑片状阴影，脓肿形成时可见有液平面。

9）流感嗜血杆菌肺炎：X 线表现为支气管肺炎，也可呈大叶性分布。

10）支原体肺炎：X 线不典型，多数患者病变局限于一个或两个肺段，以肺下野多见，病变区肺纹理增粗，边缘模糊，有网织状或斑点状阴影。

11）立克次体肺炎：X 线可见两下肺出现片絮状边缘模糊阴影，也可呈节段性或大叶性实变。

12）肺真菌病：X 线无特异性，大多表现为支气管肺炎改变。

① 肺念珠菌病：可见两肺纹理增重，弥散性斑片或小片阴影。

② 肺隐球菌病：X 线检查可见大而孤立的圆形或多发性结节状阴影，血行播散的患者则可见散在的多发性小结节状阴影。

③ 肺放线菌病：早期为支气管肺炎改变，继之可出现结节状不规则致密阴影，期间若有多发性小透明区，常提示有脓肿形成。

④ 肺曲霉病：可见结节状絮状阴影，呈支气管肺炎改变，曲霉菌球呈圆形，与空洞之间有间隙呈半月形透明带，胸透可见其随体位改变而变动。

【饮食宜忌】

1. 饮食宜进

（1）饮食原则

① 宜食易消化、富有营养的食物：肺炎患者胃肠张力及蠕动均较弱，特别是伴有高热时胃肠功能更差，此时患者宜进食易消化、富有营养的流质或半流质食物，如牛奶、米汤、藕粉、鸡蛋汤、菜汁、水果汁、面条、馄饨、蒸蛋羹等。

② 宜食高蛋白质食物：肺炎患者应进食足够的富含优质蛋白质的食物，如鸡肉、鱼类、猪瘦肉、鸡蛋、牛奶、豆类及其制品等。

③ 宜食富含维生素及矿物质的食物：如谷类、豆类、新鲜蔬菜、水果及蛋黄中含有丰富的维生素 E、维生素 C、B 族维生素及微量元素锌、锡、铜等，有利于炎症的控制。

④ 宜食高热能食物：如摄入足量的糖类和脂肪，可减少蛋白质的分解，有利于炎症的控制。患者可食用甘薯、芋头、马铃薯、苹果、马蹄粉、怀山药粉、莲藕粉等。

⑤ 宜大量饮水：每日饮水量至少 2000mL，以利于痰液稀释。

⑥ 肺炎急性期饮食宜清淡、易于消化，要多饮水，可选用稀粥、米粉、绿豆汤、果汁等；多食具有清热化痰作用的蔬菜、水果，如萝卜、荸荠、枇杷、柑橘、梨、黄

瓜等。恢复期可食润肺生津的食物，如牛奶、蛋、鱼汤、瘦肉汤、丝瓜、荸荠、银耳、沙参、山药、扁豆等；恢复期肺阴不足者，可用沙参、麦冬、百合等以滋阴润肺；气虚者，可用人参、黄芪、茯苓、山药等。

⑦ 高热期和重症者只能给予富含蛋白质和维生素的流质或半流质饮食；轻症者和恢复期以软食为主。

（2）食疗药膳方

① 贝母蒸梨：梨2个，川贝母12g，冰糖10g。梨削皮去核，切成12瓣，川贝母洗净备用。将梨块、川贝母、冰糖装入碗内，加适量水，上笼蒸1小时，即可食用。润肺止咳，清热化痰。适用于久咳、干咳或痰中带血者。

② 清肺饮：杏仁（去皮尖）、浙贝母（打碎）、白茯苓各6g，橘红、甘草各3g，生姜1片。上药水煎20分钟，代茶频饮。清肺止咳。用于肺炎咳嗽、咳黄痰症状明显者。

③ 清肺粥：枇杷叶30g，罗汉果1个，粳米50g，冰糖适量。先刷去枇杷叶背面的绒毛，然后切碎，与罗汉果一起煎煮，去渣取汁，汁与粳米同煮成粥，粥熟后加入冰糖。清肺止咳。用于咳嗽、咳痰黄稠、咽痒者。

④ 六汁饮：雪梨5个，鲜芦根、荸荠、鲜莲藕、鲜菱、麦冬各500g。先将雪梨、荸荠去皮，然后与其他药一起榨汁混合。分多次频饮。养阴清肺润燥。用于肺炎恢复期、发热已退、余热未清、口燥咽干者。

⑤ 梨豆饼：大鲜梨、小黑豆各适量。将梨洗净，近蒂处切开，剜去核；小黑豆洗净，填入梨内，令满，把切下的梨蒂盖合原处，用竹签固定，以荷叶或湿绵纸包裹好，埋入糠火中煨熟，取出，剥去包叶或包纸，捣如泥佐餐。随意食用。清热化痰。用于肺热咳喘。

⑥ 清凉饮：茅根150g（切断），生地黄60g，雪梨1个（切片），柿饼1个，大枣5枚，鲜藕1节（切片）。各味洗净，加水煎汤服用，每日1剂。清热凉血，养阴润肺。用于肺炎属阴虚肺热者。

⑦ 海蜇荸荠汤：海蜇50g，荸荠250g，料酒、盐、蒜蓉、姜片、葱段、胡椒粉各适量。海蜇洗净切细丝，荸荠洗净去皮切薄片。瓦锅内注入适量清水，放入海蜇、荸荠、蒜蓉、盐、料酒、姜片、葱段，海蜇、荸荠将熟时，拣出葱姜，撒上胡椒粉即成。佐餐食用。滋阴润肺，止咳化痰。各型肺炎皆可食用。

⑧ 花生百合粥：花生50g，百合15g，粳米100g，冰糖适量。先将花生洗净捣碎，加入粳米、百合同煮为粥，待粥将成时放入冰糖即可。润肺化痰。适用于肺燥干咳、少痰或无痰，或痰黏稠不易咳出者。

⑨ 马兰汤：鲜马兰头连根250g（干品100g）水煎，每日1剂，分3次服，连服3日。鲜者也可煎烂熟，调味服食。适于肺炎发热期咳嗽不已、气急、口渴者。若昏迷、休克、四肢厥冷者则不宜应用。

⑩ 生梨葱糖饮：生梨大者1个，连须鲜葱7根，白糖10g。水煎饮服。每日1剂，连饮3~5日。适于肺炎初起发热、咳嗽等症状较轻者。高热持续、咳嗽频剧、气急唇

紫或痰中带血者不宜应用。

⑪鲫鱼豆腐汤：鲜鲫鱼约 120g，豆腐 250g，调味品适量。鲫鱼去鳞、鳃和内脏，洗净，豆腐切块，同放锅中，烧至汤呈乳白色，加调料服食。每日 1 剂，连食 3～5 日。适于肺炎初起及发热期。四肢厥冷、昏迷、抽搐者则不宜食用此剂。

⑫枸杞叶猪肝汤：鲜枸杞叶 100g，猪肝 100g，葱、姜少许，料酒、精盐、素油适量。枸杞叶洗净，猪肝洗净，切片，素油烧热，放入猪肝，翻炒 3～5 分钟，加入枸杞叶并葱、姜、料酒、精盐，加适量水烧开服食。每日 1 剂，连食 3 日。适于肺炎轻症和恢复期患者。高热、咳喘频繁、气急者多不相宜，重症昏厥更不宜应用。

⑬五汁饮：鲜梨汁、鲜荸荠汁、鲜藕汁、西瓜汁、甘蔗汁各等量。混匀后，加热。时时适量饮服。适于肺炎恢复期。肺炎急性发作期高热、气急、咳嗽频作者不宜应用。

⑭鱼腥草蜂蜜饮：鲜鱼腥草 100g（干品 30g），蜂蜜 15g。鱼腥草洗净，水煎 15 分钟，取煎液加蜂蜜调服。每日 1～2 剂，连饮 3～5 日。适于发热、咳嗽、气急、口渴之肺炎急性期。热已退、气急咳嗽已平者多不相宜；便溏者更不可饮服。

2. 饮食禁忌

（1）辛辣、煎炸及热性食物：辛辣、煎炸食物，如辣椒、胡椒、茴香、花椒、姜、葱、大蒜、油条、烤羊肉、烤鸡、炸鸡翅等；热性食物，如牛肉、羊肉、狗肉、炒瓜子、炒花生、炒香榧子等，食用后均可助热生火，使热毒蕴结五脏，从而使炎症加重。

（2）海鲜发物：腥膻之品可助生湿热，食后不利于炎症的消退。

（3）甜腻食物：油腻食物，如猪油、奶油、牛油、羊油、鸡蛋黄、鸭蛋黄等；高糖食物，如巧克力、糖果、甜点、奶油蛋糕、八宝饭等，有助湿生热的作用，可降低治疗效果。

（4）饮酒：酒可使支气管扩张，呼吸道黏膜充血、水肿、分泌物增多，并能助生湿热，加重炎症充血，不利于治疗。

（5）蛇肉：蛇肉味甘，性温。助湿生痰、增热，能加重肺炎的病情。

（6）蚬肉：蚬肉味甘、咸，性寒，助湿。《本草拾遗》说："多食发嗽及冷气。"故肺炎寒痰较甚者忌多食。

（7）蛙肉：蛙肉味甘、咸，性寒。聚湿伤阳助寒，可加重痰湿内盛型肺炎。

（8）柑：柑味甘、酸，性凉。甘可生津，酸可敛津，均可聚生痰湿。

（9）樱桃：《日用本草》载樱桃："其性属火，能发虚热喘嗽之疾。"呼吸系统疾病属肺热者食用，会加重病情。

（10）白果：白果敛肺、定喘、止咳，痰湿内盛型肺炎患者应忌食。

（11）胡椒：胡椒味辛，散气劫阴助火。《增补食物秘书》说："多食伤肺，火病尤忌。"肺热者食用，会加重病情。

【药物宜忌】

1. 西医治疗

（1）一般支持疗法：卧床休息，注意保暖，发热者可用物理降温；有气急、发绀等缺氧症状应给予吸氧；咳嗽剧烈者可用镇咳祛痰药。

（2）抗感染治疗：尽早控制感染可预防休克。在未查清病原体前，要根据临床表现判断最可能的病原，选择 2～3 种抗生素联合应用，然后根据痰培养和药敏结果选用敏感抗生素进行针对性治疗。控制感染的原则是早期、足量和联合应用抗生素。尽可能静脉给药。

1）细菌性肺炎的抗感染治疗

①甲氧西林敏感金黄色葡萄球菌（MSSA）：首选：苯唑西林（2.0g，静滴，每日 2 次）或氯唑西林（2.0g，静滴，每日 2 次），单用或联合利福霉素（0.5g，静滴，每日 2～3 次）。替代：头孢唑啉（2.0g，静滴，每日 2 次）或头孢呋辛（2.25g，静滴，每日 2 次），克林霉素（1.2g，静滴，每日 1 次），复方磺胺甲噁唑（每次 2 片，口服，每日 2 次），氟喹诺酮类（如左氧氟沙星 0.4g，静滴，每日 1 次；莫西沙星 0.4g，静滴，每日 1 次）。

②耐甲氧西林金黄色葡萄球菌（MRSA）：首选：去甲万古霉素（1.0g，静滴，每 12 小时 1 次）或联合利福霉素（0.5g，静滴，每日 2～3 次）。替代（须经体外药敏试验）：氟喹诺酮类（如左氧氟沙星 0.4g，静滴，每日 1 次；莫西沙星 0.4g，静滴，每日 1 次），碳青霉烯类（如亚胺培南/西司他丁钠 1.0g，静滴，每 12 小时 1 次等）。

③肠杆菌科（大肠杆菌、克雷白杆菌、变形杆菌、肠杆菌属等）：首选：第二、三代头孢菌素（如头孢替安 2.0g，静滴，每日 2 次；头孢呋辛 3.0g，静滴，每日 2 次；头孢噻肟 4.0g，静滴，每日 2 次；头孢曲松 2.0g，静滴，每日 1 次）单用或联合氨基糖苷类（如阿米卡星成人 7.5mg/kg，静滴，每日 2 次）。替代：氟喹诺酮类、氨曲南（2.0g，静滴，每日 2 次），亚胺培南/西司他丁钠（1.0g，静滴，每 12 小时 1 次），β-内酰胺类/β-内酰胺酶抑制剂（如头孢哌酮/舒巴坦 4.0g，静滴，每日 2 次）。

④流感嗜血杆菌：首选：第二、三代头孢菌素、大环内酯类（如阿奇霉素 0.5g，静滴，每日 1 次），复方磺胺甲噁唑（每次 2 片，每日 2 次），氟喹诺酮类。替代：β-内酰胺类/β-内酰胺酶抑制剂（哌拉西林/他唑巴坦 4.45g，静滴，每日 2 次；阿莫西林/克拉维酸 3.6g，静滴，每日 2 次）。

⑤铜绿假单胞菌：首选：氨基糖苷类（如阿米卡星成人 7.5mg/kg，静滴，每日 2 次），抗假单胞菌 β-内酰胺类（如哌拉西林/他唑巴坦 4.45g，静滴，每日 2 次；替卡西林/克拉维酸 3.2g，静滴，每日 2 次；美洛西林 3.0g，静滴，每日 2 次；头孢他啶 2.0g，静滴，每日 2 次；头孢哌酮/舒巴坦钠 4.0g，静滴，每日 2 次）及氟喹诺酮类。替代：氨基糖苷类联合氨曲南、亚胺培南/西司他丁。

⑥不动杆菌：亚胺培南或氟喹诺酮类联合阿米卡星或头孢他啶、头孢哌酮/舒巴坦钠。

⑦军团杆菌：首选：红霉素（成人 0.5g，口服，每日 2 次）或联合利福平（0.45g，口服，每日 1 次），环丙沙星（0.2g，静滴，每日 2 次），左氧氟沙星（0.4g，静滴，每日 1 次）。替代：新大环内酯类联合利福平、多西环素（如强力霉素 0.1g，口服，每日 2 次）或联合利福平、氧氟沙星。

⑧厌氧菌：首选：青霉素（400万U，静滴，每日2次）联合替硝唑（100mL，静滴，每日2次），克林霉素（1.2g，静滴，每日1次），β-内酰胺类/β-内酰胺酶抑制剂。替代：氨苄西林（0.5~1.0g，口服，每日3~4次），阿莫西林（0.5~1.0g，口服，每日3次），头孢西丁（2.0g，静滴，每日2次）。

2）病毒性肺炎的抗感染治疗

① 利巴韦林：具有广谱抗病毒活性，包括呼吸道合胞病毒、腺病毒、副流感病毒和流感病毒。0.8~1.0g/d，分3~4次服用；静脉滴注或肌注10~15mg/（kg·d），分2次；雾化吸入，每次10~30mg，加蒸馏水30mL，每日2次，连续5~7日。

② 阿昔洛韦：具有广谱、强效和起效快的特点。临床用于疱疹病毒、水痘病毒感染，尤其对免疫缺陷或应用免疫抑制剂者应尽早应用。每次5mg/kg，静脉滴注，每日3次，连续给药7日。

③ 更昔洛韦：可抑制DNA合成，主要用于巨细胞病毒感染。7.5~15mg/（kg·d），静脉注射，每日2次，连用10~15日。

④ 奥司他韦：为神经氨酸酶抑制剂，对甲、乙型流感病毒均有很好作用，耐药发生率低。每次口服75mg，每日2次，连用5日。

⑤ 阿糖腺苷：具有广泛的抗病毒作用，多用于治疗免疫缺陷患者的疱疹病毒与水痘病毒感染。5~15mg/（kg·d），静脉滴注，10~14日为一疗程。

⑥ 金刚烷胺：有阻止某些病毒进入人体细胞及退热作用，临床用于流感病毒等感染。成人每次100mg，早晚各1次，连用3~5日。

3）真菌性肺炎的抗感染治疗

① 两性霉素B：0.5~1mg/kg，开始先以1~5mg或0.02~0.1mg/kg给药，视耐受情况每日或隔日增加5mg，避光缓慢静滴，不短于6小时。两性霉素B去氧胆酸盐及其含脂制剂（两性霉素B脂质复合体5mg/kg，两性霉素B胶质分散体为3~4mg/kg，两性霉素B脂质体为3~5mg/kg，亦主张从低剂量开始逐渐增量，缓慢滴注，如耐受性良好，滴注时间可缩短至1~2小时）可用于曲霉、念珠菌、隐球菌、组织胞浆菌等引起的感染。

② 伊曲康唑：第1~2日，200mg，静滴，每日2次；第3~14日，200mg，静滴，每日1次，输注时间不得少于1小时；之后序贯使用口服液，每日200mg，每日2次，直至症状改善及影像学检查病灶基本吸收。主要适于曲霉、念珠菌属、隐球菌属和组织胞浆菌等引起的确诊、临床诊断及拟诊侵袭性肺部真菌感染的治疗以及曲霉和念珠菌感染的预防治疗。口服液5mg/（kg·d），疗程一般为2~4周。

③ 氟胞嘧啶：100~150mg/kg，口服，每日4次；2.5g，静滴，分2~4次给药，滴速4~10mL/min。适于敏感念珠菌和隐球菌所致的严重感染。单独应用易导致耐药，多与两性霉素B联合使用。

④ 氟康唑：200~400mg/d，口服或静滴，每日1次。适于非粒细胞减少者的深部念珠菌病、艾滋病患者的急性隐球菌性脑膜炎及侵袭性念珠菌病的预防。

⑤ 伏立康唑：负荷剂量：静脉给予6mg/kg，每12小时1次，连用2次，输注速

率不得超过 3mg/（kg·h），1~2 小时内输完。维持剂量：静脉给予 4mg/kg，每 12 小时 1 次；不耐受者将维持剂量降至 3mg/kg，每 12 小时 1 次。适于免疫抑制患者的严重真菌感染，如侵袭性曲霉病、氟康唑耐药念珠菌引起的侵袭性感染、镰刀霉感染等。

⑥卡泊芬净：第 1 日 70mg/d，之后 50mg/d，输注时间不得少于 1 小时，疗程依病情而定。适于侵袭性曲霉病。

（3）对症治疗：胸痛剧烈者，可酌情用少量镇痛药，如可待因 15mg，临时口服；频繁咳嗽者，可给予止咳药，如可待因（成人 15~30mg，口服，必要时每日 3 次）、右美沙芬（成人 10~20mg，口服，每日 3~4 次）和喷托维林（成人 25mg，口服，每日 3~4 次）；痰液黏稠不易咳出者，可给予祛痰药，如氨溴索（成人 30mg，每日 3 次）、乙酰半胱氨酸（成人 200mg，口服，每日 3 次）、羧甲司坦（成人 500mg，口服，每日 3 次）、溴己新（成人 8~16mg，口服，每日 3 次）等；一般发热不主张用阿司匹林或其他解热药，高热患者在物理降温效果不理想情况下，可慎用解热药物，同时注意多饮水；烦躁不安、谵妄、失眠者，可酌情应用地西泮或水合氯醛，禁用抑制呼吸的镇静药。

（4）糖皮质激素的应用：糖皮质激素应用越早越好，在有效抗感染的基础上可以大量、短期使用。可用琥珀酸氢化可的松 3mg/kg，每 6 小时静注 1 次，或地塞米松 5~10mg/d，一般用 1~3 日，情况好转后迅速撤停。

（5）并发症的处理

1）并发休克者

① 补充血容量：休克的最主要病理生理变化是有效循环容量不足，因此补充有效血容量是治疗的关键。一般选用右旋糖酐 40、林格液、葡萄糖生理盐水以及胶体液。休克最初的 1~2 小时可输液 800~1000mL，以晶体液为主，一般 12 小时内输液 2000mL，24 小时总输液量 2500~3500mL。中心静脉压的测定可指导输液量，一般以 0.6~1.0kPa（6~10cmH$_2$O）为界限。

② 纠正酸碱平衡紊乱酸中毒：首选 5% 碳酸氢钠静脉滴注，一般轻度酸中毒静脉滴注 250mL，中度至重度者 500~900mL。亦可根据血气结果灵活应用。

③ 应用血管活性药物：经过补充血容量、吸氧、纠正酸中毒等综合治疗后，如血压仍未回升，症状未见好转者可用血管活性药物。一般认为，若患者有皮肤湿冷、四肢温暖、冷汗少、尿量少等症状时以血管舒张为主，可选用收缩血管药物，如间羟胺 10~40mg 加 5% 葡萄糖溶液 250mL，静脉滴注，也可加入多巴胺 40~80mg，以改善血液量的重新分布；若患者全身发冷、面色苍白、少尿或无尿等以血管痉挛为主时，可首选 α-受体阻滞剂酚妥拉明 5~10mg 加 5% 葡萄糖溶液 250mL，静脉滴注。

2）并发呼吸衰竭者：应给予相应的处理（具体参见呼吸衰竭章节）。

3）并发心力衰竭者：给予强心（0.9% 生理盐水 20mL + 去乙酰毛花苷 0.2mg，静注）、利尿（如呋塞米 40mg，静注）、扩血管（如 0.9% 生理盐水 250ml + 硝酸甘油 5mg，静滴）等相应处理。

2. 中医治疗

（1）辨证治疗

① 邪犯肺卫

主症：发热，微恶风寒，头痛，咳嗽，胸痛，无汗或少汗，口干，有少量白黏痰，不易咳出，或身体酸痛，小便黄，舌边尖红，苔薄白或黄少津，脉浮数。

治法：辛凉解表，清肺化痰。

方药：银翘散加减。

金银花 30g，连翘 12g，黄芩 10g，桑白皮 10g，瓜蒌皮 10g，前胡 10g，浙贝母 10g，芦根 30g，淡竹叶 10g，玄参 10g，荆芥穗 10g（后下），薄荷 10g（后下）。

方解：金银花、连翘清热解毒，辛凉解表；荆芥穗、薄荷辛散表邪，透热外出；黄芩、桑白皮、前胡、浙贝母、瓜蒌皮清热化痰止咳；淡竹叶、芦根、玄参生津泄热。

中成药：银翘解毒片，每次 4 片，每日 2 次。

② 邪遏卫气

主症：身热不扬，烦躁，微恶寒，身重疼痛乏力，口不渴，或伴有胸闷脘痞，无汗或汗出不畅，纳呆或大便溏泄，舌淡红，苔白薄腻，脉弦细濡。

治法：宣畅气机，清利湿热。

方药：三仁汤。

杏仁 10g，滑石 10g，通草 10g，白豆蔻 10g，竹叶 6g，厚朴 10g，薏苡仁 15g，半夏 10g。

方解：用杏仁轻宣肺气；白豆蔻、厚朴、半夏芳香化浊，燥湿理气；薏苡仁、通草、滑石淡渗利湿；合用竹叶轻清宣透郁热，共解卫气湿热。

中成药：清瘟解毒片，每次 4 片，每日 2 次。

③ 邪壅肺胃

主症：高热，不恶寒，多汗，呼吸气粗，咳嗽剧烈，咳痰黄稠，胸痛，咽干唇燥，口渴喜饮，面色潮红，烦躁不安，大便干燥数日不行，小便黄赤，或头痛，也可见寒战高热、痰中带血或咯铁锈色痰，舌红苔黄燥，脉洪大或滑数。

治法：清肺胃热，解毒化痰。

方药：麻杏石甘汤合千金苇茎汤加减。

麻黄 6g，杏仁 10g，生石膏 30g，黄芩 10g，芦根 30g，冬瓜仁 12g，薏苡仁 15g，金银花 30g，蒲公英 30g，浙贝母 10g，桃仁 10g，桔梗 10g，甘草 6g。胸痛者加赤芍、郁金；痰中带血加侧柏叶、白茅根；大便秘结加大黄（后下）；神昏谵语者以安宫牛黄丸清热开窍。

方解：麻黄、杏仁、浙贝母、桔梗宣肺止咳；生石膏、黄芩清泄肺胃之热；金银花、蒲公英清热解毒；薏苡仁、冬瓜仁、桃仁清肺消痈散结；芦根、甘草清热生津。胸痛用郁金、赤芍利肺气，化痰止痛；痰中带血用侧柏叶、白茅根清热凉血；大便秘结以大黄清热通腑气。

中成药：止嗽定喘丸，每次 10 粒浓缩丸，每日 2 次。

④ 热入营血

主症：高热，咳嗽气促，烦躁不安，喉中痰鸣，痰中带血，鼻扇抬肩，口干唇燥，口唇发绀，头痛剧烈，神昏谵语，面色青紫，或衄血，或惊厥抽搐，舌质红绛，舌苔黄厚，或少苔而干，或黑苔干燥，脉细数。

治法：清营凉血，清心开窍。

方药：清营汤加减。

金银花 30g，连翘 10g，黄连 10g，水牛角 5g，生地黄 30g，玄参 10g，牡丹皮 10g，菖蒲 10g，生石膏 30g，羚羊角粉 1g（冲服）。

方解：金银花、连翘清营解毒；水牛角、黄连清心营之热；生地黄、玄参、牡丹皮清热凉血养阴；生石膏、羚羊角粉、菖蒲清热退热开窍。

中成药：牛黄清心丸，每次 1 丸，每日 2 次。神昏谵语者用安宫牛黄丸 1 粒，研碎冲服。

⑤ 肺胃阴伤

主症：身热或潮热，自汗或盗汗，口干口渴，手足心热，干咳或咳嗽痰少不易咳出，口渴欲饮，心烦满闷，食欲欠佳，舌红少苔，脉细数。

治法：滋阴养肺胃，泄热除邪。

方药：竹叶石膏汤加减。

竹叶 10g，生石膏 15g，半夏 10g，麦冬 10g，沙参 10g，太子参 10g，生地黄 10g，牡丹皮 10g，甘草 6g。

方解：竹叶、生石膏清热除烦；沙参、太子参、麦冬、甘草益气养阴；生地黄、牡丹皮凉血泄热；半夏降逆和胃。

中成药：养阴清肺丸，每次 1 丸，每日 2 次。

⑥ 正气虚脱

主症：高热骤退，冷汗大出，面色㿠白，汗出淋漓，唇青肢冷，精神淡漠，呼吸急促，喉间痰鸣，鼻翼扇动，或昏愦不语，舌质暗淡，脉微细欲绝。

治法：回阳救逆。

方药：生脉散合参附汤加减。

红参 10g，附子 10g，麦冬 10g，五味子 6g，山茱萸 15g，白芍 15g，生龙骨、牡蛎各 30g，甘草 6g。水煎频频灌服，不能服者鼻饲。

方解：用红参大补元气生津；附子温壮真阳；麦冬清热养阴；五味子敛肺止汗；白芍柔肝；山茱萸补益肝肾止汗；生龙骨、牡蛎潜阳固涩；甘草益气调和诸药。

中成药：最忌用安宫牛黄丸和苏合香丸等药，如误用会加重病情，造成不良后果。应急以参附汤回阳救逆，艾灸关元、神阙温阳纳气。

（2）验方

① 金银花 12g，连翘 12g，薄荷 6g（后下），荆芥 6g，杏仁 10g，冬瓜仁 12g，生薏苡仁 12g，桃仁 6g，黄芩 10g，浙贝母 10g，芦根 20g。先将药物用水浸泡 30 分钟，再在火上煎 30 分钟，每剂煎 2 次，将 2 次煎出之药液混合。每日 1 剂，早晚分服。

② 麻黄 6～15g（先煎），生石膏 30～90g（先煎），芦根 30～60g（先煎），杏仁 10～15g，金银花 15～30g，连翘 15～30g，黄芩 15～30g，生薏苡仁 30～60g，前胡 10～15g，紫苏叶 10～15g，蝉蜕 6～9g，柴胡 15～30g，甘草 6～10g。先煎生石膏、麻黄、芦根 30 分钟，同时将余药浸泡 30 分钟后，合一起再煎 30 分钟，每剂煎 2 次，滤取药汁 300mL。每日 1 剂，分 3 次温服；病重者，每日 2 剂，分 4～6 次温服。

3. 药物禁忌

（1）青霉素类

1）四环素、两性霉素 B：不宜与青霉素钾盐联用，后者也不宜在含葡萄糖或右旋糖酐的溶液中与碳酸氢钠配伍，否则很快失效。

2）庆大霉素：不宜与青霉素配伍静脉滴注；两药联用时应分别给药。

3）维生素 C：不宜与青霉素或红霉素在同一个容器中静脉滴注，但也有报道认为，加入一定量的维生素 C，在一定的时间内能使青霉素在 10% 葡萄糖液中的稳定性增加。红霉素、两性霉素 B、苯妥英钠、间羟胺或维生素 C，不能与青霉素或头孢菌素类加入同一容器中，易出现混浊。

4）口服避孕药：与广谱青霉素联用可使避孕失败。口服氨苄西林可使炔雌醇或炔诺酮的口服吸收减少，其机制可能是肠道细菌被抗生素大量杀死，甾醇结合物水解减少，重吸收随之减少，雌激素浓度不足以抑制排卵。

5）复方新诺明：为慢效抑菌剂，而青霉素类为繁殖期杀菌剂，两药联用影响青霉素的杀菌作用。普鲁卡因青霉素也可致复方新诺明减效。

6）氨基酸营养液：不可与青霉素 G 混合给药，因为两者混合可增强青霉素的抗原性。

7）肾上腺素：其不良反应在青霉素引起的休克时加重。有报道，冠状动脉病变的患者药物性过敏性休克发生时，肾上腺素宜减量，同时应用肾上腺素皮质激素，可使过敏性休克患者的生存率提高 25%。

8）四环素：可降低青霉素治疗肺炎链球菌肺炎、脑膜炎和猩红热的疗效。青霉素 G 与四环素类联用时能产生拮抗作用。

9）抗癫痫药：日本禁止抗癫痫药与碳青霉烯类抗生素联用。

10）利巴韦林：与青霉素溶液混合后抗微生物作用有所减弱，稳定性稍有降低，因而不宜联用。

11）复方氨基比林：与青霉素混合可引起过敏性休克及大脑弥漫性损害。复方氨基比林是含氨基比林和巴比妥的水溶液，呈弱碱性可使青霉素降解为青霉烯酸（苯甲青霉酸或苄青霉酸）及青霉噻唑酸，这两种产物易与血清蛋白或药品蛋白结合，产生过敏反应。复方氨基比林具有致过敏性休克作用，禁忌与任何药品混合注射。

12）清开灵注射液：与青霉素联合静滴可致不良反应（高热、不安、抽搐、血压下降等）。清开灵单独应用亦可致过敏反应（发热、抽搐、咽部不适、呼吸困难、眼睑水肿等），两药不宜联用。

13）培氟沙星：青霉素静滴后服用培氟沙星可致过敏性休克，应慎用。

14）甲硝唑：与氨苄西林混合配伍 30 分钟颜色开始变黄，配伍 4 小时 pH 值由 8.89 降至 8.59，氨苄西林浓度由 100% 降至 79.46%，故两药不宜配伍使用。甲硝唑与青霉素钠配伍后应间歇、快速、高浓度输液。甲硝唑与哌拉西林、头孢哌酮、小诺霉素、柱晶白霉素或头孢拉定在室温下配伍稳定。甲硝唑与苯唑西林配伍 2 小时颜色变为淡黄色，应于 2 小时内用完。

15）甲氨蝶呤（MTX）：青霉素可使 MTX 从肾脏排泄减少，引起 MTX 中毒。

16）头孢菌素类：头孢噻肟钠与美洛西林一起滴注，头孢噻肟的清除率降低 40%。

17）抗凝药：口服华法林的患者，应用氨苄西林可延长凝血酶原时间；静脉滴注青霉素 G 2400 万 U，可发生低凝血酶原血症。其作用机制可能是抗凝血酶Ⅲ活性改变，血小板和纤维蛋白原向纤维蛋白转换的改变等。

18）氯喹：可减少口服青霉素类的吸收，原因可能是氯喹刺激肠道，使青霉素通过肠道的速度加快。

19）青霉素 G 钾或钠：一般不宜与其他药物配伍注射。

（2）苯唑西林钠（苯唑青霉素、新青霉素Ⅱ钠）

不可配伍药物：庆大霉素，间羟胺，去甲肾上腺素，新生霉素，盐酸土霉素，戊巴比妥钠，苯巴比妥钠，多粘菌素 B，磺胺嘧啶钠，盐酸四环素，维生素 C。

（3）氨苄西林

1）葡萄糖液（pH 3.2 ~ 5.5）：在酸性介质中氨苄西林易失活，疗效降低。

2）维生素 C：可使氨苄西林失活或降效。

3）庆大霉素：青霉素、羧苄青霉素、氨苄西林及其他青霉素类抗生素均可使庆大霉素失活。

4）氯喹：可减少氨苄西林吸收量达 19% ~ 29%，但不影响巴氨西林吸收。

5）四环素：能降低青霉素治疗肺炎、脑膜炎和猩红热的疗效。

6）食用纤维：可减低口服氨苄西林的吸收。

7）平衡液：其乳酸可促进氨苄西林钠水解降效（30 分钟降到 75%）。

8）消炎痛：可延长青霉素半衰期，使血药浓度升高。

9）红霉素：可降低青霉素的疗效。

10）氯霉素：可干扰青霉素的杀菌作用，降低疗效。

11）口服避孕药：氨苄西林可降低口服避孕药的效能。

12）青霉素：与氨苄西林均作用于青霉素结合蛋白而发挥抗菌效应；两药联用可因竞争同一结合位点产生拮抗作用，甚至导致耐药菌的产生，故不宜联用。

13）林可霉素：与氨苄西林有拮抗作用，在同一溶液中配伍可发生沉淀，故两药不宜联用。

14）不可配伍的药物：其他抗生素，肾上腺素，去甲肾上腺素，硫酸阿托品，盐酸氯丙嗪，盐酸羟嗪，戊巴比妥钠，苯巴比妥钠，硫喷妥钠，右旋糖酐，间羟胺。

（4）哌拉西林（氧哌嗪青霉素）

不可配伍药物：庆大霉素，硫酸丁胺卡那霉素，妥布霉素，头孢噻吩钠，头孢唑林钠，噻吩甲氧头孢菌素，头孢噻肟。

（5）羧苄西林（羧苄青霉素）

1）庆大霉素、阿米卡星：与羧苄西林联用有一定的协同作用，可用于绿脓杆菌感染，但如果两药配伍于同一容器中，则可致效价降低，且两药联用可能增加肾毒性。

2）妥布霉素：羧苄西林可使妥布霉素的半衰期延长，肾排泄延缓，导致耳毒性和肾毒性增加。两药联用治疗绿脓杆菌感染有协同作用，必须联用时应调整用药量和间隔时间，对肾功能不全的患者应慎用。

3）强心苷类中药（夹竹桃、万年青、福寿草等）：大量应用羧苄青霉素、两性霉素 B 易致低血钾，使心肌对强心苷的敏感性提高，可诱发强心苷中毒。

4）不可配伍药物：两性霉素 B，氯霉素，卡那霉素，庆大霉素，链霉素，四环素，妥布霉素，林可霉素，B 族维生素，维生素 C，碳酸氢钠，氨茶碱，碘化钠，去甲肾上腺素，异丙肾上腺素。

（6）美西林

丙磺舒：可抑制美西林的排泄，提高血药浓度。

（7）萘夫西林（新青霉素Ⅲ）

不可配伍药物：维生素 C，庆大霉素及其他氨基糖苷类抗生素，氢化可的松，拟交感神经胺类，甲强龙，盐酸丙嗪，琥珀胆碱，四环素，复合维生素 B，氨茶碱。

（8）氯唑西林钠（邻氯青霉素钠）

不可配伍药物：维生素 C，氯丙嗪，庆大霉素，多粘菌素，土霉素，四环素，卡那霉素，碳酸氢钠，乳酸钠。

（9）头孢菌素类

1）香豆素类抗凝药：头孢菌素类抗生素可降低维生素 K 的肠道吸收率，使抗凝药作用增强。

2）丙磺舒：可降低头孢噻啶、头孢噻吩的肾清除率，使抗生素血药浓度升高，可能增加肾损害，联用时应适当减少抗生素剂量。

3）乙醇：头孢菌素类抗生素可使乙醇氧化被抑制，发生"双硫仑样反应"，故用药期间及停药 3 日内不要饮酒。本类药与乙醇联用时，体内乙醛蓄积而呈醉酒样反应，表现为面红、胸闷、血压下降、恶心、呕吐、失神、呼吸困难、心慌、头痛、痉挛等。

4）强利尿药：与头孢噻啶或头孢噻吩联用时可增加肾中毒的可能性，因其阻碍头孢菌素肾排出，使血清和组织中药浓度升高。呋塞米可增加头孢噻啶的肾毒性，并降低头孢噻啶在脑中的浓度。甘露醇可降低头孢唑林血药浓度，加重肾毒性。必须联用时抗生素应减少剂量。

5）氨基糖苷类抗生素：与头孢菌素类联用可起协同作用，但肾毒性也会加重，故肾功能不良者慎用，二者应避免在同一容器中使用，以免相互降低效价。庆大霉素与头孢噻啶联用，可使肾毒性相加；多粘菌素 E 与头孢噻吩联用，可引起肾毒性。妥布霉素、卡那霉素、粘菌素、链霉素等与头孢菌素类联用均可导致肾损害。

6）非甾体抗炎药：尤其是阿司匹林、二氟尼柳或其他水杨酸制剂，与头孢哌酮联用时，由于血小板的累加抑制作用可增加出血的危险性。

7）考来烯胺（消胆胺）：可降低头孢氨苄的血药浓度，进而降低其抗菌活性。消胆胺与头孢羟氨苄或头孢氨苄可在肠道结合，使后者吸收减慢，但总吸收量不受影响。

8）青霉素：预先应用可阻止头孢噻啶在肾皮质区蓄积，预防其引起急性肾小管坏死。美洛西林可降低头孢噻肟清除率达40%。哌拉西林与头孢唑林抗菌谱相同，联用时应分别减少剂量。

9）乙酰螺旋霉素：其快速抑菌作用，可使头孢唑林的快速杀菌效能受到明显抑制。

10）环孢素：与头孢呋辛、头孢曲松合并用药，对患者的肾功能无不良影响，亦不改变环孢素的血药浓度。与头孢他啶联用，虽然不改变头孢菌素的血药浓度，但有一定的肾毒性，血清肌酐、尿素氮水平较合并用药前增加2.6%和27.1%，较停药后增加6.6%和29.9%。

11）林可霉素：与头孢菌素有拮抗作用，不宜联用。

（10）头孢曲松钠（头孢三嗪）：不可与含钙液体配伍。

（11）头孢唑林钠（先锋霉素Ⅴ）

不可配伍药物：巴比妥类，钙制剂，红霉素，卡那霉素，四环素，多粘菌素B和E。

（12）头孢他啶（头孢塔齐定、复达欣）

1）不可与碳酸氢钠溶液配伍。

2）不可与氨基糖苷类抗生素配伍。

（13）头孢拉定（头孢环己烯、先锋霉素Ⅵ）

1）奈替米星：与头孢拉定联用时，奈替米星的生物利用度增高，连续长期联用将导致体内蓄积。

2）本品不可与各种抗生素、肾上腺素、利多卡因或钙制剂配伍。

3）注射用头孢拉啶不可与复方氯化钠溶液配伍。

（14）头孢哌酮钠（头孢氧哌唑、先锋必）

1）妥布霉素：与头孢哌酮注射液混合即出现乳白色混浊，静脉注射中可发生输液反应。

2）本品与氨基糖苷类抗生素在理论上不能配伍，如需要联用时，必须在不同部位注射。

（15）头孢吡肟（头孢匹姆）

不可配伍药物：甲硝唑（灭滴灵），万古霉素，庆大霉素，妥布霉素，奈替米星。严重感染可与丁胺卡那霉素联用。

（16）β-内酰胺类

1）升压药或维生素C：与青霉素联用均可引起化学反应而致效价减低或失效，而配伍禁忌表上未标明禁忌，故目前临床上仍常有盲目配用现象。

2）碱性药物：如碳酸氢钠与青霉素联用可使混合液pH值大于8，导致青霉素失去活性。

3）含醇类药物：因为醇可加速 β – 内酰胺环水解，故需分开应用。其他如辅酶 A、细胞色素 C、催产素等，与青霉素及头孢菌素类均应分开使用。

4）氨基糖苷类抗生素：与 β – 内酰胺类抗生素可相互灭活。在 β – 内酰胺类抗生素中，使庆大霉素灭活的能力依次为氨苄西林 > 羧苄西林 > 青霉素 V > 青霉素 > 氯唑西林，而头孢噻吩和头孢噻啶则未见明显作用。灭活程度与两药的相对血浓度，注射时所用溶剂以及患者的肾功能状态有关。羧苄西林或替卡西林均可使庆大霉素、妥布霉素、丁胺卡那霉素以及乙基紫苏霉素等灭活，且羧苄西林的灭活能力较强。如果患者肾功能不全而又急需联用这两类抗生素时，应选用替卡西林与丁胺卡那霉素或乙基紫苏霉素为宜。根据患者的肾功能状态推算出"灭活"程度，当肌酐清除率（Ccr）不低于 40mL/min 时，氨基糖苷类抗生素的半衰期不会出现明显变化。许多 β – 内酰胺类抗生素可使氨基糖苷类抗生素不同程度灭活，其机制尚未完全阐明，一般认为，β – 内酰胺环与氨基糖苷类分子中的糖氨基发生交联，导致 β – 内酰胺环的亲核性断裂，同时生成无活性的氨基酰胺化合物；也有人持不同意见，因在血清中加入青霉素酶后，并存的氨基糖苷类抗生素仍可被灭活。此外，灭活后的产物对耳、肾有无潜在毒性尚待研究，如无毒性则羧苄西林等有可能成为庆大霉素的解毒剂。动物实验证实，100mg/kg 的羧苄西林对庆大霉素肾毒性的保护作用最大，不仅改善肾小球滤过率，而且也可减轻庆大霉素对肾组织的损伤。其机制有人认为是促进庆大霉素的排泄，降低其在肾脏的浓度所致，也有人认为是钠离子的作用。总之，这两类药物的相互作用很复杂，既有协同又有拮抗作用。目前两类药并用的情况较普遍，有的可达全部联合用药的 50%，应予注意。

（17）氨曲南（噻肟单酰胺菌素）：头孢西丁与本品在体外和体内起拮抗作用。

（18）氨基糖苷类

1）神经肌肉阻断药：氨基糖苷类抗生素具有神经肌肉阻断作用，如果与肌肉松弛药或具有此种作用的药物（如地西泮等）联用，可致神经肌肉阻滞作用加强，因氨基糖苷类可能减少或阻止神经肌肉接头释放乙酰胆碱（与 Ca^{2+} 内流的损害有关），同时也能降低突触后膜的敏感性，进而减少传递，这些作用与常规神经肌肉阻断药对突触后膜的作用相加。根据动物实验研究，氨基糖苷类的神经肌肉阻断作用强度依次为：庆大霉素 > 链霉素 > 阿米卡星 > 西索米星 > 卡那霉素 = 妥布霉素 > 卡那霉素 B = 地贝卡星。如在术中给予这类抗生素，由于有复箭毒化的危险，应严密监护。原有肾脏疾病和低钙血症的患者（抗生素血浓度可升高），或者原有肌无力的患者，用药时危险性加大，可引起呼吸抑制。应用抗胆碱酯酶药（如新斯的明）和钙剂治疗，均可拮抗氨基糖苷类抗生素所致的神经肌肉阻滞作用。

2）强心苷：新霉素可降低地高辛的血药浓度。口服新霉素可抑制和延迟胃肠道对地高辛的吸收达 50%，可能的原因是新霉素可引起吸收不良综合征，从而影响许多药物的吸收。有些患者这一作用可被新霉素抑制肠道细菌对地高辛的分解作用而部分抵消。服用地高辛的患者加服新霉素时可能出现疗效降低，有时要适当调整剂量，但分开服药不能防止此相互作用。

3）抗凝药：如果维生素 K 的摄入量正常，联用新霉素、卡那霉素或巴龙霉素，不会产生相互作用，或口服抗凝药的作用略有加强（肠内细菌被杀灭或吸收不良综合征，使维生素 K 合成或吸收减少），但无临床意义。

4）甲氨蝶呤：巴龙霉素及其他口服氨基糖苷类抗生素，可减少甲氨蝶呤在胃肠道的吸收，但卡那霉素能增加其吸收。口服氨基糖苷类抗生素可引起吸收不良综合征，从而使药物吸收减少。卡那霉素较少引起吸收不良，但可减低分解甲氨蝶呤的肠道菌群的活性，进而增加其肠道的吸收，临床用药应予注意。

5）氟尿嘧啶：新霉素、巴龙霉素和卡那霉素引起的吸收不良综合征，可延迟氟尿嘧啶在胃肠内的吸收，但一般不减低疗效。

6）环孢素：与庆大霉素、妥布霉素或新霉素 B 联用将增加肾毒性，可使肾毒性的发生率从 5% 增至 67%，因而环孢素与氨基糖苷类抗生素应避免联用或谨慎使用。

7）头孢菌素类：与氨基糖苷类抗生素联用可致肾毒性加强，故高危患者应尽可能避免这种联合用药，或在监测肾脏功能的条件下，将药物剂量减少至最低限度方可联合用药。为减少肾毒性，可供参考的联合用药方法有：庆大霉素或妥布霉素 + 甲氧西林；妥布霉素 + 头孢呋辛或头孢噻肟。

8）右旋糖酐：可增强氨基糖苷类抗生素的肾毒性。

9）茶苯海明（乘晕宁）：可能掩盖链霉素及其他氨基糖苷类抗生素所致的耳毒性症状。

10）强利尿剂（呋塞米、依他尼酸等）：与氨基糖苷类抗生素联用可增加耳毒性，静脉注射及患者肾功能不良也是加重耳毒性的因素，即使间隔用药也不安全。氨基糖苷类抗生素和强利尿剂均可引起听力损害或耳毒性，前者损害毛细胞，后者损害血管纹。动物实验表明，新霉素能使依他尼酸盐在耳蜗中的浓度增加 5 倍；氨基糖苷类抗生素也有使依他尼酸更易渗透到组织中的作用；呋塞米可降低庆大霉素清除率，使庆大霉素、妥布霉素的血浓度升高。为防止发生永久性耳聋，应避免合用或间隔使用这两种药物。对于肾功能不良的患者，因其清除药物较慢，联合用药危险性更大。大部分耳聋在静脉给药后出现，但口服给药也可引起耳聋。如果必须联用这两种药物，应使用最小剂量，并连续监测听力。

11）广谱青霉素：氨基糖苷类抗生素（庆大霉素、奈替米星、妥布霉素、西索米星）与羧苄西林、替卡西林、阿洛西林、哌拉西林、美洛西林在输液中配伍可发生化学反应，使前者的活性降低。如果两药用于严重肾功能不良患者或正在进行肾透析的患者，可使药物活性降低；但对肾功能正常的患者，这两种药物没有明显的相互作用。氨基糖苷类抗生素的氨基与青霉素的 β – 内酰胺环发生化学反应生成无生物活性的酰胺，使两种抗生素的生物活性均降低。据报道，妥布霉素、庆大霉素、丁胺卡那霉素可被羧苄西林、替卡西林、青霉素、氨苄西林灭活，使活性降低 20% ~ 25%，其中对妥布霉素的影响较大，对庆大霉素、丁胺卡那霉素的影响较小。肾功能正常的患者由于在体内没有明显的失活作用，因此可以合用这两种药物；肾功能不良患者，如果必须联用这两种抗生素，应根据肾功能状况调整剂量，并监测血药浓度。青霉素类对某些链球菌的抗菌作用，可因联用氨基糖苷类而得到加强，但对其他细菌感染联用是否有增效作用尚未肯定，因此两药联用必须遵循其适应证。新霉素可使口服青霉素 V 的血药浓度降低 50%。

12）吲哚美辛：其能否使庆大霉素、丁胺卡那霉素的血浓度升高一直有争论。

13）镁盐：镁离子和氨基糖苷类抗生素均有神经肌肉阻滞作用，两药合用可使这一作用相加，可引起呼吸肌阻断。因此，高镁血症的患儿应避免应用氨基糖苷类抗生素，如果必须使用，应监测药物对呼吸的影响。

14）万古霉素：与氨基糖苷类抗生素联用时肾毒性增加。两药联用时肾毒性的发生率为 35%，比单用时的发生率（2%～10%）明显增高，故两药联用时应监测肾毒性和耳毒性。氨基糖苷类抗生素之间联用，其对耳和肾脏的毒性会成线性增加，因而不宜联用。

15）亚胺培南：与氨基糖苷类抗生素的肾毒性有相加作用，联用时应监测肾脏功能。

16）硼砂：与链霉素、卡那霉素、庆大霉素、新霉素或妥布霉素联用后，可使上述抗生素的吸收增加、排泄减少、疗效提高，但同时脑组织中的药物浓度增加，使耳毒性作用增强，影响前庭功能，形成暂时性或永久性耳聋及行动蹒跚。应避免两药联用，或减少抗生素的剂量。

17）碱性药物：如碳酸氢钠、氨茶碱与氨基糖苷类抗生素联用，其抗菌效能可增强，但同时毒性也相应增强，必须慎用。

18）其他耳毒性药物：如红霉素等与氨基糖苷类抗生素联用，耳毒性可能加强。

19）维生素 A：新霉素可明显减少维生素 A 的肠道吸收。可能是由于在肠道中，新霉素与胆汁和脂肪酸的化学作用，影响了脂肪和脂溶性维生素的吸收。

20）维生素 C：酸性尿可使氨基糖苷类抗菌作用减弱。

21）咪康唑：可使妥布霉素的血浓度降低。

22）下列药物可增强氨基糖苷类抗生素的耳毒性和损害作用：阿司匹林，水杨酸钠，奎宁，氯喹，氮芥，顺铂，均有不同程度的耳毒性。

（19）卡那霉素

不可配伍药物：本品以尽量不与其他抗生素配伍为宜。两性霉素 B，氨苄西林，羧苄西林，头孢唑林钠，噻孢霉素钠，头孢匹胺钠，氯苯那敏（扑尔敏），多粘菌素，林可霉素，甲氧苯青霉素，巴比妥钠，苯妥英钠，磺胺嘧啶钠，氨茶碱，泼尼松，葡萄糖酸钙，氯丙嗪，新生霉素，硫喷妥钠，碳酸氢钠，维生素 C，水解蛋白，万古霉素，回苏灵，肌醇，美解眠，毒毛花苷 G 或 K，利舍平，氢化可的松，能量合剂，罗通定，辅酶 A，氯霉素，氯化钙，增压素。

（20）庆大霉素

1）头孢噻啶：与庆大霉素联用可使肾毒性相加，头孢菌素Ⅰ、Ⅱ均可使其肾毒性加重。

2）细胞毒药物：庆大霉素与阿霉素、硫鸟嘌呤或阿糖胞苷联用可以引起低镁血症。

3）两性霉素 B：与庆大霉素联用可加重肾毒性。

4）β-内酰胺类抗生素：均可破坏庆大霉素的抗菌活性，其对庆大霉素的灭活能力依次为：氨苄西林＞羧苄西林＞甲氧苯青霉素＞青霉素 G＞氯唑西林＞邻氯青霉素。

5）其他氨基糖苷类抗生素：均不宜与庆大霉素联用，联用不能增强疗效，但可增加毒性作用。庆大霉素与卡那霉素联用有致无动性缄默的报道。

6）氨茶碱：与庆大霉素联用抗菌效力增强，但存在配伍禁忌（酸碱中和反应）。碱性庆大霉素对前庭神经的毒性增强。两药如需联用应分别注射，并相应减少庆大霉素用量。

7）异丙嗪：可掩盖庆大霉素所致耳损害的早期症状。

8）氯霉素：与庆大霉素存在条件性配伍禁忌（氯霉素水溶性低，只有溶剂＞1：400时才能完全溶解），并且抗菌活性拮抗，联用后毒性增强，可致呼吸衰竭。两药分别或合用静脉滴注或肌内注射，均有致死报道；两药混合静脉滴注更易致死。许多实验和临床报告表明，庆大霉素和氯霉素联用可降低抗菌活性和药物的疗效，增加死亡率。联用致死的主要原因是呼吸衰竭，其毒理机制是庆大霉素诱发外周性神经肌肉阻滞以及氯霉素中枢性抑制膈神经放电。

9）克林霉素：与庆大霉素联用可以引起急性肾功能衰竭。

10）广谱青霉素：包括羧苄西林、替卡西林、阿洛西林、哌拉西林、美洛西林等，在输液中配伍可发生化学反应，使氨基糖苷类抗生素（庆大霉素等）活性降低，但用于肾功能正常者无明显影响。

11）呋塞米、依他尼酸：与氨基糖苷类抗生素的耳毒性具有协同作用；可加强庆大霉素的肾毒性，两药不宜并用。

12）碳酸氢钠：尿碱化可使庆大霉素的作用增强，但易发生中毒反应，两药联用时庆大霉素宜减量。

13）复方氨基比林（安痛定）：与庆大霉素联用可致严重毒副反应和变态反应，甚至可致死亡。死亡原因可因过敏性休克所致，庆大霉素与安痛定混合注射亦强化其毒副反应。预防措施：①两药不混合注射；②避免反复间歇用药；③过敏体质患者慎用；④提高药物的纯度；⑤可选用过敏反应较少的中药。

14）耳毒性药物（水杨酸盐、保泰松、氯喹等）：可增强庆大霉素的耳毒性，两药应避免联用。

15）柴胡注射液：与庆大霉素混合肌内注射，可产生严重过敏性休克。两药混合肌注，亦可发生少尿、水肿，急性肾衰致死。

16）含钙中药：可降低血浆蛋白与庆大霉素的结合率，增加毒性反应。钙剂能与庆大霉素竞争血浆蛋白的结合部位，可使游离型庆大霉素增多，而致使药物作用和毒性均增强。

17）酸性中药（山楂、山萸肉、五味子等）：酸化尿可使庆大霉素、卡那霉素、链霉素等在泌尿系中的抗菌效价降低，疗效降低。

18）高蛋白食物：可增加庆大霉素在机体内清除率达70%。

19）镁盐：庆大霉素可使血镁浓度升高，导致呼吸停止。

20）复方丹参注射液：与庆太霉素先后输入可致静脉剧痛。

21）地塞米松：与庆大霉素联用有致软瘫的文献报道。

22）穿琥宁注射液：与硫酸庆大霉素注射液不宜配伍应用。

23）不可配伍药物：二性霉素B，青霉素类，头孢菌素类，氯霉素，红霉素，多巴胺，肝素钠，磺胺嘧啶钠，碳酸氢钠，含维生素C的复合维生素B，复方氨基酸注射液。

24）避免与下列药物联用或相继使用：顺铂，头孢噻啶，卡那霉素，新霉素，多粘菌素B，多粘菌素E，巴龙霉素，链霉素，妥布霉素，万古霉素，紫霉素，强利尿剂。

（21）异帕米星

1）血浆代用品：异帕米星与右旋糖酐、海藻酸钠等血浆代用品联用可加重肾损害和耳毒性。

2）骨骼肌松弛药：与异帕米星联用可加重神经肌肉阻滞作用，甚至有发生呼吸肌麻痹的危险。

3）祥利尿药（呋塞米等）：与异帕米星联用，可加重肾损害和听觉损害。

4）青霉素类、头孢菌素类：与异帕米星同置一容器中，可降低异帕米星的活性，必需联用时应分别给药。

（22）阿米卡星（丁胺卡那霉素）

1）不可配伍药物：两性霉素B，氨苄西林，甲氧苯青霉素，头孢噻吩钠，头孢唑林钠，肝素钠，红霉素，新霉素，呋喃妥因，苯妥英钠，磺胺嘧啶钠，硫喷妥钠，华法林，含维生素C的复合维生素B。

2）条件性不宜配伍的药物有：羧苄西林，盐酸四环素类，氨茶碱，地塞米松。

3）环丙沙星：与阿米卡星联用，会产生变色沉淀。

（23）阿司米星（阿司霉素、福提霉素、武夷霉素、强壮霉素）

1）强利尿药：与阿司米星联合应用可致耳毒性和肾毒性加强，避免两药联用。

2）右旋糖酐：与阿司米星联合应用可加强肾损害，避免两药联用。

3）骨髓肌松弛药：与阿司米星联用可加强神经肌肉阻滞，甚至引起呼吸肌麻痹，避免两药联用。

（24）核糖霉素（威他霉素）

右旋糖酐：与核糖霉素联合给药，可加强对肾的损害，应避免同时应用。

（25）妥布霉素

1）羧苄西林：可使妥布霉素半衰期延长、尿排泄缓慢。两药联用可使肾毒性增加，肾功能不全者慎用。

2）钙、镁离子：可抑制妥布霉素对绿脓杆菌的抗菌活性。

3）不可配伍药物：羧苄西林及其他青霉素类，头孢菌素类，肝素钠。

4）清开灵注射液：不宜与妥布霉素联用，因两药混合后会产生棕色沉淀，降低效价，甚至产生不良反应。

（26）万古霉素

1）氨基糖苷类抗生素：与万古霉素联用，两药的肾毒性相加。

2）钙通道阻滞剂：已经应用钙通道阻滞剂扩张血管者，再快速静脉输注万古霉素更容易产生降血压作用。

3）肝素：禁忌与万古霉素混合应用。

4）硫酸镁：可加重万古霉素的肌肉神经阻滞作用，静脉或腹腔给药时反应尤为严重。

5）氯霉素、甾体激素、甲氧苯青霉素：与万古霉素配伍可产生沉淀。含有万古霉素的输液中不得加入其他药物。

（27）新霉素

1）铁剂、葡萄糖液、脂溶性维生素、胡萝卜素：口服新霉素可降低这些药物和营养物的肠道吸收率。

2）青霉素 V 钾盐：与新霉素同服可加剧某些营养物质的吸收不良。新霉素可使口服青霉素 V 的血药浓度降低 50%。

3）呋塞米、氨基糖苷类抗生素：与新霉素并用可增强毒性反应。

4）乌梅丸：可使新霉素疗效降低。

5）安宫牛黄丸、至宝丹：新霉素硫酸盐在胃肠道分解产生少量硫酸，可使安宫牛黄丸、至宝丹中雄黄的硫化砷氧化，增加药物毒性。其他含雄黄的中药，也不宜与硫酸新霉素同服。

6）痧气散、行军散、通窍散：与新霉素同服抗菌作用增强，但毒性也增强，两药长期同服可引起暂时性或长期性耳聋。

7）β - 受体阻滞药：红霉素或新霉素可提高纳多洛尔的血药浓度达 1 倍以上，但其临床意义尚不清楚。

8）牛黄解毒丸、石膏：新霉素中的硫酸或磷酸盐可与石膏的钙离子形成难溶性化合物降低抗菌效果。新霉素中的硫酸根可与雄黄的砷离子生成硫化砷酸盐，增加毒性反应。

（28）四环素类

1）口服甾体避孕药：四环素类抗生素能抑制肠道菌群，使甾体避孕药的肠肝循环受阻，因而可能影响避孕效果。

2）肝毒性药物（红霉素、竹桃霉素、利福平、对氨基水杨酸钠、异烟肼、氯丙嗪、噻嗪类利尿剂、保泰松、口服降糖药等）：四环素类可干扰这些药物的肠肝循环，影响药物疗效，增加肝毒性反应。

3）肾毒性药物（某些止痛药、万古霉素、杆菌肽、多粘菌素等）：与四环素类联用可加剧毒性反应。

4）维生素 B_{12}、口服青霉素类、葡萄糖液：四环素类药物能改变肠道菌群，降低这些药物的吸收。

5）口服抗凝剂：四环素类药物阻碍维生素 K 在肠道内的生物合成，使口服抗凝药的抗凝作用加强，两药联用易发生出血性并发症。

6）青霉素：四环素或氯霉素可促进细胞壁合成，与青霉素有拮抗作用。

7）皮质激素：与四环素类抗生素长期联用可产生严重感染。

8）吩噻嗪类药物：个别女患者服用米诺环素、奋乃静、阿米替林或苯海拉明后出现泌黑乳现象。

9）硫酸锌：可使四环素吸收率下降50%，联用时应尽可能延长服药间隔时间。

10）橘红丸：含有石膏，可与四环素、强力霉素等形成螯合物，降低药物吸收，影响疗效。强力霉素也不宜与含重金属离子的药物（牛黄解毒片、牡蛎、瓦楞子、明矾等）同时服用。

11）维生素 A：过量可引起良性颅内压升高，四环素亦偶可引起良性颅内压增高，两药联用可增加颅内压升高的危险性。

12）乙醇：饮酒患者多西环素的血药浓度可能会降至治疗水平以下，其他四环素类药物不受影响。

13）抗酸药：含有铝、钙、镁等离子的抗酸药，能与四环素形成螯合物或络合物，减少吸收，明显降低口服四环素类抗生素的血药浓度，并降低其疗效。

14）抗惊厥药：长期应用巴比妥、苯妥英钠或卡马西平的患者，多西环素的血药浓度可被降至最低治疗浓度以下，其他四环素类药物不受影响。

15）考来替泊：可明显降低四环素的吸收。

16）利尿药：增加四环素的肾毒性，使血尿素氮升高。

17）铁剂：与四环素同时服用后，两者在肠道吸收均降低，血药浓度下降。

18）利福平：使个别患者脱氧土霉素的血药浓度明显下降。

19）其他抗生素：与四环素联用时宜分别给药。

20）骨髓肌松弛药：与四环素联用可加重呼吸抑制。四环素能增加箭毒的肌松作用，此作用可被钙离子所拮抗。

21）硫酸锌：可使四环素的吸收率降低50%。

22）牛奶和奶制品：可使四环素类药物的吸收明显降低，影响疗效。

23）饱腹：饭后服用四环素可降低其吸收率达50%～80%，疗效相应降低。四环素宜空腹服。

24）下列中药及其中成药不宜与四环素类药物同时服用，如需联用时应间隔2小时：①含钙中药，如石决明、石膏、龙骨、龙齿、瓦楞子、花蕊石、牡蛎、海蛤壳、海浮石、海螵蛸、珍珠、珍珠母、鸡子壳、钟乳石、寒水石、珊瑚等；②含镁中药，如马宝、青礞石、滑石、琥珀等；③含铝中药，如白矾、赤石脂等；④含铁中药，如代赭石、磁石、禹余粮、桑螵蛸、生铁落、绿矾等；⑤含碱性成分较多药物，如硼砂、行军散等；⑥含鞣质较多药物，如儿茶、地榆、荆芥、虎杖、牡丹皮、白芍、七厘散、槐角丸等；⑦含消化酶较多的药物，如神曲、麦芽、豆豉等。复方五味子片和当归浸膏片等亦不宜与四环素类同服。

25）盐酸四环素不可与下列药物配伍：丁胺卡那霉素，氨茶碱，氨苄西林，巴比妥类，羧苄西林，呋喃妥因，钙盐类，头孢菌素类，氯霉素，氯噻嗪钠，红霉素，肝素钠，氢化可的松，新青霉素 I，新生霉素，苯唑西林钠，青霉素 G 钾或钠，苯妥英钠，多粘菌素 B，碳酸氢钠，磺胺嘧啶钠，华法林。

（29）氯霉素

1）青霉素、头孢菌素：氯霉素可减弱杀菌性抗生素的抗菌效能。

2）苯巴比妥：能明显降低氯霉素的血药浓度，而苯巴比妥的血药浓度明显升高。

3）利福平：可使氯霉素血药浓度明显下降达 $64\% \sim 85\%$。

4）口服抗凝剂（双香豆素、华法林）：氯霉素可降低抗凝剂的代谢，增强抗凝作用，联用时应调整抗凝剂用量。

5）甲苯磺丁脲、氯磺丙脲：氯霉素可增强其降糖作用，联用时易发生急性低血糖。氯霉素能增强达美康的降糖作用，延长作用持续时间。

6）环磷酰胺：氯霉素可降低环磷酰胺有治疗作用的活性产物，使其治疗作用降低。

7）甲氨蝶呤：与氯霉素、对氨基水杨酸钠、四环素或甲苯磺丁脲联用时，甲氨蝶呤的毒性反应增强。

8）铁剂、维生素 B_{12}：氯霉素可引起严重的骨髓抑制，因而拮抗铁剂和维生素 B_{12} 的抗贫血作用。

9）碱性药物：不宜与氯霉素同服或配伍注射，以免氯霉素分解失效。

10）牛奶：可降低氯霉素的疗效，不宜同服。

11）陈香露白露片：属于碱性中成药，可使氯霉素发生水解反应，降低疗效。

12）十灰散：可吸附氯霉素，减少吸收，降低疗效。

13）复方入地金牛丸：含氢氧化铅可延缓胃排空速率，使氯霉素的吸收降低。

14）茵陈蒿：易致氯霉素疗效降低。

15）绛矾丸：氯霉素可降低绛矾丸（含铁剂）的抗贫血疗效。

16）四季青糖浆：可降低氯霉素治疗急性菌痢的疗效。四季青含缩合型鞣质，可与氯霉素结合形成不溶物，降低氯霉素口服吸收率并消除其抗菌活性。

17）大黄：氯霉素可抑制肠内菌群，降低大黄的泻下作用。

18）骨髓抑制剂：与氯霉素联用可加剧骨髓抑制，甚至发生不可逆性后果。

19）含铁药物：氯霉素中的硝基苯能直接抑制红细胞对铁的摄取和吸收，干扰骨髓细胞的蛋白合成，抑制线粒体内的铁络合酶，导致血红蛋白合成障碍，使铁剂的药效减弱或消失。含铁药物包括右旋糖酐铁、硫酸亚铁、代赭石、阳起石、磁石、禹余粮、桑螵蛸、生铁落、绿矾、脑立清、羊痫风丸、耳聋左慈丸、强阳保肾丸、磁朱丸、生血片、肝炎丸、清脑降压片、更年安等。氯霉素可使含叶酸、维生素 B_{12} 的中药（如当归制剂）抗贫血作用减弱或消失。

20）碱性中药：氯霉素在中性或酸性溶液中（pH 4.5~7.5）比较稳定，强酸或强碱中易导致水解反应，使药物失效。碱性中成药包括大黄苏打片、龙胆合剂、龙胆苏打片、复胃片、肝胃气痛片、陈香露百露片、胃乐片、胃散、健胃片、贝羚散、行军散、红灵散、秘诀清凉散、通窍散、蛇犬化毒散、痧气散、喉症丸、猴枣散、噙化上清丸、大金丹等。

21）氢氧化铝：可延缓胃排空速率，使氯霉素的吸收降低。含氢氧化铝的中成药包括复方入地金牛丸、胃康宁片、复方救心应急丸、痢炎宁、复方斑蝥胶囊、迁肝片、复方斑蝥片、愈风宁心片、复方胃宁片、胃钙宁片、当归浸膏片、啤酒花片、溃疡片、胃灵片等。

22）口服降糖药：氯霉素抑制肝微粒体酶活性，降低口服降糖药代谢，增强降血糖作用，两药联用易发生低血糖反应。

23）苯妥英钠：氯霉素阻碍苯妥英钠代谢，因而使苯妥英钠血药浓度升高，半衰期延长达 2 倍，可致苯妥英钠中毒。

24）不可配伍药物：甲氧苯青霉素，庆大霉素，氯丙嗪，新生霉素，多粘菌素 B，苯妥英钠，异丙嗪，磺胺嘧啶钠，四环素，羧苄西林，红霉素。

（30）大环内酯类

1）乙醇：可减少琥乙红霉素的吸收。

2）利托那韦：可抑制大环内酯类抗生素经 CYP 3A4 的代谢。

3）西咪替丁：抑制微粒体 P450 酶，可使红霉素瞬间剂量增高，造成一过性耳聋。

4）雌激素、避孕药：与大环内酯类抗生素联用，可加重肝毒性（胆汁淤积）。

5）卡马西平：与大环内酯类抗生素联用，可增加神经毒性。

6）大环内酯类抗生素可影响阿司咪唑、特非那定、卡马西平、西沙必利、氯氮平、环孢素、地高辛、麦角生物碱、匹莫齐特、他克莫司、氨茶碱和华法林的代谢。大环内酯类抗生素也和氯雷他定产生类似的药动学相互作用。

（31）红霉素

1）果汁及酸性饮料、维生素 C：可使红霉素在胃内破坏，并产生不良臭味。

2）无机盐溶液：红霉素针剂忌用氯化钠、氯化钾或其他无机盐溶液作为溶媒，以免沉淀。

3）氨茶碱：红霉素可降低其消除率，联用时可发生氨茶碱中毒。

4）麦迪霉素、螺旋霉素：与红霉素呈拮抗作用。

5）β-受体阻滞剂：红霉素可使其中一些制剂的血药浓度增加 2 倍，联用时易发生不良反应。

6）维拉帕米（异搏定）：红霉素可作为促动力药用于胃排空迟缓性疾病（对下段肠管效差），异搏定可拮抗红霉素的胃肠平滑肌收缩作用。

7）口服避孕药：红霉素可使其避孕效力降低。

8）白喉抗毒素：与红霉素有协同作用。

9）糖皮质激素：与红霉素有协同性免疫抑制作用。

10）含有机酸的中药（乌梅、五味子、山楂等）：与红霉素同服易使其失去抗菌活性。

11）丙磺舒：可降低红霉素的血药浓度。

12）非洛地平：红霉素可抑制非洛地平（抑制肝微粒体酶 P450），可使其血液浓度升高。西咪替丁与二氢吡啶类钙通道阻滞药（硝苯地平、尼群地平、伊拉地平及非洛地平等）也有类似作用。

13）酸性溶液：红霉素在酸性溶液中（包括葡萄糖液）不稳定，液体 pH 值越低，经过时间越长，对红霉素的效价影响越大。红霉素在 pH 6~7 时比较稳定，经 8 小时仅降低效价 2%。

14）青霉素：与乳糖酸红霉素针剂配伍可出现溶液混浊、沉淀或变色，两药的抗菌作用相互拮抗，必需联用时，青霉素应先于红霉素 2~3 小时使用。氨苄西林与红霉素针剂配伍，室温下 1 小时可出现混浊沉淀。

15）林可霉素：红霉素可降低其抗菌作用（竞争血浆蛋白结合部位），两药并用有部分交叉耐药现象，故不宜联用或交替使用。

16）吉他霉素：与红霉素竞争结合部位，使抗菌效力减弱，并易引起细菌耐药性。

17）四环素：与红霉素针剂配伍后，溶液效价降低，并有混浊沉淀，两药联用尚可加剧肝功能损害。

18）普鲁本辛：可延长红霉素在胃内的停留时间，使药效降低。

19）阿司匹林：可使红霉素的抗菌作用降低，两药不宜同服。

20）卡马西平：红霉素可使其清除率减少 20%，两药联用时可导致卡马西平中毒。

21）强心苷：应用红霉素患者约有 10% 出现地高辛血药浓度加倍，可发生洋地黄中毒。

22）维生素 B$_6$：与红霉素联合静脉用药，可使红霉素效价降低。

23）华法林：与红霉素联用时，少数患者可发生华法林作用加强而出血。

24）氯霉素：与红霉素可产生相加的抗菌作用，但在一些感染中联用可出现拮抗作用，并加重肝损害。氯霉素与红霉素联用须间隔两个半衰期（3~4 小时），以免发生拮抗。

25）莨菪碱类药物（天仙子、洋金花、颠茄、华山参等）：可抑制胃肠蠕动和排空，延长口服红霉素在胃内的停留时间，药物被胃酸破坏增加，减少吸收，降低疗效。

26）穿心莲：红霉素和庆大霉素可抑制穿心莲促进白细胞吞噬功能的作用，降低穿心莲药效。

27）千里光：其所含鞣质可与红霉素结合，形成不溶性沉淀，降低红霉素的口服吸收和抗菌活性。含鞣质中药（虎杖、石榴皮、金钱草及地锦草等）均不宜与红霉素同服。

28）炭类中药：可吸附红霉素，影响吸收，降低生物利用度。

29）巴豆、牵牛子（黑白丑）、何首乌：可加速肠蠕动，降低口服红霉素吸收。

30）丙吡胺：红霉素可干扰丙吡胺在肝脏进行脱羟基作用，使丙吡胺血药浓度增加，两药并用时丙吡胺应减量，并防止滴速过快。国外有两药相互作用致死的报道。

31）不可配伍液体：不可用生理盐水直接溶解，pH 5.5 以下或 pH 8 以上的液体，需用适当缓冲剂调节至 pH 7 左右才可配伍。

32）不可与乳糖酸红霉素配伍的药物：氨苄西林，头孢噻吩钠，硫酸抗敌素，肝素钠，间羟胺，庆大霉素，四环素，含维生素 C 的复合维生素 B，氯唑西林，氨茶碱，羧苄茜林，维生素 C。

33）不可与葡庚糖酸红霉素配伍的药物：阿米卡星，头孢拉啶，头孢噻吩钠、头孢唑啉钠，氯霉素，苯巴比妥钠，苯妥英钠，链霉素，四环素，羧苄西林，抗敌素，硫喷妥钠，含维生素 C 的复合维生素 B，氨茶碱。

（32）罗红霉素

1）氨茶碱：罗红霉素可使茶碱血药浓度升高，半衰期延长，引起药物蓄积作用，产生不良反应。两药联用当血清茶碱浓度≥15mg/L 时，应对茶碱血药浓度进行监测。

2）咪达唑仑：是苯二氮䓬类镇静药，罗红霉素可使其血药峰值增大、半衰期延长，但临床意义不明显。

（33）克拉红霉素（甲基红霉素）

1）氨茶碱：克拉红霉素能使茶碱血药浓度增加，但其变化在治疗范围内时，无重要临床意义。

2）卡马西平：克拉红霉素可使卡马西平的血药浓度升高 38.3%，环氧化物形成明显减少，清除率减少 28.5%。两药联用应降低卡马西平的用量，否则可诱发卡马西平中毒。

3）丙吡胺：与克拉霉素之间可发生威胁生命的相互作用。红霉素干扰丙吡胺代谢。红霉素、克拉霉素可通过改变肠道菌群对药物的代谢、形成复合物，以及使细胞色素酶 CYP 3A 失活，而影响某些与此两药同用的药物的药动学。联用时丙吡胺血药浓度升高，Q－T 间期延长，血药浓度降低后心电图恢复正常。因此，大环内酯类药物与抗心律失常药联用时，应进行心电监护，并测定血药物浓度。

4）克拉霉素可阻滞下列药物代谢，使其血药浓度升高：地高辛、茶碱、口服抗凝血药、麦角胺或二氢麦角胺、三唑仑、卡马西平、环孢素、苯巴妥和苯妥英等。联用时可导致这些药物中毒，应减少剂量。

（34）乙酰螺旋霉素

1）环孢素：螺旋霉素可显著升高环胞菌素血药浓度，故联用时需减少环孢素用量，否则将增加肾毒性。环孢素与交沙霉素及卡那霉素均有类似相互作用。

2）头孢唑林：螺旋霉素具有快速抑菌作用，可使头孢唑林的快速杀菌效能受到明显抑制。

（35）阿奇霉素（阿红霉素、阿齐红霉素）

1）地高辛、环孢素、卡马西平：阿奇霉素可增加这些药的血药浓度，联用时应进行监测。

2）抗酸药、食物：含 Al^{3+} 和 Mg^{2+} 的抗酸药可影响阿奇霉素吸收，使其血药浓度降低，但总吸收量不变。食物可影响阿奇霉素吸收。

（36）林可霉素

1）白陶土、果胶：可使克林霉素和林可霉素的胃肠吸收减少，降低抗菌效果。

2）环匹氨磺酸：可降低克林霉素和林可霉素的吸收，降低抗菌作用。

3）红霉素：与林可霉素性质相近，可产生拮抗作用，不宜联用。

4）食物：饭后服药可减少吸收，使林可霉素的血药浓度降低 2/3，但克林霉素不受影响。

5）卡那霉素、新生霉素：与林可霉素有配伍禁忌，不可联用。

6）磺胺嘧啶：与林可霉素可产生沉淀，不可配伍联用。

7）麦迪霉素：与林可霉素的作用部位相同，可干扰或破坏林可霉素，降低抗菌效果，增强胃肠道副作用。

8）氨苄西林：属于速效杀菌剂，如与速效抑菌剂林可霉素联用可相互拮抗，且注射液混合后易发生沉淀。

9）维生素 C：可与林可霉素发生氧化还原作用，生成新的复合物，使林可霉素失去抑菌活性，两药不宜联用。

10）庆大霉素：属于慢性杀菌剂，与林可霉素联用可增强抗链球菌作用，两药具有协同作用，但可增加庆大霉素的肾毒性。

11）大环内酯类抗生素、头孢菌素类：试管内可见林可霉素与大环内酯类相拮抗，也可能影响青霉素及头孢菌素的杀菌作用。

12）盐酸林可霉素不可与下列药物配伍：羧苄西林，多粘菌素，卡那霉素，苯妥英钠，新生霉素，青霉素 G，头孢菌素 I，氯唑西林，链霉素，复合维生素 B。

13）林可霉素有神经肌肉阻断作用，与有类似作用的药物联用时应注意。

（37）克林霉素（氯林可霉素、氯林霉素）

1）肌肉松弛剂：与克林霉素联用可使神经肌肉阻断作用增强。

2）红霉素：与克林霉素有拮抗作用，不可联合应用。

3）不可配伍药物：氨苄西林，苯妥英钠，巴比妥盐类，氨茶碱，葡萄糖酸钙，硫酸镁。

（38）磷霉素

1）葡萄糖、磷酸盐制剂：磷霉素的分子结构与磷酸烯醇丙酮酸盐相似，能竞争同一转移酶，使细菌细胞壁的合成受到抑制而导致细菌死亡。磷霉素这一作用可以被葡萄糖和磷酸盐制剂所抑制，因而使用磷霉素期间不能有大量葡萄糖、磷酸盐存在。磷霉素与一些金属盐可生成不溶性沉淀，故不可与钙、镁等盐相配伍。

2）酸性药物：磷霉素钠针剂在 pH 4～11 时稳定，静脉滴注时不宜与酸性较强的药物同时应用；在 pH 2 以下时磷霉素钙剂极不稳定，所以不宜与酸性药物同时服用，也不宜饭前服药（胃液空腹时 pH 0.9～1.5）。

3）不可配伍药物：氨苄西林，头孢噻吩钠，头孢噻啶，红霉素，庆大霉素，利福平，链霉素，卡那霉素。

（39）新生霉素

1）青霉素：新生霉素低浓度时呈抑菌作用，因而与青霉素的作用相拮抗；高浓度时呈杀菌作用，因而可增强青霉素的疗效。

2）肝素：忌与新生霉素混合注射。

3）丝裂霉素：与新生霉素联用，乳腺癌细胞株呈相减作用。

4）鬼臼乙叉苷：新生霉素对乳腺癌有抑制作用，对鬼臼乙叉苷的调节作用因细胞株而异，两药联用对肿瘤化疗有临床意义。

（40）多粘菌素

1）硫酸多粘菌素 B 不可与下列药物配伍：两性霉素 B，头孢唑林钠，头孢匹林钠，氯霉素，氯噻嗪钠，金霉素，肝素钠，硫酸镁，强的松龙，四环素，氨苄西林，青霉素，卡那霉素，苯妥英钠。

2）硫酸多粘菌素 E（硫酸抗敌素）不可与下列药物配伍：氨茶碱，细胞色素 C，氢化可的松，青霉素 G，羧苄西林，乙酰半胱氨酸，碳酸氢钠，四环素，能量合剂，维生素 B_{12}，巴比妥盐，头孢菌素，红霉素，卡那霉素，万古霉素。

（41）喹诺酮类

1）拮抗作用：①与铅、镁、钙、铁制剂联用，可减少喹诺酮类药物吸收；②与阿片全碱联用，可使喹诺酮类血药峰浓度降低；③与蛋白合成抑制剂利福平、氯霉素等联用，可产生拮抗作用，使其抗菌作用下降或抵消，以诺氟沙星最为明显；④喹诺酮类药物可拮抗两性霉素 B、美帕曲星的作用，部分拮抗 5 - 氟胞嘧啶的作用。

2）不良反应增加：①与磺胺类药物或碱性药物同服可增加肾损害；②与非甾体抗炎药（如布洛芬）联用，易诱发癫痫或痉挛；③与茶碱联用，可抑制茶碱代谢而引起茶碱中毒；④与咖啡因联用，可延缓咖啡因代谢，导致咖啡因过量引起的中枢神经系统症状和体征；⑤喹诺酮类药物可增强阿霉素、呋喃妥因、华法林的毒性和不良反应。与氨基糖苷类抗生素、磺胺类、阿霉素、呋喃唑酮联用，或碱化尿液可引起喹诺酮类药物自肾小管析出，导致急性肾衰或阻塞性肾病，以环丙沙星最为明显。

3）非甾体抗炎药（NSAIDs）：与喹诺酮类药物联用可增加神经系统毒性，诱发惊厥或痉挛。氟喹诺酮类药物抑制 GABA（氨酪酸，原称 γ - 氨基丁酸）与受体的结合，而 NSAIDs 及其代谢产物能显著增加氟喹诺酮类药物抑制 GABA 受体的作用，故表现为惊厥。喹诺酮类药物在体外结合剂量为 300mg/L，而在 NSAID 存在时将减少到 1/1000，故癫痫或有既往史的患者，以及急性脑血管障碍患者应当避免联用这两类药物（阿司匹林除外）。安替比林可使喹诺酮类药物总清除率下降，半衰期延长，在严重肝功能损害患者中，抑制作用更加明显。

4）口服避孕药：长期用药的妇女如需服抗菌药时，选用环丙沙星比较安全。

5）尿碱化剂：可降低某些喹诺酮类药物的抗菌作用。

6）氨茶碱：喹诺酮类抗菌药能抑制茶碱代谢，其中依诺沙星是最强的茶碱抑制剂，可使茶碱清除率下降 40%～75%；环丙沙星、诺氟沙星可使茶碱清除率下降 20%～30%。依诺沙星可使茶碱的血药浓度升高近 2 倍，导致出现毒副作用；环丙沙星、诺氟沙星可增加茶碱血药浓度 1～2 倍，联用时应监测茶碱浓度，调整剂量；氧氟沙星对于茶碱血药浓度几乎无影响。甲基黄嘌呤生物碱（咖啡因、茶碱、可可碱等）主要以肝细胞色素 P450 酶系为介导，通过脱甲基、羟化等代谢，故凡是抑制 P450 同工酶的药物均可影响茶碱的代谢。

7）咖啡因：其体内的代谢可被喹诺酮类抑制，联用时应减少剂量。依诺沙星、环丙沙星可使咖啡因半衰期延长，总清除率降低 33%，这种抑制作用随剂量而增大。诺氟沙星和氧氟沙星无明显影响。

8）钙剂、铁剂、抗胆碱药、H₂ 受体拮抗剂、碳酸氢钠：均可降低喹诺酮类药物的吸收，应避免同时服用。

9）与其他抗菌药物联用

①氨基糖苷类：与喹诺酮类均有肾毒性，联用时应监测肾功能并注意掌握剂量。

②二性霉素 B、美帕曲星：其抗菌作用可被环丙沙星所拮抗。氨基糖苷类或二性霉素与喹诺酮类药物联用能损害肾小管，可发生急性肾衰。

③万古霉素：与环丙沙星联用可增强肾毒性；

④利福平：可加速环丙沙星代谢，使其血药浓度下降；

⑤氯霉素，强力霉素，氯林可霉素，大环内酯类抗生素：与环丙沙星联用时导致抗菌活性降低，增加造血系统、神经系统不良反应；

⑥阿洛西林：可提高环丙沙星血药浓度，使毒副作用发生率增加。两药联用时应减少环丙沙星剂量并延长给药间歇时间。

10）磷酸盐结合剂：可降低血清和透析液中环丙沙星浓度达 76%～92%，应避免联用。

11）抗酸剂、碳酸钙、硫糖铝：氟喹诺酮类药物可与镁、铝、锌、铜、铁、钙等多价阳离子发生螯合反应，影响吸收，应避免同时服用。某些抗酸药可减少氟喹诺酮类药物的吸收。氢氧化铝、氢氧化镁、硫酸铁、硫酸锌等药物可使尿中诺氟沙星的排泄量减少 50%～90%，其中与诺氟沙星的相互作用最强，与氧氟沙星作用最弱。环丙沙星与含铝、镁的抗酸药联用时，可使血浆中环丙沙星几乎完全丧失活性。碳酸钙抗酸药可使环丙沙星的吸收平均减少 40%。硫糖铝可使诺氟沙星、环丙沙星及依诺沙星的生物利用度降低。

12）丙磺舒：联用可降低肾清除率，使氟诺喹酮类血药浓度升高。氟哌酸可降低优降糖的生物利用度。

13）联苯丁酮酸（芬布芬）：与氟哌酸联用有诱发惊厥的危险。

14）免疫抑制剂

①环孢素：与喹诺酮类联用，可引起急性肾功能不全，应注意肾功能监测。喹诺酮类可通过抑制环孢素的代谢，使其血药浓度升高，肾毒性增高。

②卡氮芥：氟哌酸、氧氟沙星可使卡氮芥的细胞毒性加重。氧氟沙星可抑制卡氮芥的代谢，使其血药浓度增高，联用时可增强卡氮芥对 DNA 的损害，使细胞毒性增大。

15）呋喃妥因、阿霉素：环丙沙星可增加呋喃妥因和阿霉素的毒性。呋喃妥因、阿霉素也可使环丙沙星毒性增加，对于肾功能不全者损害更大。

16）牛奶、酸奶：可使环丙沙星吸收减少，血药浓度降低。

17）苯妥英钠、卡马西平：环丙沙星有酶抑制作用，可使抗癫痫药代谢受阻，作用加强，肝毒性增加，导致中毒反应。联用时宜进行药物监测。

18）配伍禁忌：环丙沙星与克林霉素配伍立即产生沉淀；与氨茶碱配伍 24 小时内产生沉淀；与呋塞米、肝素、苯妥英钠配伍产生沉淀；与碳酸氢钠、氢化可的松产生反应。

（42）环丙沙星（环丙氟哌酸）

1）茶碱：环丙沙星可使茶碱半衰明显延长，导致血药浓度升高，两药联用尚属安全。

2）其他抗生素：环丙沙星与氯霉素、多西环素或克林霉素联用时抗菌活性降低，并增加造血系统、神经系统等毒性反应；利福平具有酶促作用，可加速环丙沙星的代谢，降低血药浓度，故以上药物不宜联用。

3）抗酸剂：与含镁、铝的抗酸剂或硫酸亚铁、含锌的多种维生素等联用时，可明显降低环丙沙星的吸收和抗菌活性。

4）甲基嘌呤类药物：环丙沙星抑制肝脏微粒体细胞色素 P448 和 P450 酶系统，可降低氨茶碱在肝脏的代谢和清除，延长氨茶碱的半衰期，因此两药联用时应减少氨茶碱用量 1/3 左右，以免发生氨茶碱中毒，最好能监测氨茶碱的血药浓度。

5）非甾体抗炎药：可抑制氨酪酸（GABA）与其受体结合，增加中枢神经系统的兴奋性，导致惊厥。环丙沙星使 GABA 从神经末梢的释放减少，并竞争性抑制 GABA 与突触后受体的结合。某些非甾体抗炎药及其代谢产物可使环丙沙星的上述作用增强，如环丙沙星与联苯丁酮酸联用可诱发惊厥；与布洛芬联用可诱发痉挛，与安替比林联用可降低代谢和消除率，使血浆安替比林和环丙沙星水平均可升高。为避免发生不良反应，有癫痫病史或急性脑血管疾病患者不宜联用上述药物。

6）抗凝血药：与环丙沙星联用可导致凝血时间延长，导致出血倾向。两药联用时应监测凝血酶原时间（PT）。

7）头孢哌酮钠：与环丙沙星接触即可发生沉淀，产生沉淀的快慢与头孢哌酮钠的浓度有关。

（43）诺氟沙星（氟哌酸）

氨茶碱：氟哌酸可提高氨茶碱的血药浓度，以老年患者更为显著。

（44）左旋氧氟沙星

1）氢氧化铝、硫酸铁、氧化镁：可显著影响左氧氟沙星吸收，降低其生物利用度，也可降低其肾排泄。碳酸钙和雷尼替丁不影响本品的吸收。

2）经肝脏代谢药物：喹诺酮类化合物能抑制肝脏线粒体中细胞色素 P450 同工酶，从而影响有关药物代谢，但有报道氧氟沙星不影响茶碱的血浓度，因此推测本品与茶碱联用时不需要调整剂量。

（45）洛美沙星

1）茶碱：本品可使茶碱血药浓度波动，但无显著临床意义。

2）硫糖铝、制酸药：可使本品吸收速率减慢 25%，AUC 降低约 30%。如在本品服用前 4 小时或服用后 2 小时服硫糖铝或制酸药则影响较小。

3）芬布芬：与本品联用可致中枢兴奋，诱发癫痫。

4）丙磺舒：可延迟本品的排泄，使平均 AUC 增大 63%，平均 Tmax 延长 50%，平均 Cmax 增高 4%。

5）华法林：本品可加强口服抗凝血药如华法林等的作用，联用时应监测凝血酶原时间及其他项目。

（46）曲氟沙星

1）氨茶碱：曲氟沙星可降低茶碱清除率，使半衰期轻微增加，但无临床意义。

2）抗凝药：与曲氟沙星联用的安全性有待进一步研究。

（47）甲硝唑（甲硝基羟乙唑、灭滴灵）

1）氯霉素：可使甲硝唑的半衰期明显延长，消除速度常数及清除率降低。氯霉素抑制肝药酶活性，使甲硝唑代谢延缓。临床上两药长期联用时应予注意，停药 2 周后方可恢复正常。

2）氨苄西林钠：不宜直接与甲硝唑针剂配伍（混浊、变黄）。

3）蜂蜜、蜂胶：与甲硝唑有协同性抗菌作用。

4）乙醇：甲硝唑可抑制乙醛脱氢酶阻滞乙醇代谢。服药期间饮酒可发生胃肠功能紊乱、腹痛、恶心、呕吐、颜面潮红及头痛等不良反应，即双硫仑样反应。

5）华法林：甲硝唑可抑制华法林代谢，使其抗凝作用增强。两药联用时应监测凝血酶原时间，调整华法林剂量，可降低用量 1/3～1/2。

6）苯妥英钠：与甲硝唑联用时，少数人血清苯妥英可达到中毒水平。

7）氯喹：与甲硝唑联用可出现肌张力障碍。两药交替应用，可治疗阿米巴肝脓肿。

8）西咪替丁：可减少甲硝唑从体内排泄，使总清除率下降约 30%，血药浓度升高，增加神经毒性。有报道认为，西咪替丁等肝酶诱导剂可使甲硝唑加速消除而降效。

9）氢氧化铝、考来烯胺：可略降低甲硝唑的胃肠吸收，生物利用度降低 14.5%。

10）庆大霉素：与甲硝唑针剂配伍后 4 小时药物浓度降至 70%，建议在 2 小时内用完。输液稀释后才能与甲硝唑配伍的注射剂有庆大霉素、维生素 C、乳酸红霉素。

11）糖皮质激素：可加速甲硝唑从体内排泄，使血药浓度降低 31%，联用时需加大甲硝唑用量。

（48）替硝唑

1）西咪替丁：可减少替硝唑从体内的排泄，使血药浓度升高 40%，半衰期延长 47%。两药联用时替硝唑的疗效及毒性可增高，其临床意义尚不清楚。

2）利福平：可加快替硝唑从体内的排泄，降低其血药浓度达 30%，半衰期缩短 27%。两药联用时替硝唑的疗效可能降低，临床意义未明。

3）乙醇：与替硝唑同服可引起腹部痉挛、胃灼热感及呕吐等不良反应，因此用药期间避免饮酒。

4）抗凝血药：替硝唑可增强抗凝血药作用。两药联用时应注意观察凝血酶原时间，并调整抗凝血药剂量。

（49）抗真菌药

1）可降低抗真菌药药效者：巴比妥类可降低灰黄霉素的药效。利福平可降低氟康唑的药效。利福平、异烟肼、苯妥英钠、H_2 受体拮抗剂（抗酸和抗胆碱能药）及苯巴比妥可降低酮康唑的药效。利福平、异烟肼、苯巴比妥及卡马西平可降低伊曲康唑的药效。利福平、苯巴比妥可降低特比萘芬的药效。

2）可被抗真菌药降低药效者：灰黄霉素可降低华法林、口服避孕药及环孢素的药效。酮康唑可降低安替比林、口服避孕药的药效。伊曲康唑可降低安替比林、口服避孕药的药效。

3）排钾利尿药、刺激性泻药、糖及盐皮质激素：如与替可克肽联用可增加低血钾危险，应注意监测血钾，必要时及时纠正，尤其是应用洋地黄治疗时更应引起注意。

4）可致心脏尖端扭转药物：如胺碘酮、阿司咪唑、苄普比尔、嗅苄胺、丙吡胺、红霉素、喷他脒、奎尼丁、索他洛尔、司巴沙星、舒托必利、特非那丁、长春胺等，与两性霉素 B 联用可引起尖端扭转，诱发低血钾、心动过缓、Q－T 间期延长等。两性霉素 B 如与胺碘酮、奎尼丁、索他洛尔联用时应注意预防低血钾，必要时予补钾纠正，并监测 Q－T 间期；如出现尖端扭转，则不宜服抗心律失常药。两性霉素 B 不宜与阿司咪唑、苄普地尔、红霉素、喷他脒、司巴沙星、舒托必利、特非那丁、长春胺等联用。

5）洋地黄类药物：与两性霉素 B 联用易致低血钾，引起洋地黄中毒。联用时应监测血钾及心电图。

6）齐多夫定：与两性霉素 B 联用可增加对骨髓及血液的毒性作用，故应定期检查血常规。

（50）灰黄霉素

1）苯巴比妥：可降低或完全抑制灰黄霉素的抗真菌作用。

2）黄连素、硫酸镁：可使灰黄霉素的吸收率降低35%。

3）维生素 B_6：可使灰黄霉素代谢灭活加速，甚至丧失疗效。

4）秋水仙碱：与灰黄霉素联用可加重血卟啉病代谢障碍。

5）高脂肪饮食：可促进灰黄霉素的吸收，提高疗效，但亦相应地增加毒副作用。

6）乙醇：服用灰黄霉素期间饮用含酒精饮料可致发热、面红、呕吐、心动过速等双硫仑样作用，使乙醇中毒反应加重，故两者不宜联用。

7）口服抗凝药：灰黄霉素使其肝代谢增加，抗凝作用降低，故应经常检测凝血酶原含量及国际标准化比值，使用及停用灰黄霉素8日后应调整口服抗凝药的剂量。

8）溴隐亭：灰黄霉素可增加溴隐亭的肝脏代谢而影响溴隐亭的疗效。灰黄霉素可拮抗溴隐亭对肢端肥大症的治疗作用。

9）环孢素：灰黄霉素可加速环孢素的代谢而降低其循环量，故应提高环孢素用量，停用肝酶诱导剂灰黄霉素后再减少环孢素用量。

10）口服避孕药、孕激素、雌激素：在应用灰黄霉素期间及停用一定时期内，其避孕效果下降，故不宜联用。

11）甲状腺激素：灰黄霉素可增加 TT4 的代谢，对甲状腺功能减退者可导致甲状腺功能降低或功能不全。两药联用时应监测 TT4 的血清浓度，并在服用灰黄霉素期间及停药后调整甲状腺素用量。

12）异烟肼：灰黄霉素可加快异烟肼毒性代谢物的形成而增加其肝毒性。两药联用时应进行临床及生化监测，如出现肝损伤应立即停用异烟肼。

13）齐多夫定：灰黄霉素可加快齐多夫定的肝脏代谢而降低其疗效。两药联用时应定期进行临床监测。

（51）二性霉素 B（两性霉素 B）

1）咪唑类抗真菌药（克霉唑、咪康唑、酮康唑）：与二性霉素 B 联用可发生拮抗作用，降低咪唑类抗真菌药的疗效。

2）皮质激素：与二性霉素 B 联用可引起钾丢失和水盐潴留，导致心脏的不良反应。两药联用时应监测电解质、水液平衡和心脏功能，老年人更应慎用。皮质激素可用于治疗二性霉素 B 的副作用（发热、寒战、头痛等），但可降低抵抗力。

3）强心苷、福寿草片：二性霉素 B 可诱发低血钾，使心肌对福寿草、洋地黄等强心苷的敏感性增强，易致强心苷中毒。

4）氨基糖苷类抗生素：与二性霉素 B 联用会使肾毒性相加，引起肾损害。两药联用应密切监测肾功能。

5）氟胞嘧啶：与二性霉素 B 联用可增加疗效，但毒性也增强，因本品可致肾功能不全，加强氟胞嘧啶的毒性。

6）环孢素：二性霉素 B 可增加环孢素的肾毒性，机制尚不明确，如果必须联用，可以降低环孢素剂量，以控制其血清浓度 <150mg/L，这样既可降低肾毒性而又不影响其免疫抑制作用。

7）低盐饮食：二性霉素 B 所引起的肾毒性可能与钠丢失有关，补钠可以改善肾功能。

8）不可配伍液体：含氯化钠溶液，pH <4.2 的输液溶媒。

9）不可配伍药物：丁胺卡那霉素，钙剂，依地酸钙钠，羧苄西林，氯丙嗪，苯海拉明，多巴胺，庆大霉素，利多卡因，间羟胺，甲基多巴，青霉素 G，多粘菌素 B，氯化钠，氯化钾，普鲁卡因，四环素，链霉素，维生素类。

（52）咪康唑（双氯苯咪唑、霉可唑）

1）西沙比利：与咪康唑联用可增加室性心律失常的危险性，尤其易致尖端扭转，故两药禁忌联用。

2）苯巴比妥：咪康唑可使血清苯巴比妥浓度显著上升，总血浆清除率下降 50% ~ 90%。两药联用时应监测药物浓度，适当减少巴比妥用量。

3）卡马西平：个例报道，服用卡马西平时给予咪康唑出现不良反应（不适、肌阵挛及震颤），停药后不良反应消失。

4）苯妥英：咪康唑抑制苯妥英在肝脏的代谢和清除，可使苯妥英的血清浓度提高50%以上，导致体内蓄积中毒。两药联用时应监测苯妥英血清浓度并适当减少剂量。

5）口服抗凝药：口服咪康唑或用口腔胶状剂，可使醋硝香豆素、乙双香豆素、苯丙香豆素、噻氯香豆素和华法林的抗凝效应明显加强，可发生出血性不良反应。咪康唑用药2周，可使华法林的抗凝作用增强5~6倍，故服用抗凝药的患者不应使用咪康唑，如果必须联用，要密切检查抗凝效果并适当降低抗凝药的剂量，一般认为可减少剂量50%。

6）降血糖药：服用甲苯磺丁脲、格列本脲或格列齐特的糖尿病患者，联用咪康唑后可出现低血糖。在对疗效进行监测下两药可以联用，并在必要时减少磺酰脲类药物的剂量。

7）阿司咪唑：咪康唑可使其在肝脏的代谢率降低，增加室性心律失常危险，尤其易致尖端扭转，故两药禁忌联用。

8）妥布霉素：咪康唑可使妥布霉素的血浓度降低。两药联用时应进行监测。

9）二性霉素B：与咪康唑或酮康唑联用时，效果比单用二性霉素B差。两药不宜联用，或联用时对疗效进行监测。

（53）酮康唑

1）环孢素：酮康唑可使其血药浓度升高15倍。两药联用时可逐渐减少环孢素剂量达68%~89%，酮康唑剂量亦可减少。两药低剂量联用有效且安全（两药联用肝毒性相加，但不一定会发生），可降低环孢素的肾毒性，停用酮康唑后，需要增加环孢素的用量，方能保持疗效。

2）西咪替丁：可使酮康唑的吸收降低65%，但在酸性介质中应用则可避免这种作用。

3）二性霉素B：与酮康唑联用可增强杀灭脑脊液中隐球菌的效力，但体外研究表明无相加作用。另据报道，咪唑类抗真菌药与两性霉素B有拮抗作用，联用时疗效减弱。

4）苯二氮䓬类药物：酮康唑可减少氯氮䓬清除率达38%。

5）奎尼丁：加服酮康唑可使奎尼丁的血药浓度升高（个例报道）。

6）抗凝血药：酮康唑可使华法林抗凝作用增强。

7）皮质激素：酮康唑可降低泼尼松龙和甲泼尼松龙的体内消除和代谢达60%，联用时应减少皮质激素用量。

8）抗酸药：可降低酮康唑在胃肠道的吸收达60%，酸性条件下酮康唑吸收增加5%。

9）食物：饭后服用酮康唑吸收降低40%。

10）乙醇与酮康唑联用可出现发热、面红、呕吐、心动过速等双硫仑样作用，故应避免同时服用含酒精的饮料或药物。

11）阿司咪唑、特非那丁：酮康唑可降低抗组胺药的肝脏代谢，而有增强室性心律失常的危险，尤其是出现心尖端扭转，故应禁止两药联用。

12）西沙比利：与酮康唑联用有增强室性心律失常的危险，尤其是尖端扭转的危险，故禁止两药联用。

13）双脱氧肌苷：其抗酸作用可使胃内 pH 值增高而降低酮康唑的吸收，故应在服用双脱氧肌苷前 2 小时或服用后 6 小时服用酮康唑。

14）异烟肼：可降低酮康唑的血药浓度，两药应间隔 2 小时服用，并应监测酮康唑的血浆浓度，以调整剂量。

15）咪达唑仑：酮康唑可抑制其肝脏代谢，使其血药浓度升高；如需要联用，咪达唑仑应当减少剂量。

16）苯妥英钠、苯巴比妥：可使酮康唑的血药浓度降低，必要时应增加酮康唑用量。

17）三唑仑：酮康唑可使其半衰期延长，清除率降低达 90％，故两药禁忌联用。

18）利福平、异烟肼：可使酮康唑的血药浓度降低 50％～90％。酮康唑可使利福平的血药浓度降低 50％，两药如果间隔 12 小时服用则可避免相互影响。

19）口服避孕药：酮康唑可减低口服避孕药的作用，引起月经间期出血。

20）抗酸中成药：服用酮康唑患者不宜联用抗酸中成药（陈香露白露片、溃疡片、胃舒片、复方入地金牛丸、胃灵片等）。

21）华山参：可抑制胃酸分泌，减少酮康唑吸收。两药必须联用时应间隔 2 小时以上服用。

22）抗胆碱药：可抑制胃酸分泌，减少酮康唑吸收。

（54）特比萘芬（疗霉舒）

1）利福平：可加速疗霉舒的消除。与利福平联用可降低其血药浓度，故在服用利福平期间及停药后，应调整疗霉舒剂量。

2）西咪替丁：可抑制疗霉舒的消除，联用时应减少剂量。

（55）氟胞嘧啶

1）二性霉素 B：氟胞嘧啶单用效果不如二性霉素 B，与二性霉素 B 联用可以增强疗效（协同作用），但毒性作用也有所增强。

2）齐多夫定：与氟胞嘧啶联用其骨髓毒性可呈相加性，增加对血液的毒性作用，故联用时应经常检测血常规。

（56）伊曲康唑（依他康唑）

1）华法林：伊曲康唑可降低华法林的肝脏代谢，使其增加抗凝作用和出血危险，故在两药联用时应检测凝血酶原含量及国际标准化比值，在服用伊曲康唑期间和停药后应适当调整华法林剂量。

2）利福平、苯妥英钠：具有肝药酶诱导作用的药物可明显降低伊曲康唑的口服生物利用度，两药联用时应监测伊曲康唑的血药浓度。

3）阿司咪唑、特非那定：伊曲康唑可降低抗组胺药的肝脏代谢，增加室性心律失常的危险，尤其是心尖端扭转；应禁止两药联用。

4）西沙比利：与伊曲康唑联用可增加室性心律失常，尤其是尖端扭转的危险，故禁止联用。

5）双脱氧苷：使胃内 pH 值升高而降低伊曲康唑的吸收，故应在服用双脱氧苷前 2 小时或服后 6 小时服用伊曲康唑。

6）地高辛：伊曲康唑可使地高辛排泄降低，血药浓度增高，可出现恶心、呕吐、心律失常等地高辛毒性反应；两药联用时应加强临床监护，必要时应监测心电图及地高辛血药浓度，在用药期间和停药后应适当调整地高辛剂量。

7）抗癫痫药：如卡马西平、苯巴比妥、苯妥英、扑米酮等，由于其肝酶诱导作用，可降低伊曲康唑的血浓度及疗效；两药联用应进行临床监护，必要时检测伊曲康唑的血药浓度及调整剂量。

8）咪达唑仑、三唑仑：伊曲康唑抑制肝药酶，可升高苯二氮䓬类的血药浓度而明显增强镇静作用，故伊曲康唑不宜与咪达唑仑联用。

9）环孢素 A：不宜与超过推荐剂量的伊曲康唑联用。

10）非洛地平：伊曲康唑是肝药酶的强抑制剂，联用时可使非洛地平血药浓度升高 4 倍，引起下肢水肿。唑类抗真菌药与其他钙通道拮抗剂（硝苯地平、伊拉地平）可发生相似的相互作用。

（57）氟康唑

1）口服避孕药：应用氟康唑可使口服避孕药药效减弱，导致避孕失败和月经间期出血，两药联用要谨慎。

2）氢氯噻嗪：可使氟康唑血药浓度降低。

3）利福平：其肝药酶诱导作用可加速氟康唑代谢，使氟康唑血药浓度下降，半衰期缩短 20%，导致药效降低。两药联用时应增加氟康唑剂量。

4）华法林：氟康唑可抑制肝药酶，降低华法林代谢，增加出血危险；如需联用应检测血酶原含量及国际标准化比值，在服用氟康期间及停用 8 日后，应适当调整华法林剂量。

5）苯妥英钠：氟康唑可使苯妥英钠的肝脏代谢减少，使其血药浓度增至中毒值，故应监测苯妥英的血药浓度，并在服用氟康唑期间或停用后适当调整苯妥英钠的剂量。

6）口服磺脲类降糖药：氟康唑可使口服降糖药半衰期延长而发生低血糖，故在应用氟康唑期间，应加强血糖的监测，调整口服降糖药剂量。

7）茶碱：氟康唑可降低茶碱的清除率，故可使其血药浓度升高而出现过量中毒的危险。在应用氟康唑期间及停用后，应加强监护并尽可能监测茶碱的血药浓度，酌情调整茶碱剂量。

8）齐多夫定：氟康唑可增加循环量，因而增加齐多夫定发生不良反应的危险；两药联用时应定期进行临床检测。

9）环孢菌素：氟康唑可使环孢菌素血药浓度增加，因此接受氟康唑治疗的患者，必须根据环孢菌素的浓度调节剂量。另有研究表明，环孢菌素和氟康唑联用时不增加其肾毒性，患者均能耐受氟康唑，未见明显不良反应。氟康唑可安全地与环孢菌素联用，但应每周监测血清环孢菌素浓度和血肌酐，并检查肝功能。

（58）阿昔洛韦（无环鸟苷）

1）二性霉素 B：与阿昔洛韦联用可增强抗病毒作用及毒性反应，故不宜联用。

2）哌替啶：与大剂量阿昔洛韦联用可发生哌替啶中毒。

3）丙磺舒：与阿昔洛韦同服，可使丙磺舒的肾清除率降低 31%，阿昔洛韦血药浓度增加 40%。

4）氨基糖苷类抗生素、环孢菌素 A：不宜与阿昔洛韦联用，可加重肾脏损害。

（59）利巴韦林（三氮唑核苷、病毒唑）

1）联合输液：病毒唑加头孢唑林、青霉素或庆大霉素联合输液均出现不良反应，但分开静脉滴注则均无不良反应，可能与药液混合后不溶性微粒及异物大量增加，或药物结构稳定性破坏有关。据报道，病毒唑与白霉素联合输液可致抽搐。

2）骨髓抑制剂：病毒唑有溶血性不良反应，在合并应用对造血细胞有毒性的药物时，贫血反应更加严重。

（60）齐多夫定（叠氮胸苷）

1）对醋氨酚（扑热息痛）、阿司匹林、苯二氮类、西咪替丁、保泰松、吗啡、磺胺类药物：均可抑制齐多夫定的葡萄糖醛酸化，降低清除率，故应避免联用。

2）阿昔洛韦（无环鸟苷）：与齐多夫定联用可引起神经系统毒性，如昏睡、疲劳等。

3）丙磺舒：可抑制齐多夫定的葡萄糖醛酸化并减少肾排泄，可引起中毒。

（61）法昔洛韦：本品能与代谢涉及醛氧化酶的药物如奎宁、奎尼丁、甲氨蝶呤等发生相互作用。

（62）阿糖腺苷

1）别嘌醇：可使阿糖腺苷的毒性增大。别嘌醇具有黄嘌呤氧化酶抑制作用，可使阿拉伯糖次黄嘌呤的消除减慢而在体内蓄积，联用时可致较严重的神经系统毒性反应。

2）氨茶碱：与阿糖腺苷联用可使茶碱的血药浓度升高。

（63）阿糖胞苷

1）氟尿嘧啶：属于碱性药物，不宜与阿糖胞苷（酸性制剂）混合应用。

2）氟胞嘧啶：阿糖胞苷能降低氟胞嘧啶的活性。

（64）镇咳剂、镇静剂：肺炎患者若大剂量使用镇咳剂和镇静剂，可抑制咳嗽中枢，使咳嗽减少，不利于呼吸道分泌物的排出，致痰液阻塞气道，加重喘促和呼吸困难，从而加重肺炎病情。

（65）细菌性肺炎选择抗生素时要注意，肝功能损害者慎用红霉素；70 岁以上患者及肾功能障碍者禁用氨基糖苷类抗生素；孕妇、哺乳期及 18 岁以下患者忌用喹诺酮类抗生素。

（66）发热患者尽量不用阿司匹林或其他解热药，以免过度出汗、脱水或干扰真实热型，引起临床判断失误。

（67）肺炎早期不宜使用温燥之品，因其可助火伤阴；忌过早服用补品，以免敛邪助火；肺阴虚者不宜使用辛辣燥热动火之品，以防咳血；气虚者切勿过食苦寒耗气攻伐之品。

（68）忌热性温补之品：本病使用有温里补阳作用的药物，如红参、附子、干姜、吴茱萸、丁香、细辛、荜茇、高丽参、鹿茸、补骨脂、菟丝子、巴戟天、淫羊藿、牛鞭、仙茅、黄狗肾、锁阳、蛤蚧、肉苁蓉等，以及中成药如十全大补丸、右归丸、金匮肾气丸等，可加重病情。

第九章　间质性肺炎

【概述】

间质性肺炎，又称为间质性肺疾病、弥漫性实质性肺疾病，是一组主要累及肺间质、肺泡和（或）细支气管的肺部弥漫性疾病。间质性肺炎不是单一的疾病，而是一大类疾病的总称，约有百余种，如尘肺、药物性肺炎、放射性肺炎等；有部分病因不明，如特发性肺纤维化、结节病等。

1. 病因

间质性肺炎不是由细菌、病毒等微生物感染所致，主要是由特发性肺纤维化导致，其他病因可见于胶原血管疾病，石棉沉着病症，环境、职业和药物接触史等。特发性肺纤维化的病因尚不明确，经研究与以下几方面有关。

（1）职业和环境因素：相对而言，特发性肺纤维化的发病率在男性中较高，尤其在现有或既往有吸烟史的人群特发性肺纤维化的发病率更高。特发性肺纤维化的其他危险因素包括粉尘或金属接触史，有机溶剂或农药残留物接触史，或生活在都市污染区域内等。研究证实，特发性间质性肺炎患者中的矿物质水平是增加的。应用扫描电镜和X线衍射技术研究表明，36%特发性肺纤维化患者的肺脏特征与肺尘埃沉着病相似。最近一份关于英格兰和威尔士的死亡研究证实，暴露于木材和金属粉尘并不能增加特发性肺纤维化的危险性。然而，电工、电气工程师、消防员、清洁工（暴露于具有潜在毒性的泡沫化学物质有关的职业）患特发性肺纤维化的危险性增加，而25例特发性肺纤维化患者中有9例发现肺尘埃沉着病。

（2）遗传因素：特发性肺纤维化好发于高加索人和有色人种，但还没有研究涉及不同种族间发病率的差异。家族性的特发性肺纤维化（占特发性肺纤维化的0.5%～3%）除发病年龄较小外，其他与非家族性的特发性肺纤维化无明显差异。最近英国一项关于家族性的特发性肺纤维化的研究指出，其发病率为1.34/106。家族性特发性肺纤维化的传递模式仍不明确，但70%的患者认为其位于常染色体，并具有不同的外显性；另外，30%的传递模式仍不明确。一些研究报道，特发性肺纤维化和位于第14对染色体上的α_1-抗胰蛋白酶等位基因有关；与HLA之间的关系为确立；IL-1受体阻断剂和TNF-α的基因多态性对其危险性的决定起重要作用。英国和意大利的研究表明，携带一定比例IL-1或TNF-α等位基因可明显增加特发性肺纤维化的危险因素。

2. 临床表现

特发性肺纤维化主要表现为进行性呼吸困难伴刺激性干咳、运动性呼吸困难、吸气性爆裂音，其中运动性呼吸困难呈逐年进行性加重。干咳常常为本病最初的临床症状，呈发作性，某些特发性肺纤维化患者的咳嗽反射增强；80% 以上的特发性肺纤维化患者在肺基底部可闻及吸气性爆裂音；20% ~50% 的患者有杵状指；晚期患者可有发绀等肺心病的临床表现；肺外表现不常见。

3. 辅助检查

（1）肺功能检查：特发性肺纤维化最典型的肺功能变化为限制性通气功能障碍和弥散功能降低，但当有气道阻塞时肺功能检查结果可不见典型表现。

（2）常规胸部影像学检查

① 胸部 X 线片：胸部 X 线片表现为弥漫性、双侧间质或网状结节浸润阴影，主要分布在双肺基底部和周围肺野（胸膜下）。2% ~5% 的患者胸部 X 线片可表现为正常。胸部 X 线片对判断预后价值有限，但是一系列的胸部 X 线片（包括旧片）可帮助评价患者的病情和判断预后。

② 高分辨 CT：高分辨 CT 是一种无创伤性检查，是诊断肺间质疾病的重要手段，对肺间质疾病的诊断和预后有较高价值。特发性肺纤维化高分辨 CT 表现为双肺基底部和周围肺野（胸膜下）病变，斑片状阴影广泛分布在肺实质内，粗网状或线状阴影，蜂窝样囊肿，牵拉性支气管扩张或细支气管扩张。

（3）支气管肺泡灌洗：支气管肺泡灌洗的结果常可提示肺间质疾病的诊断方向，如中性粒细胞增加应考虑以肺纤维化为基础的疾病，如特发性肺纤维化、结缔组织病引起的肺纤维化、石棉肺、结节病；淋巴细胞增高应考虑非特异性间质性肺炎、肉芽肿性疾病、药物引起的肺疾病。

（4）肺活体组织检查：支气管镜肺活检可用于排除一些其他类型的间质疾病，虽为创伤性，但安全，适应范围广，是诊断特发性肺纤维化普通型间质性肺炎或其他肺间质疾病的金钥匙。活检时至少应在一侧肺的上叶及下叶共取 2 ~3 块组织，避免在中叶或舌叶的尖端取组织，因此部位极易引起非特异性瘢痕或炎症。

【饮食宜忌】

1. 饮食宜进

（1）饮食原则

①重度肺纤维化患者可予软食或半流质饮食，以减轻呼吸急迫所引起的咀嚼和吞咽困难，既有利于消化吸收，又可防止食物反流。

②根据自己平素身体状况，针对性地选择食物。肺纤维化患者应注意食物的寒、热、温、凉四性对病情的影响，合理安排好食谱，避免误食与身体不适的食物，诱发或加重病情。

③给予优质蛋白、多种维生素及较高比例的碳水化合物饮食（碳酸饮料除外），如蛋类、糙米、玉米面、荞麦面、水果和蔬菜等。

④ 平素饮食宜清淡，尤其对于肥胖患者，脂肪供应量宜低；吃肉以瘦肉为宜，以达到祛痰湿和控制体重的目的。

（2）食疗药膳方

① 5%大蒜汁，每次服20mL，每日4次；或服10%的大蒜糖浆，每次15～20mL，每4小时1次。

② 粳米50g，马齿苋30g。共煮为粥，每日服1～2次，可作为辅助治疗。

③ 核桃肉、蜂蜜各1000g。核桃肉捣碎，加蜂蜜调匀，用瓶装好，每次1匙，开水送服，每日2次。

④ 无花果数个捣汁，开水冲服，每日1次，连续服用。

⑤ 鲜柑树叶1500g，洗净后放入砂锅内，加水1500mL，煎汤去渣，加入红糖500g，制成糖浆，每次取30g，开水冲服，每日3次。

⑥ 甜杏仁10g，粳米50g。将去皮甜杏仁10g研成泥状，加入到淘洗干净的50g粳米中，加入适量水煮沸，再以慢火煮烂即可。宜温热时服用，可作早晚餐服食。润肺止咳。用于阴虚咳嗽者。

⑦ 猪肺250g，萝卜500g，杏仁15g，食盐适量。将猪肺洗净后，用沸水烫一下，萝卜切块。将猪肺、萝卜块、杏仁一起放砂锅内煮烂，加入食盐调味即可。此方宜温热时喝汤吃肺，每周2～3次，连服4周为一疗程。用于防治气虚咳嗽。

⑧ 百合粉30g（鲜百合60g，干后磨成粉），粳米100g。粳米淘洗净后加水煮粥，粥将熟时放入百合粉和适量冰糖，再煮至粥热，可作早晚餐服食。

⑨ 粳米100g，川贝母粉5～10g。粳米加适量砂糖煮粥，粥快熟时加入川贝母粉，煮沸。宜温热服食，可作早晚餐。

⑩ 罗汉果、猪瘦肉各适量。加水炖服。适用于肺燥咳嗽及大便秘结者。

⑪ 鲜橄榄20颗，豆腐皮50g。水煎，去渣饮服。适用于干咳者。

⑫ 鲜姜10g，鲜芥菜80g，盐适量。加水煎汤，分2次服，连服3天。

⑬ 生姜汁、梨汁、白萝卜汁各60mL，鸡蛋清1个。调匀后用沸水冲服。适用于久咳不止、咳痰少者。

⑭ 花生米、大枣各50g。水煎服食，每日2次。适用于久咳不止。

⑮ 生萝卜150g，葱白6根，生姜15g。加水煎服。适用于寒性咳嗽及风寒感冒伴咳嗽。

⑯ 核桃仁1000g，研细为末。蜜调如饴，晨起用酒调服1汤匙。不能饮酒者用温开水调服，忌羊肉。适用于肺虚久嗽、气喘、便秘、病后虚弱等。

⑰ 杏仁10g，去皮尖，研细，水煎去渣取汁，加粳米50g，冰糖适量，加水煮粥，每日两次温热食。能宣肺化痰、止咳定喘，为治咳喘之良药。

⑱ 白果仁50g，小火炒熟，去皮，清水洗净切成小丁。锅洗净，加入清水1碗，投入白果，水沸后转小火煮片刻，加白糖50g，烧开，再加入糖桂花少许，即可食用。润肺止咳。

⑲ 炒甜杏仁250g，水煮1小时，加核桃仁250g，收汁，加蜂蜜500g，搅匀煮沸即可。杏仁苦辛性温，能降肺气，宣肺除痰。本方可补肾益肺、止咳平喘润燥。适用于肺肾两虚型久咳久喘者。

⑳ 芦根60g（鲜者加倍），水煎，滤汁去渣，加粳米50g、水适量，共煮为稀粥，加入竹沥30g，冰糖15g，稍煮后即可服食。每日1~2次。适于肺炎证属肺热壅盛者。

2. 饮食禁忌

（1）饮食不宜过甜、过咸，以免助湿生痰；酸味食品收敛，使痰不易咳出，也属不宜；忌食辛辣之品，因其能化火伤阴，加重热势，甚至耗血动血，引起咳血。

（2）忌酒、过咸食物。肺纤维化患者多数伴有气道高反应状态，酒和过咸食物的刺激，容易诱发支气管的反应，加重咳嗽、气喘等症状。

（3）对某些易引起过敏、诱发哮喘的食物，应避免食用。所谓"忌口"就是忌"发物"。"发物"一般是指食后能引起旧病复发或新病加重的食物，包括的范围很广，且因人而异，如有些过敏体质者常因吃鱼、虾、蟹等海腥类食品而诱发咳喘加重。因此，肺纤维化患者应根据自己的实际情况合理地"忌口"，这样既可以避免由饮食不慎而导致咳喘加重，又可以防止因过分"忌口"而影响机体对多种营养物质的吸收。

【药物宜忌】

1. 西医治疗

（1）治疗指征：因为特发性肺纤维化预后不佳，所以很多专家都建议除非有禁忌证，否则所有患者都应该治疗。若患者极度肥胖或有严重心脏病、糖尿病、骨质疏松、蜂窝肺以及肺功能极度损害者可不予治疗，因其治疗收效甚微而不良反应较大。

（2）治疗药物

① 糖皮质激素：激素一直用于治疗特发性肺纤维化，但疗效却并不理想，且不良反应较多。早期临床试验发现，有10%~30%的特发性肺纤维化患者对激素治疗有反应，但很少有患者能得到完全或持续的缓解。激素导致的不良反应很常见且严重。近来为减少激素治疗的不良反应，对于有激素使用适应证的患者，推荐小中剂量的泼尼松或泼尼松龙治疗，每天0.5mg/kg，口服4周后减量，合并使用硫唑嘌呤或环磷酰胺。

② 免疫抑制剂或细胞毒性药物：目前使用较多的有环磷酰胺、硫唑嘌呤等，一般由每日25~50mg开始口服，每1~2周增加25mg，最大剂量为150mg。无论口服或静脉给药，均有较强的毒副作用，包括出血性膀胱炎、骨髓抑制、胃炎、间质性肺炎、脱发、卵巢纤维化、精子减少、机会性感染、膀胱癌及血液肿瘤等。治疗期间，前6周应每2周复查血常规1次，检查白细胞和血小板计数，以后应每月复查血常规，以明确是否有骨髓抑制。

③ 氧疗：一般鼻导管吸氧浓度在2L/min，吸氧在特发性肺纤维化合并低氧血症时能改善患者的生活质量，提高其活动能力，但对于生存率的影响尚未得到证实。

④ 肺移植：对于药物治疗无效的晚期肺纤维化患者可考虑单肺移植。单肺移植2年存活率为60%~80%；5年存活率为40%~60%。

⑤ 抗感染：感染严重者，应使用抗生素，具体参见肺炎。

2. 中医治疗

（1）辨证治疗

①气阴两虚

主症：干咳无痰或少痰，甚则咯血，呼吸困难，气短乏力，口干咽燥，神疲肢倦，舌红少津，脉细数。

治法：益气养阴，润肺止咳。

方药：生脉散合止嗽散加减。

党参、麦冬各20g，五味子、桔梗、炙甘草各12g，荆芥10g，白前、百部各15g。

用法：每日1剂，水煎分3次服，4日为一疗程。

② 肺肾气虚，痰瘀互阻

主症：咳喘无力，动则尤甚，呼多吸少，腰膝酸软，神疲体倦，胸闷或痛，舌暗有瘀斑，舌苔白腻，脉沉细。

治法：补肺益肾，活血化瘀。

方药：熟地黄、山茱萸、丝瓜络各20g，当归9g，冬虫夏草、浙贝母、水蛭各15g，三棱、莪术各10g。

用法：每日1剂，水煎服。

③阴阳俱虚，血脉瘀阻

主症：咳嗽，喘息，动则尤甚，呼吸困难，口干咽燥，形寒畏风，自汗，盗汗，腰膝酸软，面色晦暗，唇舌紫黯，舌质黯或有瘀斑，苔少，脉细弱。

治法：调补阴阳，活血化瘀。

方药：都气丸和桃红四物汤。

生地黄12g，山茱萸、川芎各6g，山药、牡丹皮、茯苓、泽泻、麦冬、党参、当归、桃仁、水蛭（冲服）各10g，五味子、红花、三七（冲服）各3g，白芍15g。

用法：每日1剂，水煎服。

④ 阳虚水泛血瘀

主症：咳喘无力，动则愈甚，形瘦食少，下肢或全身水肿，小便清长或少，畏寒肢冷，舌黯有瘀斑，舌淡胖，苔白滑，脉沉细无力。

治法：温阳，利水，活血。

方药：真武汤加减。

茯苓、芍药、生姜、炮附子各9g，白术6g。

用法：每日1剂，水煎服。

（2）验方

复方银菊茶：芦根30g（鲜者加倍），金银花21g，菊花、桑叶各9g，杏仁6g。水煎，去渣，加入蜂蜜30g，代茶饮。

3. 药物禁忌

（1）氢化可的松不可配伍药物：氨茶碱，异戊巴比妥，氨苄西林，头孢菌素Ⅰ，多粘菌素，茶苯海明，苯海拉明，麻黄素，肝素，肼屈嗪，卡那霉素，间羟胺，新青霉素Ⅰ、Ⅱ，苯巴比妥，戊巴比妥，氯丙嗪，异丙嗪，司可巴比妥，四环素。

（2）泼尼松龙（氢化泼尼松、强的松龙）禁忌与其他任何药物混合注射。

（3）甲泼尼松（甲基泼尼松龙、甲强龙）不可配伍药物：氯丙嗪，洋地黄毒苷，苯海拉明，间羟胺，异丙嗪，四环素，异戊巴比妥，硫喷妥钠，妥拉唑林，维生素类。

（4）地塞米松（氟美松）不可配伍药物：氯丙嗪，异丙嗪，苯海拉明，万古霉素，葡萄糖酸钙，细胞色素C，山梗菜碱（洛贝林），利舍平，利多卡因，磺胺嘧啶钠。

（5）倍他米松不得以任何方式与任何药物混合注射。

（6）选择抗生素时要注意，肝功能损害者慎用红霉素；70岁以上患者及肾功能障碍者禁用氨基糖苷类抗生素；孕妇、哺乳期妇女及18岁以下患者忌用喹诺酮类抗生素。

（7）发热患者尽量不用阿司匹林或其他解热药，以免过度出汗、脱水或干扰真实热型，引起临床诊断失误。

（8）肺炎早期不宜使用温燥之品，因其可助火伤阴；忌过早服用补品，以免敛邪助火；肺阴虚者不宜使用辛辣燥热动火之品，以防咳血；气虚者切勿过食苦寒耗气攻伐之品。

余免疫抑制剂参见肺癌，抗生素应用参见肺炎，其他参见急慢性气管炎。

第十章　支气管扩张症

【概述】

支气管扩张症是指直径大于 2mm 的近端支气管，由于管壁的肌肉和弹性组织破坏引起的异常扩张。

1. 病因

主要病因是支气管－肺组织感染和支气管阻塞。感染引起管腔黏膜的充血、水肿，使管腔狭小，分泌物易阻塞管腔，导致引流不畅而加重感染；支气管阻塞引流不畅会诱发肺部感染。两者互相影响，促使支气管扩张的发生和发展。先天性发育缺损及遗传因素引起的支气管扩张较少见。

（1）支气管－肺组织感染和阻塞：婴幼儿麻疹、百日咳、支气管肺炎等感染，是支气管－肺组织感染和阻塞所致的支气管扩张最常见的原因，因婴幼儿支气管壁薄弱，管腔较细狭，易阻塞，反复感染破坏支气管壁各层组织，或细支气管周围组织纤维化牵拉管壁，致使支气管变形扩张。病变常累及两肺下部支气管，且左侧更为明显。肺结核纤维组织增生和收缩牵引，或因支气管结核引起管腔狭窄、阻塞，伴或不伴肺不张均可引起支气管扩张，好发部位为上叶尖后段或下叶背段。曲菌感染损伤支气管壁，可见支气管近端扩张。肿瘤、异物吸入，或因管淋巴结压迫引起的支气管阻塞，可以导致远端支气管－肺组织感染。支气管阻塞致肺不张，失去肺泡弹性组织的缓冲，使胸腔内负压直接牵拉支气管壁，致使支气管扩张。右肺中叶支气管细长，周围有多簇淋巴结，常因非特异性或结核性淋巴结炎而肿大压迫支气管，引起肺不张，并发支气管扩张所致的中叶综合征。刺激的腐蚀性气体或氨气吸入，直接损伤气管、支气管管壁，或反复继发感染也可导致支气管扩张。

（2）支气管先天性发育缺损和遗传因素：支气管先天性发育障碍，如巨大气管－支气管症，可能系先天性结缔组织异常、管壁薄弱所致的扩张。因软骨发育不全或弹力纤维不足，导致局部管壁薄弱或弹性较差，常伴有鼻旁窦炎及内脏转位（右位心），被称为 Kartagener 综合征。有右位心者伴支气管扩张发病率在15%～20%，远高于一般人群，说明该综合征与先天性因素有关。与遗传因素有关的肺囊性纤维化，由于支气管分泌大量黏稠黏液，血清内可含有抑制支气管柱状上皮细胞纤毛活动物质，导致分泌物潴留在支气管内，引起阻塞、肺不张并继发感染，诱发支气管扩张。先天性丙种球蛋白缺乏症和低球蛋白血症的患者的免疫功能低下，反复支气管炎症可发生支气管扩张，且病程多呈慢性经过，多数患者在童年时就有症状，以后常有呼吸道反复发作的感染。

2. 临床表现

本病典型症状为慢性咳嗽伴大量脓痰和反复咯血。咳嗽和咳痰与体位改变有关，卧床或晨起时咳嗽痰量增多。呼吸道感染急性发作时，黄绿色脓痰明显增加，每日可达数百毫升，静置后可分三层，上层为泡沫，中层为黏液，下层为脓性物和坏死组织。若有厌氧菌混合感染，则咳脓性稀痰，并有臭味，可能是唯一症状，有时为阵发性。若支气管引流不畅，痰不易咳出，反复继发感染，可出现畏寒、发热、纳差、消瘦、贫血等症状。体检时，早期病变重或继发感染时常可闻及下胸部、背部固定而持久的局限性粗湿啰音，有时可闻及哮鸣音，部分慢性患者伴有杵状指（趾）。

3. 辅助检查

胸部高分辨 CT：支气管树逐渐变细征象消失，增宽的支气管横径超过与之伴行的肺动脉。柱状支气管扩张表现为支气管柱状扩张，管壁增厚；囊状支气管扩张表现为多发性直径 1～2cm 含气空腔，排列成葡萄或串珠样（外壁光滑，厚度大于肺大泡），其内可见液平面；混合状支扩表现为支气管不规则扩张，管壁呈波浪状。支气管造影显示扩张的囊状、柱状、囊柱状的支气管影。

【饮食宜忌】

1. 饮食宜进

（1）饮食原则

①宜食健脾、益肺、理气止咳、祛痰的食物：如梨、橘、枇杷、大枣、百合、莲子、白木耳、核桃、蜂蜜、猪肺、羊肺、牛肺等。

②宜食易消化、富有营养的食物：如牛奶、米汤、藕粉、鸡蛋汤、菜汁、水果汁、面条、馄饨、蒸蛋羹等。

③宜食富含优质无机盐的食物：如鸡肉、鱼类、猪瘦肉、鸡蛋、牛奶、豆类及其制品等。

④宜食含维生素及矿物质的食物：如谷类、豆类、新鲜蔬菜、水果及蛋黄等，因其含有丰富的维生素 E、维生素 C、B 族维生素及微量元素锌、锡、铜等，有利于炎症的控制。

⑤宜食高热量食物：摄入足量的糖类和脂肪，以供给人体足够的热能，这样就能减少蛋白质的分解，有利于炎症的控制。患者可食用甘薯、芋头、马铃薯、苹果、马蹄粉、怀山药粉、莲藕粉等。

（2）食疗药膳方

① 冬瓜仁白果汤：冬瓜仁 30g，白果肉 15g。共入锅，文火炖至烂熟。冰糖或白糖适量调味，饮汤食冬瓜仁。每日 1 剂，连食数周。适于支气管扩张久咳、气急、痰多者。急性感染发热者不宜食用本剂。

② 薏苡仁百合汤：薏苡仁 200g，百合 50g。水煎，每日 1 剂，分 3 次饮服，连饮 3～4 周。适于肺气已虚、痰热内蕴、咳吐脓血之支气管扩张患者。不宜用于痰少、便艰之支气管扩张者。

③ 甜豆浆：黄豆适量，浸泡后磨汁，加热调白糖或饴糖饮服。每日服 250mL，连续数年。有补气阴，润肺化痰之效。适于支气管扩张各期。胃胀气者免用此剂。

④ 蕺菜汤：蕺菜（鲜鱼腥草）100g。洗净，煎汤分数次饮服。每日 1 剂，连饮 2 ~ 4 周。适于支气管扩张久咳不已、咳吐脓血者。肺脾气虚、乏力消瘦者不宜多用本方。

⑤ 冬虫夏草百合炖银耳：冬虫夏草 3g，百合 15g，白木耳 9g，冰糖适量。冬虫夏草洗净。百合掰瓣，去衣，洗净；白木耳泡发，洗净；同炖至烂熟。冰糖调味分次服食。每日 1 剂，连食 1 ~ 2 周，或时时服食。适于肺肾气阴两虚久咳不已、时咯痰血之支气管扩张。纳呆、便溏、痰多属脾气虚者不宜多食。

⑥ 蕹菜萝卜汁：蕹菜连根 2 棵，白萝卜 1 个，蜂蜜适量。蕹菜、白萝卜分别洗净，共捣烂，绞取汁，蜂蜜调服。每日 1 剂，连服 5 ~ 7 天。适于肺热壅盛、久咳不已、时时咯血之支气管扩张。

⑦ 银菊黄芩粥：金银花、菊花、黄芩各 10g，大米 100g，白糖适量。将 3 药择净，放入锅中，加清水适量，浸泡 5 ~ 10 分钟后，水煎取汁，加大米煮粥，待粥熟时下白糖，再煮 1 ~ 2 沸即成。每日 1 剂，连服 3 ~ 5 天。清热润肺，宁络止血。适用于支气管扩张咽痒咳嗽，痰中带血，口干鼻燥等。

⑧ 二子二叶粥：牛蒡子、车前子、竹叶、十大功劳叶各 10g，粳米 100g，白糖适量。将诸药择净，放入锅中，加清水适量，浸泡 5 ~ 10 分钟后，水煎取汁，加粳米煮粥，待粥熟时下白糖，再煮 1 ~ 2 沸即成。每日 1 剂，连服 3 ~ 5 天。清热润肺，宁络止血。适用于支气管扩张咳嗽，痰中带血，血色鲜红，痰黄等。

⑨ 羊角钩藤粥：山羊角 10g，钩藤 15g，粳米 100g。将诸药择净，放入锅中，加清水适量，浸泡 5 ~ 10 分钟，水煎 20 ~ 30 分钟，加粳米煮为稀粥即成，或将山羊角 3g 研为细末，调入粥中服食。每日 1 剂，连服 3 ~ 5 天。清肝泻肺，和络止血。适用于支气管扩张咳嗽阵作，痰中带血，或见血色鲜红，咳时胸胁牵痛，烦躁易怒，大便干结、小便短黄等。

⑩ 黛蛤散及粥：青黛 3g，蛤壳 30g，粳米 100g。将诸药择净，放入锅中，加清水适量，浸泡 5 ~ 10 分钟，水煎 20 ~ 30 分钟，加粳米煮为稀粥即成，或将青黛、蛤壳研为细末混匀，每取 6g，调入粥中服食。每日 1 剂，连续 3 ~ 5 天。清肝利肺，化痰止血。适用于支气管扩张头晕耳鸣，咳嗽吐血，口渴心烦等。

⑪ 百合二参粥：百合 10g，西洋参、北沙参各 10g，粳米 50g。将诸药择净，放入锅中，加清水适量，浸泡 5 ~ 10 分钟，水煎取汁，加粳米煮粥，待粥熟时入白糖，再煮 1 ~ 2 沸即成。每日 1 剂，连续 3 ~ 5 天。清热润肺，宁络止血。适用于支气管扩张咳嗽少痰，痰中带血，血色鲜红，潮热盗汗，颧红，口干舌燥等。

⑫ 知柏二叶粥：知母、黄柏、十大功劳叶、竹叶各 10g，粳米 50g。将诸药择净，放入锅中，加清水适量，浸泡 5 ~ 10 分钟，水煎取汁，加粳米煮粥，待粥熟时入白糖，再煮 1 ~ 2 沸即成。每日 1 剂，连续 3 ~ 5 天。养阴清热，润肺止血。适用于支气管扩张咳嗽少痰，痰中带血，口干舌燥，手足心热等。

⑬ 云南白药糊：云南白药粉剂 1 支，山药、藕粉各适量，白糖少许。将山药粉、

藕粉放入锅中，加清水适量和匀后小火加热，待熟时调入白药粉，白糖拌匀服食。每日2剂，7天为一疗程，连服1~2个疗程。益气摄血。适用于支气管扩张咳血量少色淡，或鼻衄或齿衄，甚或肌衄，面色㿠白，神疲乏力，头晕，心悸，耳鸣，夜寐不宁，舌质淡等。

⑭ 参芪大枣瘦肉粥：党参、黄芪各10g，大枣10枚，粳米60g，瘦猪肉50g。将猪肉洗净、切碎。诸药择净，水煎取汁，加粳米煮粥，待沸后，入人参、大枣、猪肉，文火煮至粥熟，略加食盐调味服食。每日晨起服食，7天为一疗程，连续1~2个疗程。益气摄血。适用于支气管扩张咳血量少色淡，肢软乏力，心悸，夜寐不宁等。

2. 饮食禁忌

（1）辛辣食物：辛辣、煎炸食物和热性食物，如牛肉、羊肉、桂圆、荔枝、桂皮等，食用后则生热化燥伤阴，使肺脏受损而加重咳嗽、咯血。

（2）饮酒：会使黏膜局部炎症渗出或水肿加重，引起较剧烈的咳嗽，甚至咯血。

（3）海鲜发物：腥膻之品，如桂鱼、带鱼、海虾、河虾、蟹、黄鳝、牡蛎、鲍鱼等可助长湿热，食后不利于炎症的消退。

（4）甜腻食物：如猪油、肥猪肉、奶油、牛油、羊油、鸡蛋黄、鸭蛋黄及巧克力、糖果、甜点、奶油蛋糕、八宝饭等，有助湿生热的作用，可降低治疗效果。

（5）勿进易生痰之物，如肥肉、鸡蛋、花生等。

（6）禁食具有活血作用的食品，如桃子、蚯蚓、红糖等。

【药物宜忌】

1. 西医治疗

（1）治疗基础疾病：对活动性肺结核伴支气管扩张应积极抗结核治疗，低免疫球蛋白血症可用免疫球蛋白替代治疗。

（2）控制感染：出现痰量及其脓性成分增加等急性感染征象时需应用抗生素。可依据痰革兰染色和痰培养指导抗生素应用，但在开始时常需给予经验治疗，如阿莫西林，成人1.0g，口服，每日3次；或头孢克洛，成人0.5g，口服，每日3次。存在铜绿假单胞菌感染时，可选择口服喹诺酮类，如左氧氟沙星，成人0.2g，口服，每日2次。静脉给予氨基糖苷类，如丁胺卡那霉素，成人7.5mg/kg，静脉滴注，每日2次；或头孢噻肟4.0g，静脉滴注，每日2次。碳青霉烯类，如亚胺培南-西司他丁钠1.0g，静脉滴注，每12小时1次。疑有厌氧菌感染者可使用甲硝唑250mL，静脉滴注，每日2次。

（3）改善气流受限：支气管舒张剂（如沙丁胺醇2.4mg，口服，每日3次）可改善气流受限，并帮助清除分泌物，伴有气道高反应及可逆性气流受限的患者常有明显疗效。

（4）清除气道分泌物：化痰药物，以及振动、拍背及体位引流等胸部物理治疗均有助于清除气道分泌物。一般采用病变部位较气管和喉部为高的体位，使引流支气管的开口向下。如果病变在下叶宜使患者俯卧，前胸靠近床沿，头向下，深呼吸并咳痰；病变在中叶者取仰卧位，床脚垫高30cm左右，取头低脚高位；病变在上叶则可取坐位或其他适当体位，以利于排痰。为改善分泌物清除，应强调雾化吸入重组脱氧核糖核酸酶，通过阻断中性粒细胞释放 DNA 降低痰液黏度。

（5）咯血的处理：一般少量咯血，多以安慰患者、消除紧张、卧床休息为主，可用氨甲环酸 0.75g，静脉滴注，每日 1 次；酚磺乙胺 0.75g，静脉滴注，每日 2~3 次。大咯血时先用垂体后叶素 5~10 单位，加入 25% 葡萄糖注射液 40mL，缓慢静脉注射，一般为 15~20 分钟，然后将垂体后叶素加入 5% 葡萄糖注射液静脉滴注。高血压、冠状动脉粥样硬化性心脏病、心力衰竭患者和孕妇禁用。对支气管动脉破坏造成的大咯血可采用支气管动脉栓塞法。在大咯血时，患者突然停止咯血，并出现呼吸急促、面色苍白、口唇发绀、烦躁不安等症状时，常为咯血窒息，应及时抢救。

（6）外科治疗：常用于年轻、病变局限者，做肺段、肺叶切除，两侧肺叶切除者疗效差。严重咳嗽，反复肺炎脓痰，虽经治疗但无效，影响正常生活者，或严重咯血，内科治疗无效者可考虑外科手术切除病变肺组织。

2. 中医治疗

（1）辨证治疗

① 痰热蕴肺

主症：反复咳嗽，咯吐脓痰，或偶见痰中带血或少量咯血，重者发热，咳嗽加剧，痰量增多，痰呈黄色或黄绿色，胸闷胸痛，口苦口臭，舌质红或紫黯，苔黄腻，脉滑数。

治法：清肺，豁痰，化瘀。

方药：炙麻黄、生甘草各 6g，生石膏（先煎）、鱼腥草、白茅根各 30g，杏仁、桑白皮、地骨皮、黄芩、牡丹皮、生栀子、小蓟、浙贝母各 10g，仙鹤草 15g，三七粉 3g（冲服）。

用法：每日 1 剂，水煎分早晚服。

② 肝火犯肺型

主症：咳吐鲜血，或痰血相间，痰质浓稠，咯吐不爽，胸胁胀痛，烦躁易怒，口苦，舌质红，苔薄黄或少苔，脉弦数。

治法：清肝宁肺，化痰止血。

方药：牡丹皮 8g，郁金、白芍、阿胶、紫菀各 10g，仙鹤草 15g，钟乳石 3g，小蓟、柴胡、生地黄各 12g。

用法：每日 1 剂，水煎分早晚服。

③ 阴虚火旺型

主症：咳嗽痰少或干咳无痰，痰中带血火咳吐鲜血，口干咽燥，潮热盗汗，五心烦躁，颧红，舌质少津，少苔或无苔。

治法：滋阴清热，润肺止血。

方药：仙鹤草、生地黄各 15g，牡丹皮、黄芩炭各 6g，阿胶、山茱萸各 10g，紫菀、款冬花各 12g，泽泻 10g。

用法：每日 1 剂，水煎分早晚服。

④ 气阴两虚型

主症：咳嗽咳痰少，痰色白，神疲乏力，自汗，易感，舌质淡红或胖有齿印，少苔或无苔。

治法：益气养阴，清肺化瘀。

方药：太子参、沙参各 15g，百合 30g，玉竹 15g，杏仁、百部、墨旱莲、侧柏、桑白皮、地骨皮、知母各 10g，川贝粉 6g（冲服）。

用法：每日 1 剂，水煎分早晚服。

（2）验方

① 野百合、蛤粉（包煎）、百部、麦门冬、天门冬各 9g。每日 1 剂，水煎分 2 次服。

② 鱼腥草、金银花、冬瓜仁、生苡仁各 30g，桔梗 15g，黄连、甘草各 5g，黄芩、贝母、桃仁各 10g。每日 1 剂，水煎服。适用于反复咳嗽，咳吐脓痰者。

③ 白及、阿胶各 10g，三七 3g，蒲黄 6g，小蓟 30g。每日 1 剂，水煎服，分 2 次服。咯血时用。

④ 桑叶、杏仁、豆豉、生栀子、浙贝母、黄芩、桔梗、炙杷叶各 10g，沙参、连翘、仙鹤草各 15g，白茅根 30g。解表清热，宣肺止咳。

3. 药物禁忌

（1）环丙沙星

1）不宜饮茶：茶叶含有咖啡因，可降低环丙沙星的作用。

2）不宜食用碱性食物：碱性食物可减少环丙沙星的吸收，降低药效。

3）不宜与碱性药物、抗胆碱药、H_2 受体阻滞剂同用：联用后可降低胃液酸度而使环丙沙星的吸收减少，影响本品的疗效。

4）不宜与氨茶碱、咖啡因同用：环丙沙星有抑制肝脏细胞色素 P450 酶的作用，与氨茶碱、咖啡因及华法林合用，可使氨茶碱、咖啡因和华法林的血药浓度升高，引起毒性反应。

5）不宜与非甾体类抗炎药同用：本品与非甾体类抗炎药（如吲哚美辛等）合用，可增加不良反应。

6）不宜与利福平和氯霉素同用：利福平可抑制细菌核糖核酸合成，氯霉素可抑制细菌蛋白质合成，与本品合用，可使本品作用降低。

（2）氨基己酸（6－氨基己酸、ε－氨基己酸）

1）不可配伍液体：果糖溶液。

2）不可配伍药物：注射用能量合剂，利舍平，利多卡因，磺胺嘧啶钠，四环素，卡那霉素，苯巴比妥钠，异戊巴比妥钠，硫喷妥钠，氯丙嗪，异丙嗪。

（3）氨甲苯酸（对羧基苄胺、抗血纤溶芳酸）

1）红霉素：可降低氨甲苯酸的稳定性，不宜配伍应用。

2）碱性溶液：可使氨甲苯酸氧化，降低疗效。

3）异烟肼、对氨基水杨酸钠：与氨甲苯酸可产生相加的毒性作用。

4）不可配伍药物：对氨基水杨酸钠，氢化可的松，苯巴比妥钠，异戊巴比妥钠，异丙嗪，磺胺嘧啶，促皮质激素。

（4）凝血质

重金属盐类：凝血质可被酸、碱或重金属盐类破坏，联用时止血效应降低或丧失。

（5）酚磺乙胺（止血定、羟苯磺乙胺）

1）不可配伍液体：氨基酸注射液。

2）不可配伍药物：磺胺嘧啶钠，戊四氮，辅酶 A，地塞米松，巴比妥钠，氯丙嗪，异丙嗪，6 - 氨基己酸，乳酸钠，碳酸氢钠，谷氨酸钾，罗通定，氯丙嗪，苯海拉明。

（6）卡巴克络（安络血、肾上腺色素缩胺脲）

1）抗精神病药物：安络血可降低氟哌啶醇等抗精神病药物的效应，联用可使精神病恶化。

2）抗癫痫药：安络血可降低其抗癫痫效应。

3）抗组胺药、抗胆碱药：可抑制安络血的止血作用。应用安络血前 48 小时应停用该类药物，否则应将安络血的首次用量增加 10mg。

4）水杨酸盐类：安络血含少量水杨酸钠，长期应用可导致对水杨酸制剂过敏。水杨酸类过敏者不宜应用安络血。

（7）维生素 K

1）矿物油、消胆胺：可降低维生素 K 的胃肠吸收。

2）抗生素：维生素 K_1 对金黄色葡萄球菌、大肠杆菌、绿脓杆菌、肺炎双球菌等有一定抑制作用，与某些抗生素联用有协同作用。

3）苯巴比妥：可使维生素 K 代谢加速。

4）垂体后叶素：维生素 K 可拮抗垂体后叶素兴奋子宫平滑肌的作用。

5）庆大霉素、克林霉素：可使静脉注射维生素 K 降低凝血酶原血症治疗无效。

6）黑木耳：含有抗血小板聚集作用的腺嘌呤核苷，可减弱维生素 K 的止血作用。

7）不可配伍液体：右旋糖酐。

8）不可配伍药物：维生素 C，维生素 B_{12}，苯妥英钠。

（8）垂体后叶素

1）杜仲：可拮抗垂体后叶素兴奋子宫的作用。

2）祖师麻：可拮抗垂体后叶素所致的子宫收缩。

（9）镇咳药物：见急慢性支气管炎。

（10）激素：本病治疗时如未使用有效的抗生素，不能使用激素，否则易致炎症扩散。

（11）温补类药物：急性期用温补类药物，如红参、干姜、丁香、菟丝子、淫羊藿、鹿茸、牛鞭、黄狗肾等，可助阳生火，致病情加重。

（12）肺出血与咯血者

1）应用抗凝剂治疗（其中半数以上是发生在肝素与口服抗凝药合用时），可引起较严重的肺出血和咯血。这种肺内出血特别容易发生在有肺梗死或肺囊肿的部位。抗凝血药如肝素、双香豆素等过量，可因血液凝固时间延长而导致肺出血，表现为咯血或血胸，同时伴有其他部位出血，如皮肤黏膜出血、消化道或泌尿道出血等。

2）许多抑制前列腺素合成酶的药物，如非甾体抗炎药均可引发肺出血，特别对于老年人（血管脆弱硬化）、吸烟者（气管刺激和慢性炎症），以及原有支气管及肺出血的患者，更易诱发出血。

3）其他，如青霉胺可诱发肾炎肺出血综合征；奎尼丁可通过变态反应机制引起血小板减少，偶尔可引起血痰；亦有用吡喹酮、青霉素等药物引起肺出血的报道。

第十一章　肺脓肿

【概述】

肺脓肿是由多种病因引起的肺组织化脓性病变。早期为化脓性炎症，继而坏死形成脓肿。本病多发生于壮年，男多于女。自抗生素广泛应用以来，肺脓肿的发病率已明显降低。肺脓肿的感染细菌一般为上呼吸道、口腔的定植菌，常为混合感染，包括需氧和厌氧的革兰阳性与阴性球菌和杆菌。

1. 病因

（1）吸入性肺脓肿：病原体经口、鼻、咽吸入致病。正常情况下，吸入物经气道黏液 - 纤毛运载系统、咳嗽反射和肺巨噬细胞可迅速清除。但当有意识障碍，如在麻醉、醉酒、药物过量、癫痫、脑血管意外时，或由于受寒、极度疲劳等诱因，全身免疫力与气道防御清除功能降低，吸入的病原菌可致病。此外，还可由于鼻窦炎、牙槽脓肿等脓性分泌物被吸入致病。脓肿常为单发，其部位与支气管解剖和体位有关。由于右主支气管较陡直，且管径较粗大，吸入物易进入右肺。仰卧位时，好发于上叶后段或下叶背段；坐位时好发于下叶后基底段；右侧卧位时，则好发于右上叶前段或后段。病原体多为厌氧菌。

（2）继发性肺脓肿：某些细菌性肺炎、支气管扩张、支气管囊肿、支气管肺癌、肺结核空洞等继发感染可导致继发性肺脓肿。支气管异物阻塞，也是导致肺脓肿特别是小儿肺脓肿的重要因素。肺部邻近器官化脓性病变，如膈下脓肿、肾周围脓肿、脊柱脓肿或食管穿孔等波及肺也可引起肺脓肿。阿米巴肝脓肿好发于右肝顶部，易穿破膈肌至右肺下叶，形成阿米巴肺脓肿。

（3）血源性肺脓肿：肺外部位感染病灶的细菌或脓毒性栓子经血行途径播散至肺部，导致小血管栓塞，肺组织化脓性炎症坏死而形成肺脓肿。病原菌以金黄色葡萄球菌多见，其肺外病灶多为皮肤创伤感染、疖肿、化脓性骨髓炎等。泌尿道、腹腔或盆腔感染导致的败血症，进而导致肺脓肿的病原菌为革兰阴性杆菌或少数厌氧菌。病变常为多发性，常发生于两肺的外周边缘部。

2. 临床表现

（1）急性吸入性肺脓肿：早期临床表现为畏寒、高热、咳嗽、咳黏液脓痰，炎症波及胸膜可有胸痛，全身中毒性症状，如精神不振、乏力、纳差；发病第 7 ~ 10 天脓肿形成，临床表现为咳嗽加剧，咳出大量脓臭痰，每日可达 300 ~ 500mL，痰静置后分层，有时痰中带血。

（2）慢性肺脓肿：临床表现为慢性咳嗽、咳脓痰、反复咯血、继发感染和不规则发热，常呈贫血、消瘦慢性病态。慢性肺脓肿患者胸廓略塌陷，叩诊呈浊音，听诊呼吸音减低，可有杵状指（趾）。

（3）血源性肺脓肿：先有原发病灶引起的畏寒、高热等全身脓毒血症的表现，经数日至2周才出现肺部症状，如咳嗽、咳痰，痰量不多，极少咯血。体征与肺脓肿的大小和部位有关，病变较小或位于肺脏的深部，可无异常体征；病变较大，脓肿周围有大量炎症，叩诊呈浊或实音，听诊呼吸音减低，有时可闻及湿啰音；有大脓腔者可闻及空瓮音。血源性肺脓肿体征大多阴性。

3. 辅助检查

（1）血常规检查：急性肺脓肿白细胞计数可高达（20~40）10^9/L，中性粒细胞在80%~90%，核明显左移，常有中毒颗粒。慢性肺脓肿白细胞可无明显改变，但可有轻度贫血。

（2）痰检查：痰液特点为脓性、黄绿色、可带血，留置后分层：上层为泡沫样痰，中层为黏液样成分，下层为坏死组织。

（3）痰和血的病原体检查：痰涂片染色、痰液细菌培养、药物敏感试验，有助于确定病原体和选择有效的抗生素。血源性肺脓肿患者血培养可发现致病菌。

（4）X线检查：肺脓肿的X线表现根据类型、病期、支气管引流是否通畅及有无胸膜并发症而不同。

① 吸入性肺脓肿在早期化脓性炎症阶段，其典型的X线征象为大片浓密度模糊炎性浸润阴影，边缘不清，分布在一个或数个肺段。肺脓肿形成后，大片浓密炎性阴影中出现圆形透亮区及液平面。在消散期，脓肿周围炎症逐渐吸收，脓腔缩小而消失，最后残留少许纤维条索状阴影。

② 慢性肺脓肿腔壁增厚，内壁不规则，周围炎症略消散，伴纤维组织显著增生，并有不同程度的肺叶收缩，胸膜增厚，健肺代偿性肺气肿。

③ 血源性肺脓肿在一侧肺或两肺边缘有多发的散在小片状炎症阴影，其中可见脓腔及液平面。炎症吸收后可呈局灶性纤维化。

（5）纤维支气管镜检查：有助于发现病因，如见到异物摘出，使引流恢复通畅；借助纤支镜双套防污染毛刷采样细菌培养做病原诊断；纤维支气管镜可吸引脓液并在病变部位注入抗生素，促进支气管引流和脓腔愈合。

【饮食宜忌】

1. 饮食宜进

（1）饮食原则

①宜高蛋白、高维生素饮食：肺脓肿患者经常咳痰，消耗体内较多的蛋白质，可选用高蛋白饮食补充，冬季最好吃羊肉、牛肉、狗肉等，以起到温补的效益。还应供给富含维生素C、维生素A及B族维生素的食物，以提高人体对传染病及外界有害因素的抵抗力，促进人体内抗体的形成，提高白细胞的吞噬作用。

②宜进食健脾益肺、理气止咳、祛痰食物：如梨、橘、枇杷、大枣、百合、莲子、

白木耳、核桃仁、蜂蜜，以及猪肺、羊肺、牛肺等。这些食物既能强身，又有助于症状的缓解。

③ 饮食需清淡：应食具有清热解毒凉血作用之食物，如马兰头、枸杞叶、芹菜、菊花脑、绿豆芽、马齿苋、丝瓜、赤小豆等。

④ 恢复期当予富有营养、易消化之食品，如鸡蛋、牛奶、动物肝脏、瘦肉等。

⑤ 宜食新鲜蔬菜及水果：如白萝卜、芥菜、龙须菜、白菜、油菜、西红柿、苹果、枇杷、罗汉果等。

⑥ 宜增加液体摄入量：大量饮水有利于痰液稀释，可以清洁气管。每日至少饮水 2000mL。

（2）食疗药膳方

① 猪肺 250g，洗净后用沸水烫 1 次，放入瓦锅内，加入萝卜 500g，苦杏仁 15g，煮烂，用食盐调味，吃猪肺喝汤。每周 2 ~ 3 次，连服 30 日。

② 燕窝 6g，银耳 9g，用清水泡发，清洗干净，放入冰糖，隔水炖服。每周 2 次，连服 30 日。

③ 鲜羊胆汁 120g，蜂蜜 250g，混合后蒸 2 小时，装瓶备用。每次 15 ~ 20g，早晚各服 1 次。

④ 雪梨 2 ~ 3 个，挖洞去核，装入蜂蜜盖严蒸熟，睡前服食。每日 1 次，连服 20 ~ 30 日。

⑤ 百合 120g，白及 60g，瘦猪肉适量。以前 2 味共研为末，取 6g 与适量瘦猪肉末一起用水调至糊状，炖熟后服食。每日 1 次。

2. 饮食禁忌

忌辛辣刺激性食物，如辣椒、花椒、葱、姜、大蒜等；忌生痰之物，如鸡蛋、肥肉、花生；忌油腻不易消化的食物，如动物内脏、糯米、火腿、咸鱼、腊肉等；忌腥发之物，如鱼、虾、蟹等；忌多食甜食；忌高盐饮食；忌酒、浓茶；忌偏食。此外，不宜食用胡桃仁、芥菜。

【药物宜忌】

1. 西医治疗

（1）抗菌药物治疗：吸入性肺脓肿多为厌氧菌感染，一般均对青霉素敏感，仅脆弱拟杆菌对青霉素不敏感，但对林可霉素、克林霉素和甲硝唑敏感。可根据病情严重程度决定青霉素剂量，轻度者每日 120 万 ~ 240 万 U，病情严重者可用每日 1000 万 U，分次静脉滴注，以提高坏死组织中的药物浓度。体温一般在治疗 3 ~ 10 日降至正常，然后可改为肌内注射。如青霉素疗效不佳，可用林可霉素，每日 1.8 ~ 3.0g，分次静脉滴注；或克林霉素每日 0.6 ~ 1.8g；或甲硝唑 0.4g，每日 3 次，口服或静脉滴注。血源性肺脓肿多为葡萄球菌和链球菌感染，可选用耐 β - 内酰胺酶的青霉素（如哌拉西林他唑巴坦 4.5g，静脉滴注，每日 2 次）；或头孢菌素（如头孢曲松 2g，静脉滴注，每日 1 次）。如为耐甲氧西林的葡萄球菌，应选用万古霉素（1g，静脉滴注，每日 2 次），或替考拉宁（0.2g，静脉滴注，每日 1 次）。如为阿米巴原虫感染，则用甲硝唑治疗（0.4g，口服，每日 3 次）。如为革兰阴性杆菌，则可选用第二代头孢菌素（如头孢替安 2.0g，静脉滴注，每日 2 次）；或第三代头孢菌素（如头孢噻肟 4g，静脉滴注，每日 2 次）、喹诺酮类（如左氧氟沙星 0.4g，静脉滴注，每日 1 次），可联用氨基糖苷类（如依替米星 0.3g，静脉滴注，每日 1 次）抗菌药物。抗菌药物疗程 8 ~ 12 周，直至 X 线胸片脓腔和炎症消失，或仅有少量的残留纤维化。

（2）脓液引流：是提高疗效的有效措施。痰液稠不易咳出者可用祛痰药（如氨溴索 100mL，静脉滴注，每日 2 次）；或雾化吸入生理盐水、祛痰药或支气管舒张剂（如生理盐水 5mL + 氨溴索 30mg + 沙丁胺醇 1mL）以利痰液引流。身体状况较好者可采取体位引流排痰，引流的体位应使脓肿处于最高位，每日 2 ~ 3 次，每次 10 ~ 15 分钟。经纤维支气管镜冲洗及吸引也是引流的有效方法。

（3）手术治疗：适应证为肺脓肿病程超过 3 个月，经内科治疗脓腔不缩小，或脓腔过大（5cm 以上）不易闭合者。大咯血经内科治疗无效或危及生命。伴有支气管胸膜瘘或脓胸经抽吸、引流和冲洗疗效不佳者。支气管阻塞限制了气道引流，如肺癌。对病情重不能耐受手术者，可经胸壁插入导管到脓腔进行引流。术前应评价患者一般情况和肺功能。

2. 中医治疗

（1）辨证治疗：本病多由风热犯肺，或痰热素盛，以致热伤肺阴，蒸液成痰，热壅血瘀，肉腐成败，成痈化脓而成；外感风热之邪，侵袭肺卫，或感受风寒之邪，日久不愈，郁而化热，邪热壅遏于肺，肺络瘀滞，热瘀互结而成肺痈；或者由于饮食不节，嗜食肥甘辛辣之品，或嗜酒成癖，滋生湿热成痰；或肺有痰热蕴结，加之外邪侵袭，内外合邪，引发为肺痈。本病初期病在肺卫，风热袭肺，或风寒外袭，日久化热，出现咳嗽、痰白而黏等症状；成痈期邪热壅肺，瘀热内结而成痈，而见咳嗽、咳吐脓痰；溃疡期，肺热炽盛，血败肉腐，咳嗽，咳吐大量腥臭脓痰；恢复期肺气阴两伤，咳嗽，痰量减少。

① 风热犯肺（初期）

主症：起病急，恶寒，发热，咳嗽，胸痛，咳重则胸痛甚；痰白而黏，由少渐多，呼吸不利，口鼻咽干；舌苔薄白而干或为薄黄，舌质淡红，脉浮数而滑。

治法：疏风宣肺，清热解毒。

方药：银翘散加减。

金银花、连翘各 15 ~ 30g，薄荷、荆芥、桔梗、杏仁、牛蒡子、竹叶各 10g，芦根 30g，甘草 5g。

方解：方中金银花、连翘，清热解毒，辛凉透表，为主药，用量宜大；薄荷、荆芥，辛凉解表；桔梗、杏仁、甘草、牛蒡子，宣肺利咽，化痰止咳；竹叶、芦根，清热除烦，润肺生津。

加减：若热势较重者，加黄芩、鱼腥草，加强清热解毒的作用；伴头痛，加菊花、白芷，清利头目；咳痰量多，加瓜蒌、贝母，化痰止咳；胸痛甚者，加郁金、桃仁，化瘀通络止痛。

用法：水煎服，连用 20 ~ 30 日。

② 热壅血瘀（成痈期）

主症：身热较甚，壮热不退，时有振寒；咳嗽气急，咳吐黄稠脓痰，喉间带有腥味，胸胁疼痛，转侧不利；口燥咽干，烦躁汗出；舌质红，舌苔黄腻，脉滑数或洪数。

治法：化瘀消痈，清热解毒。

方药：千金苇茎汤加味。

芦根、薏苡仁各 30g，冬瓜子、金银花、连翘各 15 ~ 30g，桃仁、杏仁、桔梗、黄芩、黄连各 10g。

方解：方中芦根、薏苡仁、冬瓜子，清热利湿，化痰排脓；桔梗、杏仁，宣肺止咳化痰；金银花、连翘、茅根、黄芩、黄连，清热解毒凉血；桃仁，化瘀散结消痈。

加减：若热毒内盛、高热不退者，加鱼腥草、蒲公英、败酱草、栀子，清热凉血解毒；热毒瘀结、痰味腥臭者，加犀黄丸，清热化痰，凉血消瘀；胸闷喘满、咳痰量多者，加瓜蒌、桑白皮、葶苈子，泻肺化痰；便秘者，加大黄、枳实，清热通腑；胸痛甚者，加枳壳、郁金、延胡索、丹参，化瘀止痛；伴咯血者，去桃仁，加牡丹皮、三七粉，凉血止血。

用法：水煎服，连用 20 ~ 30 日。

③ 瘀毒成脓（溃脓期）

主症：咳吐大量脓臭痰，状如米粥，或痰血相兼，异常腥臭；胸中烦满而痛，甚则气喘不能平卧；身热面赤，烦渴喜饮；舌质红或绛，舌苔黄腻，脉滑数或数。

治法：清热解毒，化痰排脓。

方药：桔梗汤合千金苇茎汤加减。

桔梗、葶苈子各 15g，贝母、陈皮、白及、桃仁各 10g，芦根、薏苡仁、冬瓜仁、金银花各 20 ~ 30g，甘草 5g。

方解：方中桔梗、芦根，消痈排脓，清热宣肺；贝母、陈皮、薏苡仁、冬瓜仁、甘草，清肺化痰止咳；金银花，清热解毒；白及，止血消肿；桃仁，化瘀止咳。

加减：若咳痰脓出不畅者，加皂角刺、竹沥水，化痰排脓；胸闷气短、无力咳痰者，加生黄芪，益气扶正，托脓排出；咳血量多者，选加藕节、牡丹皮、生地黄、侧柏叶，凉血止血；便秘者，加生大黄，泄热通腑。

用法：水煎服，连用 20 ~ 30 日。

④ 气阴两虚（恢复期）

主症：发热渐退，咳嗽减轻，咳吐脓痰减少，但气短息微，面色无华加重，常伴自汗盗汗；口燥咽干，形体消瘦，心烦；舌质红，舌苔少或见舌苔花剥，脉细数无力。

治法：清热养阴，益气补肺。

方药：沙参清肺汤加减。

沙参、麦冬各 10 ~ 15g，生黄芪、薏苡仁、冬瓜仁各 20 ~ 30g，白及、桔梗各 10g，甘草 5g。

方解：方中黄芪、沙参、麦冬，益气养阴，补虚生肌；薏苡仁、冬瓜仁、桔梗、甘草，清热宣肺，利湿化痰。

加减：若气虚明显者，加太子参，重用黄芪，补气生肌；血虚者，加当归，养血和络；阴虚重者，加玉竹，养阴润肺；食少、便溏者，加白术、山药、茯苓，健脾燥湿；脓毒不尽、咳吐脓血未愈，加鱼腥草、败酱草、金银花、连翘，解毒排脓，扶正祛邪。

用法：水煎服，连用20～30日。

（2）验方

①桔梗15g，生甘草4.5g，鱼腥草30g，鸭跖草30g，半枝莲30g，野荞麦根30g，虎杖根15g。每日1剂，水煎服，1个月为一疗程。清热解毒，消除炎症，化痰散结。主治肺脓肿。

②生黄芪15g，鱼腥草10g，赤芍9g，牡丹皮6g，桔梗6g，瓜蒌9g，生大黄9g（后下）。每日1剂，水煎服，14日为一疗程。益气托脓，泻火解毒。主治肺脓肿。

③金银花、蒲公英、芦根、败酱草、紫花地丁、薏苡仁、鱼腥草各30g，桔梗20g，知母15g，连翘15g，桃仁10g，甘草6g。每日1剂，水煎服，依病情轻重分量服。清热解毒，止咳祛痰。主治急性肺脓肿。

④冬瓜子、金银花、蒲公英、生薏苡仁各30g，鲜芦根60g，黄芩15g，桔梗10g，牡丹皮10g，枳实10g，葶苈子10g，川贝母10g，桃仁10g，紫苏子10g。每日1剂，水煎分2次服。清热解毒，祛痰排脓。

3. 药物禁忌

（1）林可霉素、克林霉素

1）林可霉素：与各种饮料中的甜味剂形成不溶解的复合物，使其吸收率减少75%。

2）林可霉素、克林霉素：与大环内酯类抗生素合用并不能增强抗菌效果，反而影响二者的抗菌作用。

余参见肺炎。

（2）长期大剂量应用抗生素，易引起菌群失调，耐药菌大量繁殖，导致继发感染。滥用激素更会增加二重感染的机会，甚至是致死的原因，如结核患者滥用激素可使结核扩散、病情恶化。长期使用激素类气雾剂可并发咽部念珠菌感染，故用药后要多漱口，保持口腔清洁；对已感染者，可服制霉菌素治疗，效果良好。

（3）免疫抑制剂及广谱抗生素的广泛应用，使机体的免疫功能降低并改变体内的菌群分布，进而降低机体的抗病能力，易发生细菌、真菌、病毒或病原虫感染，或使肺部原有感染加重。长期应用抗恶性肿瘤药物或免疫抑制剂，可诱发肺部绿脓杆菌、白色念珠菌、巨细胞病毒或肺囊虫感染。预防性地常规应用广谱抗生素，可导致肺炎。联用头孢霉素、妥布霉素或丁胺卡那霉素，数日后可发生肠球菌肺炎。

（4）使用药物而引起肺部感染，可能存以下几种原因：①药物被污染并且被吸入肺内；②由于使用镇静剂，特别是阿片制剂，使咽喉反射迟钝而吸入被细菌污染的物质；③由于使用某些药物，如大剂量皮质激素或者用细胞毒药物化疗，抑制机体免疫功能，导致肺部感染，据报道，用低剂量的肾上腺皮质激素治疗也可导致肺结核复发；④手术前预防性地使用广谱抗生素可引起呼吸道菌群失调，导致继发性肺部感染，使手术后死亡率增加；⑤长期使用抗酸药或西咪替丁导致胃液酸度降低时可能改变胃内菌群，吸入到肺内可引发肺炎。

（5）镇咳剂和镇静剂：肺脓肿患者气管和支气管内有较多的炎性分泌物，如大剂量使用镇咳剂和镇静剂，可抑制咳嗽中枢，使咳嗽减少，不利于呼吸道分泌物的排出，使痰液阻塞气道，加重喘促和呼吸困难，从而加重病情。

（6）穿心莲不宜与红霉素同用：中药穿心莲有清热解毒、燥湿之功效，可用于肺脓肿。红霉素等抗生素能抑制穿心莲的促白细胞吞噬功能，从而降低疗效。

（7）热性温补之品：本病由湿热之邪引起，服用有温里补阳作用的药物，如红参、附子、干姜、吴茱萸、丁香、细辛、荜茇、高良姜、鹿茸、补骨脂、菟丝子、巴戟天、淫羊藿、牛鞭、仙茅、黄狗肾、锁阳、蛤蚧、肉苁蓉，及中成药，如十全大补丸、右归丸、金匮肾气丸等，可加重病情。

第十二章　肺结核

【概述】

结核病是由结核分枝杆菌感染引起的一种较常见的慢性传染病，发生于肺部的结核称为肺结核，发生于肺部以外的结核称为肺外结核。据世界卫生组织 2010 年全球结核病报告，全球现有结核病患者约 1372 万。2009 年我国报告肺结核发患者数达 1076938 人。本病主要经呼吸道飞沫传播。

1. 病因

结核菌属分枝杆菌，无活动性，无芽孢或鞭毛，需氧生长，在成长中具多形性。根据其致病性，结核菌可分为人型、牛型、非洲型、鼠型等。前两型尤以人型，标准菌株 H37Rv 为人类结核病的主要病原菌。牛型菌是牛及其他畜类的病原体，但亦能使人致病。人型菌与牛型菌都有对热不稳定的触酶，在温度 68℃，经 20 分钟即可灭活。结核菌细胞壁厚约 20μm，富脂质，约占菌壁干重的 60%。细胞壁内有胞质膜，具通透性，胞质内富含蛋白质和核酸、无机偏磷酸盐和脂样体等，时有噬菌体存在。在结核菌生长期间，菌体表面还被有一层膜性索状因子，使相邻的菌体首尾相连不能分离。索状因子与细菌的毒力和型别有关。结核菌的类脂质除使它对环境具有顽强的抵抗力外，还可导致组织内结核结节的形成；丰富的蛋白质可引起迟发型过敏反应，中性粒细胞和单核细胞浸润；菌体的碳水化合物虽不产生组织反应，但能产生沉淀素，与体液免疫有关。结核菌可由染色体或质粒内遗传基因的突变而获得耐药性。由于菌群中具有天然的耐药基因者极少，故在一般情况下，耐药菌无法增殖，只有在单一抗菌药物治疗后，敏感菌大量地被杀灭，耐药菌才有繁殖成为优势菌群的可能，所以结核菌的获得性耐药是菌株接触药物、不规则治疗的结果。开放性肺结核患者是主要的传染源，患者咳嗽、喷嚏、情绪激昂地讲话时喷射出来的细小飞沫，最易被吸入，在肺泡内沉积，当结核菌接触到易感的肺泡组织，即在其中生长繁殖而造成感染。患者吐的痰，干燥后随尘埃飞扬虽可造成吸入感染，但多数在上呼吸道和气管内即黏附在黏膜上，最后被咳出，不成为主要的传播方式。由于对奶牛饲养业管理的加强，因饮食带菌的牛奶造成的牛型结核菌感染已少见。由于结核菌在干燥、热、阳光下迅速死亡，所以传播途径主要为室内污染空气，室外一般不造成传染。

2. 临床表现

（1）咳嗽、咳痰：咳嗽、咳痰为肺结核最常见症状。咳嗽较轻，干咳或少量黏液痰。有空洞形成时，痰量增多；若合并其他细菌感染，痰可呈脓性。若合并支气管结核，则表现为刺激性咳嗽。

（2）咯血：1/3～1/2 的患者有咯血。咯血量多少不定，多数患者为少量咯血，少数为大咯血。

（3）胸痛：结核累及胸膜时可表现胸痛，为胸膜性胸痛，随呼吸运动或咳嗽加重。

（4）呼吸困难：多见于干酪样肺炎和大量胸腔积液患者。

（5）全身症状：发热为最常见症状，多为长期午后潮热，即下午或傍晚体温开始升高，翌晨降至正常。部分患者有倦怠乏力、盗汗、食欲减退和体重减轻等。育龄期女性患者可以有月经不调。

（6）体征：多寡不一，取决于病变性质和范围。病变范围较小时，可以没有任何体征。渗出性病变范围较大或干酪样肺炎时，可有肺实变体征，如触觉语颤增强、叩诊浊音、听诊闻及支气管呼吸音和细湿啰音。较大的空洞性病变听诊也可以闻及支气管呼吸音。当有较大范围的纤维条索形成时，气管向患侧移位，患侧胸廓塌陷，叩诊浊音，听诊呼吸音减弱并可闻及湿啰音。结核性胸膜炎时有胸腔积液体征，气管向健侧移位，患侧胸廓饱满，触觉语颤减弱，叩诊实音，听诊呼吸音消失。支气管结核可有局限性哮鸣音。少数患者可以有类似风湿热样表现，称为结核性风湿症，多见于青少年女性，常累及大关节，在受累关节附近可见结节性红斑或环形红斑，间歇出现。

3. 辅助检查

（1）胸部 X 线检查：是诊断肺结核的重要方法，可以发现肺内早期轻微的结核病变，确定病变的范围、部位、形态、密度、与周围组织的关系、病变阴影的伴随影像、判断病变性质、有无活动性、有无空洞、空洞大小和洞壁特点等。

（2）CT：能提供横断面的图像，减少重叠影像，易发现隐蔽的病变而减少微小病变的漏诊；比普通胸片更早期显示微小的粟粒结节；能清晰显示各型肺结核病变特点和性质、与支气管关系、有无空洞以及进展恶化和吸收好转的变化；能准确显示淋巴结有无肿大。CT 常用于对肺结核的诊断以及与其他胸部疾病的鉴别诊断，也可用于引导穿刺、引流和介入性治疗等。

（3）痰结核分枝杆菌检查：是确诊肺结核病的主要方法，也是制订化疗方案和考核治疗效果的主要依据。常行痰涂片、痰培养、药物敏感性测定及检测技术。

（4）其他检查：纤维支气管镜检查及结核菌素试验对诊断有重要价值。

4. 结核病的分类标准

2004 年我国实行新的结核病分类标准。

（1）原发型肺结核：含原发综合征及胸内淋巴结结核。多见于少年儿童，无症状或症状轻微，多有结核病家庭接触史，结核菌素试验多为强阳性，X 线胸片表现为哑铃型阴影，即原发病灶、引流淋巴管炎和肿大的肺门淋巴结，形成典型的原发综合征。

（2）血型播散型肺结核：含急性血行播散型肺结核（急性粟粒型肺结核）及亚急性、慢性血行播散型肺结核。急性粟粒型肺结核多见于婴幼儿、青少年，X 线胸片和 CT 检查开始为肺纹理粗乱，在症状出现两周左右可发现由肺尖至肺底呈大小、密度和分布均匀的粟粒状结节阴影，结节直径约 2mm。

（3）继发型肺结核：多发生在成人，病程长，易反复。

① 浸润性肺结核：浸润渗出性结核病变和纤维干酪增殖病变多发生在肺尖和锁骨下，影像学检查表现为小片状或斑点状阴影，可融合和形成空洞。

② 空洞性肺结核：空洞形态不一，多由干酪渗出病变溶解形成洞壁不明显的、多个空腔的虫蚀样空洞。

③ 结核球：多由干酪样病变吸收和周边纤维膜包裹或干酪空洞阻塞性愈合而形成。

④ 干酪样肺炎：多发生在机体免疫力和体质衰弱，又受到大量结核分枝杆菌感染的患者，或有淋巴结支气管瘘，淋巴结中的大量干酪样物质经支气管进入肺内而发生。

⑤ 纤维空洞性肺结核：特点是病程长，反复进展恶化，肺组织破坏严重，肺功能严重受损，常见胸膜粘连和代偿性肺气肿。

（4）结核性胸膜炎：含结核性干性胸膜炎、结核性渗出性胸膜炎和结核性脓胸。

（5）其他肺外结核：按部位和脏器命名，如骨结核、肾结核、肠结核等。

（6）菌阴肺结核：菌阴肺结核为 3 次痰涂片及 1 次痰培养阴性的肺结核，其诊断标准为：① 典型肺结核临床症状和胸部 X 线表现；② 抗结核治疗有效；③ 临床可排除其他非结核性肺部疾患；④ PPD 皮试（5IU）强阳性，血清抗结核抗体阳性；⑤ 痰结核菌 PCR 和探针检测呈阳性；⑥ 肺外组织病理证实结核病变；⑦ 支气管肺泡灌洗（BAL）液中检出抗酸分枝杆菌；⑧ 支气管或肺部组织病理证实结核病变。

【饮食宜忌】

1. 饮食宜进

（1）饮食原则

① 充足的热能：结核病是慢性消耗性疾病，因长期发热、盗汗，消耗大量热能，故热能供给应超过正常人。若患者毒血症不明显，消化功能处于良好状态时，每天供给热能为 168 ~ 210kJ（40 ~ 50kcal）/kg。若患者因严重毒血症影响消化功能，应根据患者的实际情况，循序渐进地提供既富有营养又易于消化的饮食。

② 优质蛋白质食物：病灶修复需要大量的蛋白质，提供足量的优质蛋白，有助于体内免疫球蛋白的形成和纠正贫血症状。每日蛋白质适宜供给量为 1.5 ~ 2g/kg，优质蛋白质应占总量的 1/3 ~ 2/3。宜食肉类、奶类、蛋类、禽类及豆制品等。应注意尽量多选择含酪蛋白高的食物，因酪蛋白有促进结核病灶钙化的作用。牛奶和奶制品被认为是结核病患者的优质食物，因其含有丰富的酪蛋白和钙，有利于结核病灶的钙化。

③ 含钙丰富的食物：结核病痊愈过程出现的钙化，需要大量钙质。因此，结核病患者应供给高钙饮食，如各种脆骨、贝类、豆制品等。钙在代谢过程中常与磷有关，因此在补钙的同时，应注意增加含磷丰富的食物。

④ 富含维生素的食物：维生素 C 可以帮助机体恢复健康；维生素 B_6 能减少抗结核药物的不良反应；维生素 A 可增强上皮细胞的抵抗力；维生素 D 可帮助钙吸收。应多选用新鲜的蔬菜、水果、鱼、虾、动物内脏及鸡蛋等富含维生素的食物。

⑤ 适量无机盐和水：肺结核患者可能出现贫血，因此要注意补充含铁丰富的食物，如肉类、蛋黄、动物肝脏、绿叶蔬菜、食用菌等。长期发热、盗汗的患者，应及时补

充钾、钠和水分。适量补充水分，可稀释炎性产物，但当严重肺结核和肾功能衰竭时，应限制水分和钠盐的摄入。

⑥有益病变修复的食物：鳗鱼含有豆蔻酸等抗结核成分，是肺结核的食疗佳品，常食可获意外之效。蛤蜊含磷酸钙，用蛤蜊肉加韭菜制作菜肴有良好的疗效，且有预防咯血之功效。茶叶含有硅酸，能抑制结核菌扩散，促使结核病灶形成瘢痕。大蒜有抑制结核菌的作用，可以熟食但不宜过多。百合是治肺痿、肺痈的良药，煮熟或磨粉煮粥食用均佳。

⑦补血养血食物：肺结核患者由于肺部小血管的损伤，会时常咯血，日久会造成贫血。此外，因结核病本身对人体造血功能有抑制作用，故补血养血食物不可偏废。动物肝是供给造血的基本原料。叶酸、铁和维生素 B_{12}，能调节造血功能。排骨含有直接的生血原料，每根排骨的髓腔间隙都集存大量的补血成分，煮或烧均可，以小火炖汤为宜。淡菜是滋阴补血佳品，可经常食用。

⑧当据不同证型辨证施膳：如见干咳无痰、颧红、盗汗等症状之肺阴虚者宜食银耳、生梨、荸荠等；见神疲乏力、体重减轻、食欲减退等症状之肺脾气虚者宜选百合、山药、白果等。此外，宜适当多食培补肺、脾、肾和补养精、气、血的食物，如燕窝、哈士蟆、海参、鹌鹑、肉鸽、黄豆、燕麦、魔芋、桑葚等。

⑨其他：咯血患者可饮新鲜藕汁、百合莲子汤、清炖银耳，有降火止血的作用；潮热盗汗患者，可常食鸭肉、甲鱼、鸡蛋、丝瓜、百合、藕、甘蔗、梨、荸荠、山药、莲子、苹果、橘子等，因这些食物均有养阴增液的作用，并能补充损失的蛋白质和维生素；咳嗽患者，可常食枇杷、梨、罗汉果、核桃、柿子、百合、白萝卜、豆浆、牛奶，猪肺亦可配制药膳，取以脏补脏之义。

（2）药膳食疗方

①白及当归茶：绿茶 1g，白及、当归各 20g，冰糖 25g。将白及、当归、冰糖加水共煎，煮沸 3 分钟加入绿茶。分 2 次服，每日 1 剂。滋阴润肺，清热止血。用于咳血或痰中带血，伴潮热无力者。

②滋肺饮：荸荠（去皮）、梨、鲜藕各 100g，鲜芦根 50g，麦门冬 25g。各味洗净绞汁搅匀待用。随时饮服，每日 1 剂。本饮具有养阴生津，清热润肺的功用。适用于咳嗽少痰、潮热、口咽干燥者。

③蜜炙胎兔：胎兔 3g，胡桃仁 50g，蜂蜜 10g。先将胎兔（即健康孕兔之胎儿）切碎，烘干，研粉。每日用胎兔粉 3g，加胡桃仁、蜂蜜等隔水蒸熟食之。每日 1 剂，3 次分食，连食 2~3 个月。润肺，止血，止咳。用于肺结核咳嗽及痰中带血者。

④紫河车丸：胎盘 1 个，白及 200g，白果 100g，蜂蜜 250g。胎盘洗净焙干，白及焙干，白果去壳，分别研细粉过筛，混合。每次服 10g，每日服 2~3 次，每疗程服 3 个胎盘，连服 3~5 个疗程。用于肺阴不足、久咳多痰、咽痛咽痒、潮热盗汗者。

⑤麦门冬粥：麦门冬 30g，粳米 50g，冰糖适量。先将麦门冬捣烂煮浓汁，去渣，用汁煮粳米做粥，粥熟后加冰糖适量。可佐餐食用。本粥清热养阴，止咳化痰，清心止渴。用于咳嗽痰少、心烦、口干咽燥者。

⑥ 贝母鸡：仔母鸡 1 只，贝母 50g，精盐、胡椒粉、黄酒各 10g，葱段、姜片各 50g。将鸡去内脏，用盐、黄酒、胡椒粉、葱、姜搓揉，腌渍 2 小时。拣去葱、姜，贝母洗净，装入鸡腹腔。水锅上旺火，注入清水，架上甑架，放上鸡，加盖蒸 2 小时即可。本方化痰止咳，清热散结。适于咳嗽痰多、身体虚弱者。

⑦ 百合大枣粥：百合 30g（鲜者 60g），大枣 10 枚，粳米 50～100g。上述 3 物同放入锅中，加水煮粥食用。每日 1～2 次。该方能润肺止咳。用于咳嗽无痰、低热心烦者。

⑧ 双耳汤：银耳、黑木耳各 10g，冰糖 50g。将银耳、黑木耳分别用温水发开至软，摘去根蒂，除尽杂质，反复清洗干净，切成小朵，放碗内，加入冰糖，倒入沸水 150mL。将盛木耳的容器放入蒸笼内蒸 1 小时，蒸至木耳软糯，出笼 1 次食用。每日 2 次。用于肺阴不足、久咳多痰、咽痛咽痒者。

⑨ 老鳖汤：鳖 250g，百部、地骨皮、知母各 9g，生地黄 24g。各味一起水煎至鳖肉熟烂。每日 1 剂，饮汤吃肉，分 2 次服。润肺，止血，止咳。用于肺结核咳嗽及痰中带血者。

⑩ 玉竹粥：玉竹 15g（鲜者 30g），粳米 60g，冰糖少许。先将玉竹洗净煎汤取汁，再用药汁熬粳米为粥，待粥将熟时加入冰糖，稍煮即可。滋阴润肺，生津止渴。适于干咳无痰、口干咽燥者。

⑪ 落花生粥：落花生 45g（不去红衣），怀山药 30g，粳米 100g，冰糖适量。先将花生米与山药捣碎，和粳米同煮为粥，粥熟后加冰糖。可供早、晚餐食用。益气养血，健脾润肺。适于咳嗽少痰、胃纳不佳者。

⑫ 百合鳗鱼：鳗鱼肉 250g，鲜百合 100g，黄酒、葱、姜、精盐、味精适量。将鲜百合撕去内膜洗净，撒少许食盐，盛于碗底；鳗鱼肉放少许盐用黄酒腌渍 10 分钟后，放于百合上，撒上青葱、味精上笼蒸熟，食鳗鱼肉及百合。每日 1 次，连服 3～5 日，再隔日服食 1 次。本方可以补虚羸，对肺结核患者咳嗽、盗汗、乏力、消瘦等有较好的效果。

⑬ 知贝甲鱼汤：甲鱼 1 只，知母、贝母、银柴胡、甜杏仁各 15g，精盐少许。甲鱼去肠杂洗净，与其余各味加水煎煮，至甲鱼肉熟烂，去药渣，加盐调味服用。每 1～2 日 1 剂，食肉饮汤，分次服。本方滋阴清热，止咳敛汗。用于肺结核阴虚内热、咳嗽盗汗者。

⑭ 莲子百合猪肉煲：莲子 50g（去心），百合 30g，瘦猪肉 25g（切片），盐少许。各味加水煲汤，加盐调味服用。每日 1 剂，分 2 次服。滋阴清热敛汗。用于肺结核潮热盗汗者。

⑮怀山百合炖白鸽：鲜怀山药 100g，鲜百合 50g，肉鸽 1 只。山药洗净，切片；百合掰瓣，洗净；肉鸽活杀，去毛及内脏；同入砂锅中，加适量水炖熟，加适量调味品服食。每日 1 剂，连食 1～2 周，或时时服食。适于肺结核肺脾气阴两虚之潮热、盗汗、消瘦、乏力、纳少、舌光红者。

⑯ 燕窝银耳羹：燕窝 3g，银耳 10g，冰糖适量。燕窝、银耳分别热水泡发，洗净。

同入锅中炖酥，加入冰糖。每日1剂，分2次服，连服2~3周。适于肺结核肺肾阴虚见有低热、盗汗、干咳或少痰、痰中带红、舌光红者。脾胃功能较差之食欲不振及痰多、苔腻、便溏者当慎食本方。

⑰ 白果百合煮猪肺：白果15g，百合30g，猪肺250g。白果去壳，洗净；百合掰瓣，洗净；猪肺洗净，切块；共加水适量，文火煮熟，调味饮汤食白果、百合及猪肺。每日1剂，顿服或分2次服，连服1~2周，或时时服食。适于肺脾气虚之气短、乏力、胸闷、咳嗽、痰多之肺结核。阴虚见颧红、盗汗等症状者则不宜食用本方。

⑱ 板栗炖瘦肉：板栗100g，瘦猪肉250g，鲜山药150g。共加水适量炖熟，调味服食。每日分2次食，连食2~3周，或时时服食。适于肺脾阳气亏虚之神疲乏力、气短音低、咳嗽有痰、形寒肢冷之肺结核。不宜用于干咳、痰中带血、盗汗等属肺阴虚之肺结核。

⑲ 冬虫夏草炖胎盘：冬虫夏草15g，鲜胎盘1个。胎盘洗净，切块，放碗中与冬虫夏草隔水炖熟。调味后分2~3天服食，连食5~10剂，或时时服食。适于肺结核肺肾气阴两虚之眩晕、耳鸣、腰酸、腿软、咳嗽少痰者。便溏、纳呆、痰多、苔腻之肺结核则不宜食用本方。

⑳ 海参粥：海参适量，粳米或糯米100g。海参浸透，剖洗干净，切片，煮烂。米淘净，与海参同煮粥。调味分次服食，每日1剂，连食1~2周，或时时服食。适于肺结核肺肾阴虚之眩晕、耳鸣、心悸、失眠、舌红少津者。脾虚泄泻、痰多、苔腻者不宜多食。

㉑ 花生仁5g，粳米100g，百合15g。同入砂锅煮粥，待粥欲熟后，放少许冰糖，再稍煮片刻即可服食。

㉒ 鲜梨2个（去核），鲜藕500g（去皮），柿饼1个（去蒂），大枣10枚（去核），鲜茅根50g。用水泡后，水开再煮半小时，喝汤。每日2~3次。

㉓ 羊髓100g，生地黄30g。加水适量，文火炖煮，熟后滤去药渣，加入羊油20g，白蜜30g，葱、盐水许，煮沸。每日分2~3次服用，连服半个月。

㉔ 浮小麦30g，生甘草10g，大枣5枚，黄芪200g，生牡蛎30g。加水1000mL，煎至600mL即可。每日分3次服完。

㉕ 猪肺200g，雪梨2个，川贝母15g。猪肺洗净，挤出泡沫，切成小块，共置砂锅中，加入冰糖、清水适量，置武火上烧沸后用文火炖3个小时即成，每日佐餐食用。适用于肺结核咳嗽、咯血者。

㉖ 嫩鸡肉500~1000g，切成肉丁，放入锅内，加入蛋清2枚，食盐3g，生粉10g，白果200g（剥去硬壳），放热油内爆至6成熟时捞出，剥去薄衣洗净待用。烧热锅放猪油，烧至油6成熟时，将鸡丁下锅炒散，再放白果炒匀，炒至鸡丁熟后，捞出沥去油，原锅内留猪油，投葱段15g，开锅随即烹黄酒3g，加鲜汤50g，食盐3g，味精2g及鸡丁、白糖翻炒几下，用生水粉勾芡，搅匀后淋上香油，再翻炒几下，即可佐餐食用。每日1次。适用于肺结核咳嗽、咯血者。

2. 饮食禁忌

（1）辛辣食物：中医认为，肺结核是由于患者抵抗力下降，阴虚火旺而发病。辛辣食物易助火伤阴，加重病情。

（2）甜味食物：甜味饮食可使体内白细胞的杀菌作用受到抑制，吃糖越多，抑制越明显，不利于肺结核的控制。糖类食物还可与抗结核药物异烟肼形成复合物，减少初期药物的吸收速度，降低药物的疗效。

（3）生冷食物：西瓜汁、黄瓜、苦瓜、丝瓜等生冷食物，易伤脾胃，且不利于其他营养成分的吸收，导致患者食欲降低而影响疾病的康复。

（4）营养不足：结核病是消耗性很强的疾病，患病之后营养状况下降，体重迅速减轻，而结核病灶的恢复又有赖于蛋白质做原料，因此必须供给高蛋白饮食，并辅以适量脂肪。饮食应营养丰富、易于消化，要少量多餐，不要过饱。咯血多者可给半流质饮食，待病情好转后改为软食或普通饮食。

（5）肥腻油炸热性食物：肺结核患者消化功能低下，食欲较差，若过多食用动物油、羊肉、狗肉、猫肉、肉桂、火烤及油炸食物，更不利于消化吸收，使必需的营养素得不到补充，从而影响疾病的恢复。

（6）滋补食物：核桃仁、羊肉、狗肉、鹿肉、麻雀肉、虾、枣等补阳类食物，食用后可加重阴虚症状，对疾病不利。其他补阴、补气、补血的食物，可作为肺结核患者的基本滋补品而交替食用，但过多的滋补食物，会引起胃肠道不适。若过分强调高营养食物，患者往往难以耐受。

（7）腥发之物：对于肺结核伴有咯血的患者，应少吃或不吃黄鱼、带鱼、鹅肉、菠菜、毛笋、公鸡、鸭等腥发之物，以免加重咯血症状。

【药物宜忌】

1. 西医治疗

（1）化学治疗

1）治疗原则：肺结核化学治疗的原则是早期、规律、全程、适量、联合。整个治疗方案分强化和巩固两个阶段。

① 早期：对所有检出和确诊患者均应立即给予化学治疗，早期化学治疗有利于迅速发挥早期杀菌作用，促使病变吸收和减少传染性。

② 规律：严格遵照医嘱要求规律用药，不漏服，不停药，避免耐药性的产生。

③ 全程：保证完成规定的治疗期是提高治愈率和减少复发率的重要措施。

④ 适量：严格遵照适当的药物剂量用药，药物剂量过低不能达到有效的血浓度，影响疗效且易产生耐药性，剂量过大易发生药物毒副反应。

⑤ 联合：联合用药系指同时采用多种抗结核药物治疗，可提高疗效，同时通过交叉杀菌作用减少或防止耐药性的产生。

2）常用抗结核药物成人剂量和不良反应（见表 12-1）。

表 12 - 1 常用抗结核药物成人剂量和不良反应

药名	缩写	每日剂量（g）	间歇疗法剂量（g）	制菌作用机制	主要不良反应
异烟肼	H，INH	0.3	0.6 ~ 0.8	DNA 合成	周围神经炎、偶有肝功能损害
利福平	R，RFP	0.45 ~ 0.6 *	0.6 ~ 0.9	mRNA 合成	肝功能损害、过敏反应
链霉素	S，SM	0.75 ~ 1.0△	0.75 ~ 1.0	蛋白合成	听力障碍、眩晕、肾功能损害
吡嗪酰胺	Z，PZA	1.5 ~ 2.0	2 ~ 3	吡嗪酸抑菌	胃肠道不适、肝功能损害、高尿酸血症、关节痛
乙胺丁醇	E，EMB	0.75 ~ 1.0 **	1.5 ~ 2.0	RNA 合成	视神经炎
对氨基水杨酸钠	P，PAS	8 ~ 12 **	10 ~ 12	中间代谢	胃肠道不适、过敏反应、肝功能损害
丙硫异烟胺	Pto	0.5 ~ 0.75	0.5 ~ 1.0	蛋白合成	胃肠道不适、肝功能损害
卡那霉素	K，KM	0.75 ~ 1.0△	0.75 ~ 1.0	蛋白合成	听力障碍、眩晕、肾功能损害
卷曲霉素	Cm，CPM	0.75 ~ 1.0△	0.75 ~ 1.0	蛋白合成	听力障碍、眩晕、肾功能损害

注：* 体重 < 50kg 用 0.45，≥50kg 用 0.6；S、Z、Pto 用量亦按体重调节；** 前 2 个月 25mg/kg，其后减至 15mg/kg；每日分 2 次服用（其他药均为每日 1 次）；△ 老年人每次 0.75g

3）统一标准化学治疗方案：为充分发挥化学治疗在结核病防治工作中的作用，便于大面积开展化学治疗，解决滥用抗结核药物、化疗方案不合理和混乱造成的治疗效果差、费用高、治疗期过短或过长、药物供应和资源浪费等实际问题，在全面考虑到化疗方案的疗效、不良反应、治疗费用、患者接受性和药源供应等条件，且经国内外严格对照研究证实的化疗方案，可供选择作为统一标准方案。实践证实，严格执行统一标准方案确能达到预期效果，符合投入效益。

①初治菌阳肺结核方案：包括初治菌阴空洞或粟粒型肺结核，均使用本方案。

a. 强化期：异烟肼（H）600mg，利福平（R）600mg，吡嗪酰胺（Z）2000mg，链霉素（S）750mg 或乙胺丁醇（E）1200mg，隔日 1 次晨顿服，共 2 个月。

b. 巩固期：异烟肼、利福平隔日 1 次晨顿服，共 4 个月。

全疗程共 6 个月的短程间歇化疗期。如果治疗至 2 个月末痰菌仍为阳性，则应延长 1 个月的强化期，同时缩短 1 个月的巩固期。如果患者治疗至第 5 个月末仍为阳性，而第六个月末痰菌始转阴性，应延长 2 个月的巩固期，到第 8 个月仍为阴性则停止治疗，如复阳则改为"复治涂阳化疗方案"。体重 ≤40kg 的患者吡嗪酰胺应改为每次

1500mg。0～14 岁儿童不能给予乙胺丁醇。

② 初治涂阴方案：用于初治痰涂（或培养）阴性的活动性肺结核（但除外有空洞及粟粒型涂阴的患者）。即 $2H_3R_3Z_3/4H_3R_3$ 或 $2H_3R_3Z_3/4H_3E_3$。

③复治涂阳性方案：对象为初治后复发、初治失败、初治未满疗程中止治疗后复诊涂阳的患者均用此方案。即 $2H_3R_3Z_3S_3E_3/6H_3R_3E_3$。

④耐药肺结核：乃是指药物敏感试验结果证明至少耐 HR 或 HR 及其他药物者。应根据药物敏感试验结果及既往用药史，选择由 3 种新药或敏感药物在内的 4～5 种抗结核药物组成的化疗方案，强化期至少 3 个月，总疗程为 21 个月或以上。耐多药肺结核反复治疗无效又为手术适应者，可做胸外手术治疗。耐药、耐多药结核病亦可采用综合疗法，如在化学治疗基础上加免疫、中药或采用人工气腹、手术及介入等辅助治疗。

以上患者除有肺结核并发症及渗出性胸膜炎需短期住院治疗外，均应归到辖区结核病防治所进行门诊全程督导化疗。

4）肺结核药物治疗的疗程与方案的确定：肺结核患者治疗的疗程与方案，应根据肺结核患者的具体情况，如病灶性质及其大小，病灶范围，有无空洞及排菌情况，是初治还是复治等条件综合考虑而定。以往使用标准化疗时，疗程为 18～24 个月。采用两个阶段化疗以来，常以 2～3 种抗结核药联合应用，疗程为 12～18 个月。目前使用更多的是短程化疗，疗程由原来的 1.5～2 年缩短为 6～9 个月，此方法已被国内外防结核界所公认，并已广泛应用。关于化疗方案的选择，一般根据患者情况，分为初治方案和复治方案两种。

① 初治方案：指目前国际上大多数国家倾向的 6 个月治疗方案。包括异烟肼、利福平、吡嗪酰胺 3 种药联用，如疑有异烟肼原发耐药，须加用 E 或 S。在开始治疗的前 2 个月必须包括 H、R、Z、E 或 S 每日用药。在后 4 个月包括 H、R 每日或每周 2 次给药。对初治患者用以上方案，6 或 9 个月的短程化疗，大部分可取得满意的疗效。

② 复治方案：初治以后出现治疗失败或复发的病例，即为复治。在初治 5～6 个月后痰菌仍未阴转，就是初治失败。这时必须对其痰菌做药敏测定，确定方案要参考药敏结果。如果仍属敏感菌，则维持原方案；如果其中有些药物已属耐药，则应改变治疗方案，须增加 2 种以前未用过的药物，并且要求患者正规用药。

对采用包括异烟肼、利福平方案的患者，如开始治疗时细菌属敏感，而复发后仍敏感，则可用原方案治疗。如初时未用过利福平，仅对异烟肼耐药，则一般可用利福平、乙胺丁醇或加吡嗪酰胺，绝大多数能成功，但疗程以 12 个月为宜。如利福平及异烟肼均耐药，就必须用 3 种以上敏感药复治，并继续治疗 24 个月。复治仍有 10% 以上的治疗失败者。

有条件施行外科手术治疗者，可有 77% 患者治疗成功。因此，对化疗失败病例，推荐有条件者应行外科手术治疗。

5）抗结核药固定剂量复合剂和板式药：固定剂量复合剂是将两种以上的抗结核药物按固定剂量组合成一种药物，其每种药物的生物利用度不能低于相对应的单药，进入体内后其溶出度较好，可使每一种药物成分均达到有效血药浓度，其中利福平的生物利用度决定着复合剂的质量。

① 复合剂的种类：目前在我国基本上有两种各不相同药物组成的复合剂在临床应用。异烟肼和对氨基水杨酸；异烟肼、利福平、吡嗪酰胺和异烟肼、利福平复合片剂。目前多用于不能耐受异烟肼的病例或用于异烟肼耐药者，后者是世界卫生组织推荐的结核病化疗的基本药物组合，且已广泛用于初治病例。世界卫生组织为确保患者得到更充分的治疗，1999 年又积极的推荐在原三药基础上加乙胺丁醇的四药复合剂，即强化期每片含异烟肼 75mg，利福平 150mg，吡嗪酰胺 400mg，乙胺丁醇 275mg；巩固期每片含异烟肼 150mg，利福平 300mg 或异烟肼 75mg，利福平 150mg。体重 <55kg 者，每日服用 3 片；体重 ≥55kg 者，每日服用 4 片。

② 复合片剂优点：由异烟肼、利福平、吡嗪酰胺和异烟肼、利福平组成的复合剂已用于临床，且具有许多优点，如高疗效，低毒性、避免单药治疗，防止用错药物，避免用错剂量，简化化疗方案，防止或减少多耐药菌的发生，提高合作率，便于执行短程直接督导管理等。

③ 复合片剂不良反应

a. 肝毒性：主要表现为转氨酶增高，严重者出现黄疸，与单剂异烟肼、利福平、吡嗪酰胺引起的肝毒性相比，表现轻微。

b. 过敏反应：表现为皮疹、药物热，在临床试用中尚无其他过敏反应发生。

c. 胃肠道反应：同异烟肼、利福平单剂。

6）服用抗结核药需要注意的问题

① 一经确诊，应及时服抗结核药治疗，只有及时化疗，才能提高疗效，减少并发症，降低复发率。

② 服从医嘱，联合用药，才能保证疗效，延缓和防止耐药性的产生。切忌私自停用或乱用某些抗结核药物。

③ 所有的抗结核药物均有一定的不良反应，剂量太小时达不到治疗的目的；剂量太大时则易出现不良反应。只有适量用药，才能收到疗效好、不良反应少的最佳效果。

④ 规律服药是保证化疗成功的关键。如果服药不规律，不仅治不好病，反而会导致耐药性产生，增加治疗困难。

⑤ 因为结核是一种慢性病，疗程不足而自动停药将导致化疗失败，所以全程服药是确保疗效的前提。

⑥ 异烟肼顿服法的疗效优于分次服法，故应提倡采用每日剂量 1 次服用的顿服法。

⑦ 利福平必须空腹服用，如果饭前、饭后服用，均影响利福平的吸收，且降低其药效。由于利福平对肝脏具有一定的毒性作用，所以还要注意定期复查肝功。

⑧ 服用乙胺丁醇会引起视力障碍，故应定期检查视力。

⑨ 不能将对氨基水杨酸钠和利福平同时服用，如果确需服用，必须将两种药物分别服用，间隔时间以 8~12 小时为宜。

⑩ 妇女在妊娠期间忌用利福平，特别是前 3 个月应禁用，因为利福平对胚胎有致畸作用。

（2）对症治疗：肺结核的一般症状在合理化疗下可很快减轻或消失，无须特殊处理。咯血是肺结核的常见症状，在活动性和涂阳肺结核患者中，咯血症状分别占30%和40%。咯血处置要注意镇静、止血，患侧取卧位，预防和抢救因咯血所致的窒息并防止肺结核播散。

一般少量咯血，多以安慰患者、消除紧张情绪、卧床休息为主，可用氨基己酸、氨甲苯酸（止血芳酸）、酚磺乙胺、卡络柳钠（安络血）等药物止血。大咯血时先用垂体后叶素5~10单位加入25%葡萄糖液注射40mL中缓慢静脉注射，一般为15~20分钟，然后将垂体后叶素加入5%葡萄糖注射液，按每小时0.1单位/kg速度静脉滴注。垂体后叶素收缩小动脉，使肺循环血量减少而达到较好止血效果。高血压、冠状动脉粥样硬化性心脏病、心力衰竭患者和孕妇禁用。对支气管动脉破坏造成的大咯血可采用支气管动脉栓塞法。在大咯血时，患者突然停止咯血，并出现呼吸急促、面色苍白、口唇发绀、烦躁不安等症状时，常为咯血窒息，应及时抢救，患者取头低足高的俯卧位，同时拍击健侧背部，保持充分体位引流，尽快使积血和血块由气管排出，或直接刺激咽部以咳出血块，有条件时可进行气管插管、硬质支气管镜吸引或气管切开。

（3）糖皮质激素：糖皮质激素在结核病的应用主要利用其抗炎、抗毒作用，仅用于结核毒性症状严重者，且必须确保在有效抗结核药物治疗的情况下使用。其使用剂量依病情而定，一般用泼尼松口服，每日20mg，顿服，1~2周，以后每周递减5mg，用药时间为4~8周。

（4）外科手术治疗：目前肺结核外科手术治疗主要的适应证是经合理化学治疗后无效、多重耐药的厚壁空洞、大块干酪灶、结核性脓胸、支气管胸膜瘘和大咯血保守治疗失败者。

（5）肺结核合并相关疾病的治疗

1）HIV/AIDS：截至2004年底全球共有HIV/AIDS患者约3940万例，其中2004年HIV新感染者约为490万例，因HIV/AIDS死亡者为310万例。在HIV/AIDS死亡病例中，至少有1/3病例是由HIV/AIDS与结核的双重感染所致。HIV/AIDS与结核病双重感染病例的症状和体征较多，如体重减轻，长期发热，持续性咳嗽，全身淋巴结肿大，可有触痛，肺部X线经常出现肿大的肺门淋巴结团块，下叶病变多见，胸膜和心包有渗出。实验室检查结核菌素试验常为阴性，常需多次查痰。治疗过程中常出现药物不良反应，易产生获得性耐药。治疗以6个月短程化疗方案为主，可适当延长治疗时间，一般预后差。

2）肝炎：异烟肼、利福平和吡嗪酰胺均有潜在的肝毒性作用，用药前和用药过程中应定期监测肝功能。严重肝损害的发生率为1%，但约20%患者可出现无症状的轻度转氨酶升高，无须停药，但应注意观察，绝大多数的转氨酶可恢复正常。如有食欲不良、黄疸或肝大应立即停药，直至肝功能恢复正常。在传染性肝炎流行区，确定肝炎的原因比较困难。如肝炎严重，肺结核又必须治疗，可考虑使用2SHE/10HE方案。

3）糖尿病：糖尿病合并肺结核有逐年增高的趋势。两病互相影响，糖尿病对肺结核治疗的不利影响比较显著，必须在控制糖尿病的基础上肺结核的治疗才能奏效。肺结核合并糖尿病的化疗原则与单纯肺结核相同，只是治疗期可适当延长。

2. 中医治疗

（1）辨证治疗

① 肺阴亏虚

主症：干咳，痰少黏白，或带血丝，口干咽燥，午后手足心热，皮肤干灼，或有少量盗汗，舌质红，苔薄，脉细数。

治法：滋阴润肺。

方药：月华丸加减。

天冬、川贝母、茯苓、百部各9g，麦冬、生地黄、山药、沙参各12g。

加减：若痰中带血者，加三七粉2g（冲服），白及、仙鹤草各12g；胸痛者，加延胡索9g。

用法：每日1剂，水煎服。

② 阴虚火旺

主症：咳呛气急，痰少质黏，色白或黄，咯血反复发作，血色鲜红，午后潮热，骨蒸，五心烦热，颧红，盗汗，口渴，心烦，胸闷掣痛，形体日渐消瘦，舌质红或绛，苔薄黄或剥，脉弦细数。

治法：滋阴降火，润肺止咳。

方药：百合固金汤加减。

百合20g，麦冬、玄参、白芍、川贝母、银柴胡各9g，桔梗、炙甘草各6g，生地黄、地骨皮各12g。

加减：若盗汗者，加浮小麦15g，煅龙骨、煅牡蛎各20g；失眠多梦者，加酸枣仁、柏子仁各12g。

用法：每日1剂，水煎服。

③ 气阴两虚

主症：咳嗽气短，咳痰清稀，偶有咯血，神疲乏力，自汗盗汗，或有腹胀，便溏，或午后潮热，热势一般不剧，舌质嫩红，苔薄，细弱而数。

治法：益气养阴。

方药：四君子汤加味。

党参、百合各15g，白术12g，茯苓9g，甘草、五味子、川贝母各6g。

加减：若脉沉迟者，加制附子6g；寒重者，加干姜6g；咯血者，加阿胶9g（烊化）、艾叶6g。

用法：每日1剂，水煎服。

④ 脾肾阳虚

主症：久病阳虚，面色苍白，形寒肢冷，咳喘气短，自汗，食少纳呆，小便清，大便溏，舌淡苔白，脉虚弱或沉迟。

治法：温补脾肾。

方药：拯阳理劳汤加减。

党参 12g，黄芪 15g，白术 9g，炙甘草、枸杞、肉桂各 6g。

加减：若见舌红而干，为阴阳俱虚，治宜填补精血，调理脾胃，用保真汤加减：党参、黄芪、白术、茯苓、生地黄、白芍、地骨皮各 12g，当归、熟地黄、知母、甘草、五味子各 6g，枸杞、炙冬花各 9g，大枣 5 枚。

用法：每日 1 剂，水煎服。

（2）验方

① 白及、百部各 60g，党参、黄芩、龙骨、牡蛎各 30g。研末为蜜丸，每丸重 9g。每日早、晚各服 1 丸。

② 夏枯草 120g，沙参 60g，红糖 30g。熬膏分服。每 2 日 1 剂。

③ 丹参 15g，百部 12g，桃仁、黄芩各 9g。每日 1 剂，水煎服。

④ 百部、胎盘、川贝母各 60g，白及 240g，海螵蛸 15g。共为细末。每次 6g，每日早晚各服 1 次。

⑤ 夏枯草全草 1000g，加水 250mL，煎煮浓缩至 50mL，加红糖适量，制成乳膏。每日 3 次，每次 15mL，口服。

⑥ 白及、侧柏叶各 50g，川贝母 20g。共为细末。每日早晚各服 3g。

⑦ 蒜气治疗：大蒜含有大蒜素，对结核杆菌有明显的抑菌和杀菌作用。大蒜气是大蒜破碎之后产生的大量挥发性活性成分，从呼吸道吸入肺部，让蒜气中几百种有益成分伴随氧气通过肺泡转化进入血液，运送全身各器官，对肺结核进行治疗。该方法使用方便，疗效高，无明显不良反应（极少出现轻微头痛，流涕等刺激症状，停吸后可消除），药价便宜，是治疗肺结核的有效方法之一。

a. 紫皮大蒜 50～60g，捣碎，装入封闭瓶内，用吸管由鼻吸入。每次 1～2 小时，每日 2 次，连用 6～8 个月。

b. 紫皮大蒜 50～60g，捣碎，加入挥发素添加剂，放入呼吸治疗仪中，依据病情轻重调节至 30 分钟、40 分钟或 1～2 小时。一般患者每日吸入 1 次，重者可每日 2 次，1 个月为一疗程。

3. 药物禁忌

（1）异烟肼（雷米封）

1）对氨基水杨酸钠、磷霉素：异烟肼加对氨基水杨酸钠静脉滴注，继用磷霉素静滴，可发生寒战、高热等不良反应。其原因可能是药液少量混合，进入体内发生某种特殊化学反应，其产物导致人体出现寒战、高热以及原有皮疹增多。

2）苯二氮䓬类药物：异烟肼可减少地西泮和三唑仑的体内消除；对其他麻醉药（乙醚、普鲁卡因）、镇痛性麻醉药和氯化琥珀胆碱等，亦可增效或延长作用时间。

3）卡马西平：可增加异烟肼的肝毒性。异烟肼使卡马西平血药浓度迅速升高，可发生中毒（意识模糊、共济失调等），联用时应减少卡马西平用量。

4）乙琥胺：与异烟肼联用，个别患者出现精神症状和乙琥胺中毒征象。

5）苯妥英钠：异烟肼可提高苯妥英钠血药浓度，使作用强度和毒性反应显著增强。两药联用有 10%～20% 患者发生苯妥英钠中毒，应予减量。

6）抗凝血药：异烟肼可使其抗凝效应加强，易发生出血反应。

7）氨茶碱：异烟肼可使茶碱血药浓度升高达 22%；也有报道称其清除率增加 16%。

8）降血糖药：异烟肼可引起糖代谢紊乱，使胰岛素用量增加，联用时需调整降糖药剂量。

9）氯丙嗪、巴比妥类：异烟肼具有单胺氧化酶抑制作用，可抑制这些药物酶代谢，使其治疗作用与毒性均增强。

10）麻黄碱、肾上腺素：与异烟肼联用可使不良反应增多，中枢兴奋症状加重，可发生严重失眠、高血压危象等。

11）肼屈嗪：可使异烟肼血药浓度升高，疗效增强，但不良反应也明显增多。另外，肼屈嗪与异烟肼的化学结构相似，均可致体内维生素 B_6 减少而易诱发周围神经炎。

12）长春新碱：异烟肼可能增加长春新碱的神经毒性。

13）环丝氨酸：异烟肼能使环丝氨酸对中枢神经系统的副作用增加。

14）抗酸药：可减少异烟肼在肠道中的吸收，应在服抗酸药前 1 小时服用异烟肼。

15）利福平：能促使异烟肼转变成乙酰肼。两药联用可增加肝毒性并增强疗效（特别是慢乙酰化者），可早晚空腹顿服，但有诱发低血糖的报道。

16）对氨基水杨酸钠：使异烟肼的血药浓度升高，可增强药效和肝毒性。

17）乳酸钙：可使异烟肼血药浓度降低 30%。

18）酪胺类食物（红葡萄酒、奶酪、海鱼等）：与异烟肼联用可发生潮红、头痛、呼吸困难、恶心呕吐和心动过速等类似组胺中毒症状（单胺氧化酶抑制作用）。

19）双硫醒：与异烟肼联用可出现共济失调、行为异常及昏睡等不良反应。

20）乙胺丁醇：异烟肼可加重乙胺丁醇对视神经的损害。

21）进食：饭时服用异烟肼可使其吸收明显降低。

22）乳糖类食物：能完全阻碍消化道对异烟肼的吸收。

23）左旋多巴：与异烟肼联用可发生高血压、心动过速、皮疹、震颤等不良反应。

24）哌替啶：异烟肼可改变哌替啶代谢，使中间产物去甲哌替啶增多。两药常用量联用即可发生昏迷、低血压休克和呼吸抑制等不良反应。

25）普萘洛尔：可使异烟肼的清除率下降 21%。

26）茶、咖啡：服用异烟肼期间饮茶或咖啡，可发生失眠或高血压。

27）华山参片：与异烟肼联用可引起口干、头晕、视力模糊、瞳孔散大、尿闭等不良反应。

28）黄药子酒：与异烟肼联用可加重肝损害。

29）富含鞣质中药（虎杖、大黄、诃子、五倍子、地榆等）：异烟肼可与鞣质结合，形成鞣酸盐沉淀，减少药物吸收，影响疗效。

30）含多价金属离子（钙、镁、铁、铝、铋等）药物：可与异烟肼在胃肠道形成螯合物，影响吸收，降低疗效。

31）昆布、海藻、含碘药物：在胃酸中可与异烟肼发生氧化反应，使异烟肼丧失抗菌活性。

32）阿托品、普鲁本辛：异烟肼能增强抗胆碱药副作用，使老年患者发生眼压增高及尿潴留等。

33）苯妥英钠：异烟肼可抑制苯妥英钠代谢，苯妥英钠蓄积可引起中毒（头晕、运动失调、胃肠障碍等）。

34）泼尼松：具有药酶诱导作用，可加快异烟肼的乙酰化过程而加重肝损害。

35）吸烟：可加快异烟肼转变为乙酰肼，加重肝毒性损害。

36）阿司匹林：具有强乙酰化作用，可使异烟肼部分乙酰化，减少吸收和排泄，导致血药浓度下降，疗效降低。

37）鲐鱼：含组胺量较高。异烟肼可抑制单胺氧化酶，使组胺不易分解，发生组胺中毒反应（头痛、心悸、皮肤瘙痒、潮红、胸闷等），故服用异烟肼期间不宜食用含组胺较多的鲐鱼、金枪鱼、沙丁鱼等。

38）不可配伍药物：氨茶碱，维生素 C，维生素 B_2，维生素 B_1，对氨基水杨酸钠，苯巴比妥钠，异戊巴比妥钠，溴化钙，碳酸氢钠，垂体后叶素，磺胺嘧啶钠。

（2）对氨基水杨酸钠（PAS）

1）强心苷：PAS 可降低强心苷的吸收达 20%。

2）抗凝血药：PAS 可使其抗凝作用明显加强（减少肝凝血酶原形成），联用可发生出血反应。

3）甲氨蝶呤：PAS 可增强甲氨蝶呤的毒性反应。

4）乙醇：可完全消除 PAS 的降血脂作用。

5）阿司匹林、水杨酸盐：与 PAS 合用对肠道的刺激作用相加，可导致胃溃疡。

6）苯海拉明：略减少肠道对 PAS 的吸收（约 10%）。

7）丙磺舒：能使 PAS 血药浓度升高 2~4 倍（排出减慢）。

8）利福平：含有皂土（硅）的 PAS 颗粒剂与利福平联用，可使利福平血药浓度减半，为避免这种相互作用，应间隔 6~8 小时给药或应用不含皂土的 PAS 制剂。

9）苯妥英钠：PAS 可增强苯妥英钠的作用。

10）鹿茸：含肾上腺皮质激素样物质，可加重水杨酸盐胃肠道反应，甚至诱发消化道溃疡。

11）氯化铵、维生素 C：可酸化尿液，与 PAS 联用可引起 PAS 结晶尿。

12）异烟肼：与 PAS 可竞争乙酰转移酶（在慢代谢型）。PAS 可增加异烟肼在组织中的浓度，两药联用可提高疗效，并可明显延缓耐药性的产生，但亦可能增强肝毒性。

13）环丝氨酸（CS）：和乙硫异烟胺两药联用可增加对中枢神经系统的毒性，出现头痛、眩晕、嗜睡，重者可有精神症状（抑郁、兴奋、惊厥等）。

14）不可配伍药物：氯丙嗪，止血芳酸，碳酸氢钠，维生素 B_6，葡萄糖酸钙，苯甲酸钠咖啡因，丁卡因，万古霉素，甲氨蝶呤，四环素，异丙嗪，多粘菌素 E，利舍平，谷氨酸钙，磺胺嘧啶钠。

（3）利福平（力复平、甲哌利福霉素、利米定）

1）对氨基水杨酸钠：可降低利福平吸收达50%，两药联用时服药应间隔6～8小时。

2）抗酸药：可使利福平的吸收减少36%。

3）醋竹桃霉素：与利福平联用可引起黄疸。

4）含抗组胺剂药物（感冒清、抗感冒片、克感宁片等）：不宜与利福平、胍乙啶、巴比妥等联用，以免降低疗效。

5）钙通道阻滞剂：利福平具有药酶诱导作用，可降低维拉帕米和硝苯啶的作用。

6）异烟肼：与利福平联用对结核杆菌有协同的抗菌作用，可提高治愈率，但利福平具有肝药酶促进作用，可加速异烟肼在肝脏的乙酰化过程，可能造成肝细胞大片坏死，已有肝炎或肝功能损害者更易发生严重肝损害。为避免两药联用产生肝脏毒性，可采用间歇疗法，并进行血药浓度监测和肝功能随访。

7）糖皮质激素：利福平可加快其代谢使激素浓度降低。

8）乙胺丁醇：与利福平联用可防止或延缓结核杆菌耐药性的产生，增强疗效，但有增加视神经损害的可能。

9）氨茶碱：利福平可加速氨茶碱的肾清除和肝代谢，导致氨茶碱的血药浓度下降，使半衰期缩短，生物效应降低。因此，两药联用时应监测氨茶碱的血药浓度，以保证用药安全有效。

10）洋地黄毒苷类药物：利福平促进肝药酶活性，提高羟基药物的代谢率。洋地黄毒苷类药物属于多羟基化合物，在利福平作用下可迅速分解降效，对于结核病患者伴有运动性呼吸困难之心功能不全，两药不宜联用。机制：①利福平诱导苷代谢；②利福平促进胆汁分泌，增加地高辛排泄；③利福平减少地高辛吸收。

11）环孢素：利福平可增加环孢素的清除率，降低血药浓度，使药效减弱。两药必须联用时，需增加环孢素剂量达3倍，才能维持疗效。

12）酮康唑：利福平可使其血药浓度降低（促进代谢）。酮康唑通过影响其吸收可降低利福平血药浓度达50%，因而两药联用时均疗效降低。

13）吡嗪酰胺：利福平对吡嗪酰胺引起的关节痛具有显著疗效。利福平可抑制尿酸吸收，加速尿酸排泄，减轻吡嗪酰胺的副作用。利福平与吡嗪酰胺主要的副作用为肝损害，多表现为一过性转氨酶升高及胃肠道反应。个别报道，两药联用会发生严重过敏反应。

14）口服抗凝血药：利福平可与双香豆素类抗凝药华法林等竞争蛋白结合部位，使其血浆中游离型药物增加，并能促进肝药酶对抗凝药的代谢灭活，因而降低抗凝药的血药浓度和疗效。两药联用时，应按凝血酶原时间检查结果调整抗凝血药的剂量。

15）中枢神经系统抑制药：巴比妥类和利眠宁（氯氮䓬）可减少利福平的肠道吸收、降低血药浓度；两药必须联用时，应间隔6～8小时。

16）口服避孕药、降血糖药：利福平具有肝药酶诱导作用，可促进药物代谢，进而降低其作用。利福平可降低避孕药的效力，引起月经紊乱，导致避孕失败。

17）含鞣质较多的中成药：如七厘散、四季青片、虎杖浸膏片、复方千日红片、感冒宁片等，均能使利福平失去活性，降低疗效，两药不宜联用。

18）食物：牛奶、豆浆、米汤等可使利福平吸收减少及减慢。服用利福平应在饭前 1 小时顿服。牛奶、豆浆、米汤、麦乳精、茶等均可降低利福平、灭滴灵、西咪替丁等药物的吸收。

19）乙醇、药酒：与利福平联用可加剧肝损害。

20）有机酸类中药（山楂等）：可增加利福平在肾小管的重吸收，加重肾毒性。

21）丙磺舒：可提高利福平的血药浓度，半衰期延长，毒性加大，两药不宜联用。

22）巴比妥类：可降低利福平血药浓度。

23）奎尼丁：利福平可使肝细胞色素 P450 酶活性增高，可加速奎尼丁代谢，使半衰期缩短（从 6～7 小时降到 2～3 小时），稳态血药浓度减少。两药联用可降低奎尼丁疗效。

24）美西律：用药过程中加用利福平，可加速美西律代谢，缩短其半衰期，降低疗效，因此开始或停用利福平时应调整美西律剂量。

25）常咯啉（常心定）：利福平可使常咯啉的疗效降低。

（4）链霉素

1）氯霉素：与链霉素联用有拮抗作用，且其神经系统毒性（耳聋、颅神经麻痹）也明显增加。

2）汉肌松：与链霉素联用可发生协同性箭毒样作用，引起呼吸困难，甚至呼吸停止。汉肌松与氨基糖苷类抗生素（链霉素、庆大霉素、新霉素、卡那霉素等）均有非去极化型神经肌肉接头阻断作用。两药联用产生协同作用，可致呼吸困难甚至呼吸停止。手术麻醉中使用汉肌松，禁忌在胸腹腔内留置或注射链霉素、新霉素、庆大霉素或紫霉素等氨基糖苷类抗生素。

3）茶苯海明（乘晕宁）：可能掩盖链霉素及其他氨基糖苷类抗生素的耳毒性症状。

4）吲哚美辛：可能提高氨基糖苷类抗生素的血药浓度。

5）万古霉素：与氨基糖苷类抗生素联用时肾毒性相加。肾毒性发生率达 35%，明显高于单用时的发生率（2%～10%）。

6）耳毒性药物及强利尿药：不宜与氨基糖苷类抗生素联用（包括链霉素、卡那霉素、庆大霉素、丁胺卡那霉素、妥布霉素及核糖霉素等）。呋塞米（速尿）与氨基糖苷类抗生素联用，可出现肾毒性和（或）耳毒性。利尿酸（依他尼酸）与氨基糖苷类抗生素联用，可增强耳毒性。

7）头孢菌素：与氨基糖苷类抗生素联用可对某些病原菌起增效作用。如第三代头孢菌素与庆大霉素联用可加强对绿脓杆菌的抗菌作用，但肾毒性亦增强。必要时氨基糖苷抗生素也可与磺胺类、四环素、氯霉素或红霉素联用，用于大肠杆菌、产碱杆菌、布氏杆菌、变形杆菌或草绿链球菌的感染。

8）安宫牛黄丸、至宝丹、紫金锭等含雄黄的中药：硫酸链霉素、新霉素中的硫酸根可使雄黄中的硫化砷氧化，增加毒性作用。

9）碱性药物、硼砂及其中成药（痧气散、通窍散等）：可碱化尿液，使氨基糖苷类抗生素的排泄减少，抗菌作用增强，但毒性也增强，两类药物长期联用可加剧耳毒性。

10）厚朴：所含木兰箭毒与链霉素、卡那霉素、多粘菌素有协同作用，可加重其抑制呼吸的毒性反应。

（5）乙胺丁醇

1）氢氧化铝：可使个别患者对乙胺丁醇的吸收减少，但有的患者无此相互作用。

2）异烟肼：乙胺丁醇不影响异烟肼的血药浓度，但异烟肼能加重乙胺丁醇对视神经的损害。

3）乙醇：乙醇中毒者禁用乙胺丁醇。

（6）异烟肼对肝脏有损害，肝功能不会的患者要慎用。该药还能刺激中枢神经，精神病和有癫痫病史者慎用。抗酸药尤其是氢氧化铝可抑制本品的吸收，不宜同时服用。

（7）利福平对肝脏亦有损害，肝功能严重不全、胆道阻塞和 3 个月以内的孕妇禁用。食物可阻碍本品的吸收，宜空腹服用。

（8）链霉素对第八对颅神经有损害作用，可引起前庭功能障碍和听觉丧失，若发现耳朵有堵塞感或耳鸣，应立即停药。该药对肾脏有轻度损害作用，可引起蛋白尿、管型尿，一般停药后可恢复，肾功能不全者应慎用。

（9）忌温热辛燥、伤阴动血之品：肺结核以阴虚为本，并多有咯血，因此在选用补药时，要避免辛燥伤阴动血的药物，如鹿茸、人参、苍术、肉桂、附子等，应选用既能养阴，又能清虚热的药物。

（10）忌用药半途而废：原发性肺结核病的原发病灶小，经过适当的治疗，病灶吸收较快，症状也易得到改善，但肺门及的淋巴结病变并未治愈。所以，若症状改善后就停止治疗，或肺部原发灶消失后就停止用药，当营养不良和机体抵抗力降低时，病灶内的结核杆菌就会重新活跃起来，使病情进一步恶化，甚至发生急性粟粒性肺结核或结核性脑膜炎等严重病变。

（11）忌仅用单味抗结核药物治疗：结核病早期，肺部结核炎性病灶以渗出性病变为主，此时应用抗结核药易渗入病灶，同时结核菌代谢旺盛，药物亦最能发挥其杀灭结核菌的作用，因此主张此时应联合足量应用抗结核药，以迅速杀死结核杆菌，使病情好转以至痊愈。否则单味药物用量不足，会造成病灶扩大，发生干酪样坏死，形成慢性纤维性空洞，使药物难以渗入，同时由于迁延日久，结核杆菌易产生耐药性，致使疾病迁延，日久难愈。急性粟粒性肺结核是严重的血行播散型肺结核，病情多急重，治疗时仅用单味抗结核药，不仅不能杀死结核杆菌，还可增加耐药菌株的产生。

第十三章 肺栓塞

【概述】

肺栓塞（pulmonary embolism，PE）是以各种栓子阻塞肺动脉系统为其发病原因的一组疾病或临床综合征的总称，包括肺血栓栓塞症（pulmonary thromboembolism，PTE）、脂肪栓塞综合征、羊水栓塞、空气栓塞等。PTE 为来自静脉系统（尤其是下肢和盆腔静脉）或右心的血栓阻塞肺动脉或其分支所致的疾病，以肺循环和呼吸功能障碍为其主要临床和病理生理特征。PTE 是肺栓塞的最常见类型，占肺栓塞的绝大多数，通常所称的肺栓塞即指 PTE。

1. 病因

（1）血栓形成：肺栓塞常是静脉血栓形成的并发症。栓子通常来源于下肢和骨盆的深静脉，通过循环到肺动脉引起栓塞，很少来源于上肢、头和颈部静脉。血流淤滞、血液凝固性增高和静脉内皮损伤是血栓形成的促进因素。因此，创伤、长期卧床、静脉曲张、静脉插管、盆腔和髋部手术、肥胖、糖尿病、避孕药或其他原因的凝血机制亢进等，容易诱发静脉血栓形成。早期血栓松脆，加上纤溶系统的作用，故在血栓形成的最初数天发生肺栓塞的危险性最高。

（2）心脏病：为我国肺栓塞的最常见原因，占40%，遍及各类心脏病，合并心房颤动、心力衰竭和亚急性细菌性心内膜炎者发病率较高，以右心腔血栓最多见，少数亦源于静脉系统。细菌性栓子除见于亚急性细菌性心内膜炎外，亦可由于起搏器感染引起。前者感染性栓子主要来自三尖瓣，偶见先天性心脏病患者二尖瓣赘生物可自左心经缺损分流进入右心而到达肺动脉。

（3）肿瘤：在我国为第二位原因，占35%，远较国外6%为高。以肺癌、消化系统肿瘤、绒癌、白血病等较常见。恶性肿瘤并发肺栓塞约1/3为瘤栓，其余均为血栓。据推测，肿瘤患者血液中可能存在凝血激酶以及其他能激活凝血系统的物质，如组蛋白、组织蛋白酶和蛋白水解酶等，故肿瘤患者肺栓塞发生率高，甚至可以是其首现症状。

（4）妊娠和分娩：肺栓塞在孕妇数倍于年龄配对的非孕妇，产后和剖腹产术后发生率最高。妊娠时腹腔内压增加和激素导致血管平滑肌松弛及盆静脉受压可引起静脉血流缓慢，血液流变学特性改变，加重静脉血栓形成。此外，凝血因子和血小板增加，血浆素原－血浆素蛋白溶解系统活性降低，但这些改变与无血栓栓塞的孕妇比较并无绝对差异。羊水栓塞也是分娩期的严重并发症之一。

（5）其他：少见的病因有长骨骨折致脂肪栓塞，意外事故和减压病造成空气栓塞，寄生虫和异物栓塞。没有明显的促发因素时，还应考虑到遗传性抗凝因素减少或纤维蛋白溶酶原激活抑制剂的增加。常见的栓子是血栓，其余为少见的新生物细胞、脂肪滴、气泡、静脉输入的药物颗粒甚至为导管头端引起的肺血管阻断。由于肺组织受支气管动脉和肺动脉双重血供，且肺组织和肺泡间也可直接进行气体交换，所以大多数肺栓塞不一定引起肺梗死。20%～30%患者因未及时或未能获诊断和治疗而死亡，若能及时诊断和给予抗凝治疗，病死率可望降至8%，故早期诊断十分重要。

2. 临床表现

（1）症状：肺栓塞的临床表现多种多样，实际是一较广的临床谱，主要取决于堵塞的肺段数。从轻症患者的2～3个到严重者15～16个肺段不等，基本包括以下几种类型。

1）急性肺源性心脏病：突发呼吸困难、发绀、濒死感、低血压、休克、右心衰竭等。见于2个肺叶以上的患者。

2）肺梗死：突然气短、胸痛、咯血以及胸膜摩擦音或胸腔积液，常为外周血管堵塞所致。

3）不能解释的呼吸困难：栓塞面积相对较小，呼吸困难是提示梗死腔增加的唯一症状，此型较为常见。

4）慢性反复性肺血栓栓塞：发病隐匿、缓慢、发现较晚，主要表现为重症肺动脉高压和右心功能不全，是临床上常见的一个类型。

5）最常见的表现：①呼吸困难（90%），尤以活动后明显；②胸痛，多数为胸膜性疼痛，少数为心绞痛发作；③咯血，量可多可少；④惊恐；⑤咳嗽；⑥晕厥等。值得注意的是，临床有典型肺梗死三联征患者（呼吸困难、胸痛及咯血）不足1/3。

（2）临床体征：急性肺栓塞常见的一般体征有发热、呼吸加快、心率增加、发绀等。呼吸系统常见的体征有气管向患侧移位，肺野可闻及哮鸣音和湿啰音，也可有肺血管杂音，并随吸气增强，亦可闻及胸膜摩擦音。心脏方面的体征有肺动脉第2心音亢进，胸骨左缘第2肋间闻及收缩期喷射音或收缩期喷射性杂音段，三尖瓣区反流性杂音，也可有右心性第3及第4心音，以及心包摩擦音。最具诊断意义的体征是反映右心负荷增加的颈静脉充盈、搏动及下肢血栓形成所致的肿胀、压痛、僵硬、色素沉着和浅静脉曲张等。

3. 辅助检查

（1）胸部X线检查：多有异常表现，但缺乏特异性。表现为区域性肺血管纹理变细、稀疏或消失，肺野透亮度增加；肺野局部浸润性阴影，尖端指向肺门的楔形阴影；肺不张或膨张不全；右下肺动脉干增宽或伴截断征；肺动脉段膨隆以及右心室扩大征；患侧横膈抬高；少、中量胸腔积液征等。仅凭X线胸片不能确诊或排除该病，但在提供疑似该病线索和除外其他疾病方面，X线胸片具有重要作用。X线胸片也可"完全正常"。

（2）心电图改变：多为一过性，动态观察有助于对本病的诊断。常见的心电图改变是电轴右偏，$S_IQ_{III}T_{III}$型，右心前区导联及Ⅱ、Ⅲ、aVF导联T波倒置，顺钟向转位，完全性或不完全性右束支传导阻滞。心电图改变多在发病后即刻开始出现，以后随病程的发展演变呈动态变化。

（3）动脉血气分析：常表现为低氧血症、低碳酸血症，肺泡动脉血氧分压差 $P_{A-a}DO_2$ 增大，部分患者的结果可以正常。

（4）肺通气灌注扫描：是安全无创且有价值的肺栓塞诊断方法，其典型征象是呈肺段公布的肺灌注缺损，并与通气显像不匹配，但是由于许多疾病可以同时影响患者的肺通气和血流状况，致使通气灌注扫描在结果判定上多较复杂，需要密切结合临床进行判断，常见结果：①肺通气显像正常，而灌注呈典型缺损，是肺栓塞的可能性高。②病变部位既无通气，也无血流灌注，最可能的是肺实质性疾病，不能诊断肺栓塞（肺梗死除外）。③肺通气显像异常，灌注无缺损，为肺实质性疾病。④肺通气与灌注显像均正常，可除外症状性肺栓塞。

（5）超声心动图：经胸与经食管二维超声心动图能直接和间接的显示肺栓塞征象，前者适用于肺动脉主干及其左右分支栓塞；后者为右室扩大、室间隔左移、左心室变小呈"D"字形、右心室运动减弱、肺动脉增宽、三尖瓣反流及肺动脉压增高等。

（6）螺旋 CT 和电子束 CT 造影：能够发现段以上肺动脉内的栓子，是确诊的手段之一。直接征象为肺动脉内低密度充盈缺损，部分或完全包围在不透光的血流之间（轨道征），或者呈完全充盈缺损，远端血管不显像；间接征象包括肺野楔形密度增高影，条带状的高密度区域盘状肺不张，中心肺动脉扩张及远端血管分支减少或消失等。CT 对亚段的病变诊断价值有限。电子束 CT 扫描速度更快，意义很大。

（7）肺动脉造影：是诊断肺栓塞最可靠的方法，有价值的征象是：①肺动脉内充盈缺损。②肺动脉分支完全阻塞（截断现象）。③肺野无血流灌注。④肺动脉分支充盈和排空延迟。肺动脉造影检查有一定危险性，特别是并发肺动脉高压的患者，致残率为 1%，死亡率为 0.1%~0.5%。因此，在决定实施肺动脉造影前，应权衡利弊，慎重考虑。

（8）磁共振成像：对段以上肺动脉内栓子诊断的敏感性和特异性均较高，避免了注射碘造影剂的缺点，与肺血管造影相比，患者更易于接受，适用于碘造影剂过敏的患者。其有潜在的识别新旧血栓的能力，有可能为将来确定溶栓方案提供依据。

（9）血浆 D－二聚体：D－二聚体是交联纤维蛋白在纤溶系统作用下产生的可溶性降解产物，为一个特异性的纤溶过程标记物。在血栓栓塞时因血栓纤维蛋白溶解使其血中浓度升高。D－二聚体对急性肺栓塞诊断的敏感性达 92%~100%，但其特异性较低，仅为 40%~43%，手术、肿瘤、炎症、感染、组织坏死等情况均可使 D－二聚体升高。在临床应用中 D－二聚体对急性肺栓塞有较大的排除诊断价值，若其含量低于 500μg，可基本除外急性肺栓塞。

【饮食宜忌】

1. 饮食宜进

（1）饮食原则

① 肥胖的患者应限制主食的摄入量，将体重降至正常或接近标准体重。一般宜控制在每日 300g 左右的主食量。如患者吃不饱，可用蔬菜、豆制品补充，尽量养成吃八

成饱的习惯。

② 多吃优质蛋白质，如牛奶、鸡肉、鸭肉、鱼类、蛋类（蛋黄应少吃）、豆制品，少吃猪肉、牛肉、羊肉，且以瘦肉为宜。

③ 多吃富含维生素的新鲜水果、西红柿、山楂等；富含维生素 B_6 的豆制品、乳类、蛋类；富含维生素 E 的绿叶蔬菜、豆类等。

④ 饮食应以清淡为主，避免过咸，最好不吃咸菜。吃得过咸，容易引起高血压。

⑤ 多吃纤维素多的食物，如芹菜、粗粮等，可增加胃肠蠕动，避免便秘。便秘的患者应多喝水，既可促进排便，又可增加小便，对防止泌尿系统感染有益。

（2）食疗药膳方

① 大蒜 20g，去皮，捣碎，炒黄豆粉 40g，加水煎至近浓稠为止。空腹服，每次 10g。据研究，大蒜中含吡嗪能抑制血栓形成；黄豆中含钙和钾，钙能缓解精神紧张，钾能排除过多的钠。

② 黑木耳 6g，用水泡发，加入菜肴或蒸食。可降血脂，抗血栓及抗血小板聚集。

③ 芹菜根 5 个，大枣 10 个。水煎，食枣喝汤。可起到降低血胆固醇作用。

④ 吃鲜山楂或用山楂泡开水，加适量蜂蜜，冷却后代茶饮。

⑤ 桂圆肉 10g，莲子 15g，银耳 6g。将莲子煮熟炖烂，再加桂圆肉和泡开洗净的银耳，于汤内稍煮，投入冰糖适量食之。早晚各 1 次。

⑥ 香豆腐干 10 块，虾米 25g，食盐 4.5g，黄酒、味精各少许。香豆腐干洗净用沸水烫 5 分钟，用刀剖成薄片，再切成丝，用沸水烫 5 分钟，沥干备用。虾米先用黄酒加鲜汤浸发，待质地变软后，去除杂质，加入适量鲜汤，用文火煮 8 分钟，加入食盐、干丝同煮 15 分钟，加少许味精即可。

⑦ 山楂片 3000g，红糖、大枣各 30g。上 3 味可用米酒 1000mL 浸半月即可，浸时每日摇动 1 次。每日 1~2 次，每次 30~50mL。

2. 饮食禁忌

（1）少吃或不吃动物脂肪和动物内脏，如肥肉、肥肠、肚，因这些食品含有很高的胆固醇及饱和的脂肪酸，容易加重动脉硬化。

（2）饮水不足：如患者饮水少，可导致血液黏稠加重病情。因此，本病患者要多饮水，以起到稀释血液的作用。

（3）饱餐：饮食过饱可致体重增加、超重或身体肥胖。暴饮暴食易使胃肠压力上升、充血、横膈抬高，从而引起缺血、缺氧。

（4）酒：酒中乙醇等成分进入血液，可使心率加快、血压升高、动脉痉挛，加重病情。

（5）辛辣或过于精细的食物：这些食物可导致大便干结甚至便秘。便秘必然造成排便时过度用力，使腹内压升高，从而加重病情。

【药物宜忌】

1. 西医治疗

（1）一般治疗：密切监测患者的生命体征，对有焦虑和惊恐症状的患者应适当使用镇静剂；胸痛者予止痛药治疗；对合并下肢深静脉血栓形成的患者应绝对卧床至抗凝治疗达到一定强度（保持国际标准化比值在 2.0 左右）方可，保持大便通畅，避免用力。应用抗生素控制下肢血栓性静脉炎和预防肺栓塞并发感染，动态监测心电图，行动脉血气分析。

（2）呼吸循环支持治疗：对有低氧血症的患者，采用鼻导管或面罩吸氧；当合并呼吸衰竭时，可使用经鼻面罩无创性机械通气或经气管插管行机械通气。确诊后尽可能避免有创检查手段，以免在抗凝或溶栓治疗过程中出现局部大出血。应用机械通气中应尽量减少正压通气对循环系统造成的不良影响。对右心功能不全、心排血量下降但血压尚正常的患者，可给予具有一定肺血管扩张作用和正性肌力作用的药物，如多巴胺或多巴酚丁胺；若出现血压下降，可增大剂量或使用其他血管加压药物，如去甲肾上腺素等。血管活性药物在静脉注射负荷量后（多巴胺 3～5mg，去甲肾上腺素 1mg），应持续静脉滴注维持。对于液体负荷疗法需谨慎，因为过多的液体负荷可能会加重右心室扩张进而影响心排血量。

（3）溶栓治疗：可迅速溶解部分或全部血栓，恢复肺组织再灌注，减少肺小动脉阻力，降低肺动脉压，改善右心室功能，减少严重肺血栓栓塞症患者的病死率和复发率。溶栓治疗主要适用于大面积肺血栓栓塞症，对于次大面积肺血栓栓塞症，若无禁忌证可考虑应用，但存在争议；对于血压和右心室运动功能均正常的患者，不推荐溶栓。溶栓治疗宜高度个体化。溶栓的时间窗一般定在 14 天以内。溶栓应尽可能在肺血栓栓塞症确诊前提下慎重进行，对有溶栓指征的患者宜尽早开始溶栓。

活动性内出血和近期自发性颅内出血为溶栓治疗的绝对禁忌证。其相对禁忌证有：①2 周内的大手术、分娩、器官活检或不能以压迫止血部位的血管穿刺；②2 个月内的缺血性脑卒中；③10 天内的胃肠道出血；④15 天内严重创伤；⑤1 个月内的神经外科或眼科手术；⑥难于控制的重度高血压（收缩压 >180mmHg，舒张压 >110mmHg）；⑦近期曾行心肺复苏；⑧血小板计数 $<100 \times 10^9$/L；⑨妊娠；⑩细菌性心内膜炎；⑪严重肝、肾功能不全；⑫糖尿病出血性视网膜病变等。对于致命性大面积肺血栓栓塞症，上述绝对禁忌证亦应被视为相对禁忌证。

常用的溶栓药物主要有尿激酶、链激酶和重组组织型纤溶酶原激活剂（rt-PA）。目前推荐的溶栓方案和剂量：①尿激酶：负荷量 4400IU/kg，静脉注射 10min，随后以 2200IU/（kg·h）持续静脉滴注 12 小时；另可考虑 2 小时溶栓方案：按 20000IU/kg 剂量，持续静脉滴注 2 小时。②链激酶：负荷量 250000IU，静脉注射 30 分钟，随后以 100000IU/kg 持续静脉滴注 24 小时。链激酶具有抗原性，故用药前需肌内注射苯海拉明或地塞米松，以防止过敏反应。③rt-PA：50～100mg，持续静脉滴注 2 小时。

溶栓治疗结束后，应每 2～4 小时测定一次凝血酶原时间（PT）或活化部分凝血酶时间（ATPP），当其水平降至正常值的 2 倍时，即应开始规范的肝素抗凝治疗。

（4）抗凝治疗：可防止栓塞发展和再发，使自身纤溶机制溶解已存在的血栓。目前临床上应用的抗凝药物主要有普通肝素（以下简称肝素）、低分子肝素和华法林。

①肝素：予 2000～5000IU 或按 80IU/kg 静脉注射，继之以 18IU/（kg·h）持续静

脉滴注。在开始治疗的最初 24 小时内，每 4 ~ 6 小时测定 ATPP，根据 ATPP 调整剂量，尽快使 ATPP 达到并维持于正常值的 1.5 ~ 2.5 倍。达到稳定治疗水平后，改为每天测定 ATPP1 次。肝素亦可用皮下注射方式给药，一般先予静脉注射负荷量 2000 ~ 5000IU，然后按 250IU/kg 剂量，每 12 小时皮下注射 1 次。调节注射剂量，使注射后 6 ~ 8 小时的 ATPP 达到治疗水平。

②低分子肝素：根据体重给药，对于大多数患者不需检测 ATPP 和调整剂量，但对过度肥胖者或孕妇宜监测血浆抗 X a 因子活性并据以调整剂量。不同低分子肝素的剂量不同，如达肝素钠：200IU/kg，皮下注射，每日 1 次，单次剂量不超过 18000IU。依诺肝素钠：100U/kg，皮下注射，12 小时/次；或 1.5mg/kg，皮下注射，每日 1 次，单次剂量不超过 180mg。不同厂家制剂需参照其产品使用说明。

肝素或低分子肝素须至少应用 5 天，直到临床症状平稳；对大面积肺血栓栓塞症或髂股静脉血栓，肝素需用至 10 天或更长。

③ 华法林：在肝素开始应用后的第 1 ~ 3 天加用华法林口服，初始剂量为 3 ~ 5mg。由于华法林需要数天才能发挥全部抗凝作用，因此需与肝素或低分子肝素重叠应用至少 4 ~ 5 天。当连续 2 天测定的国际标准化比率（INR）达到 2.5（2.0 ~ 3.0）时，或 PT 延长至 1.5 ~ 2.5 倍时，方可停止使用肝素或低分子肝素，单独口服华法林治疗。

抗凝治疗的持续时间因人而异，一般口服华法林的疗程至少为 3 ~ 6 个月，部分病例的危险因素短期可以消除，例如服雌激素或临时制动，疗程可能 3 个月即可；对于栓子来源不明的首发病例，需至少给予 6 个月的抗凝治疗；对复发性静脉血栓栓塞症（VTE）并发肺心病或危险因素长期存在者，抗凝时间应更长，可达 12 个月或以上，甚至终身抗凝。

（5）肺动脉血栓摘除术：用于伴有休克的大块肺栓塞，收缩压低于 13.3kPa（100mmHg），中心静脉压增高，肾衰竭，内科治疗失败或不宜内科治疗者，手术死亡率较高。

（6）肺动脉导管碎解或抽吸血栓：用导管碎解、抽吸肺动脉内巨大血栓或行球囊血管成型，同时还可进行局部小剂量溶栓。适应证是肺动脉主干或主要分支大面积肺栓塞，并存在溶栓和抗凝治疗禁忌、经溶栓或积极的内科治疗无效或缺乏手术条件。

（7）静脉滤器：为防止下肢深静脉大块血栓再次脱落阻塞动脉，可于下腔静脉安装滤器。适用于下肢近端静脉血栓，而有抗凝治疗禁忌或有出血并发症；经充分抗凝仍反复发生栓塞；伴血流动力学变化的大面积肺栓塞；近端大块血栓溶栓治疗前，伴有肺动脉高压的慢性反复性肺栓塞，行肺动脉血栓切除术或肺动脉血栓内膜剥脱术的患者。对于上肢深静脉血栓的患者还可应用上腔静脉滤器，量入滤器后，如无禁忌证，宜长期口服华法林抗凝，定期复查有无滤器的血栓形成。

2. 中医治疗

由于肺栓塞的临床表现复杂而凶险，急性者往往表现为厥证、脱证；慢性者可表现为气滞血瘀、脏腑功能失调等证，因此应从整体观念出发，本着"急则治其标，缓则治其本"的原则进行治疗。

①阳气欲脱型

主症：面色苍白，四肢厥冷，冷汗淋漓，心悸，气短，胸痛，气促，烦躁不安，唇指发绀，脉微欲绝。

方义：气血骤闭，脉络不通，气血不能入肺，即欲外脱，阳气不达，故面色苍白、四肢厥冷、冷汗淋漓、脉微欲绝；心肺同居上焦，心气不足，故心悸、气短；肺气不利，故气促；心肺被扰，则烦躁不安；胸阳痹阻，则胸痛；血行瘀滞，则唇指发绀等。此型为肺栓塞急性期。

治法：温经散寒，回阳救逆。

方药：参附汤加味。

黄参20g，太子参（或红参）、当归各15g，熟附片（先煎30分钟）、干姜、炙甘草各10g。

用法：水煎服，每日1剂。

②虚热内炽型

主症：胸痛，咳嗽痰少或咳痰带血，心悸气短，五心烦热，口干，颧红，舌红少苔，脉细数。

方义：气血瘀滞，肺失所养，失其清润肃降之机，故有胸痛、咳嗽痰少；热伤肺络，则咳痰带血；阴虚火旺，虚热内蒸，则五心烦热、口干、颧红；心肺气虚，则心悸、气短；舌红少津，脉细数，为虚热内炽之象。此型多为亚急性肺栓塞或肺梗死。

治法：养阴清热，凉血活血。

方药：百合固金汤加减。

百合20g，北沙参、黄芪、生地黄各15g，麦冬、黄参、当归、赤芍、熟地黄、栀子各12g，桑白皮、地骨皮、桔梗、仙鹤草、薤白各10g。

用法：水煎服，每日1剂。

③脾虚痰阻型

主症：喘促，不能平卧，咳嗽有痰，心悸气短，乏力，纳呆，甚则面浮足肿，舌质淡，苔白腻，脉沉弦或弦数。

方义：久病伤脾，脾失健运，痰湿阻肺，肺失肃降，故见咳喘不能平卧、痰多；肺虚不足以息，则心悸气短；脾气虚，则乏力、纳呆；气不行水，水湿泛滥，则面浮足肿；舌淡，苔白腻，脉沉弦或弦数，为脾肺气虚之象。此型可见于肺栓塞合并心功能衰竭者。

治法：健脾化痰，宣肺平喘。

方药：定喘汤加减。

太子参、紫菀各15g，炒白术、紫苏子、杏仁、陈皮、胆南星、前胡、款冬花各12g，半夏、茯苓各10g，麻黄6g。

用法：水煎服，每日1剂。

④气滞血瘀型

主症：胸痛，胸闷，心悸，气短，乏力，舌质暗红，或有瘀斑瘀点，脉结代。

方义：久病卧床，脏腑失调，气滞血瘀更甚，痹阻心肺，气血不得运行，出现胸痛、胸闷、心悸、气短、乏力等；舌质暗红，或有瘀斑瘀点，脉结代，均为气滞血瘀之象。此型多见于较小的肺血栓栓塞症。

治法：益气通阳，活血化瘀。

方药：通阳宣痹汤加减。

黄芪、瓜蒌各 15～20g，川芎、赤芍、当归各 15g，延胡索、薤白、半夏各 12g，桃仁、红花各 10g。

用法：水煎服，每日 1 剂。

3. 药物禁忌

（1）肝素钠

1）理化性质的配伍禁忌：①阿米卡星、庆大霉素、卡那霉素、妥布霉素、头孢噻啶、头孢孟多、头孢哌酮、头孢噻吩钠、乳糖红霉素、万古霉素、多粘菌素 B、青霉素、链霉素等抗生素禁忌与肝素配伍；②柔红霉素、阿霉素等抗肿瘤药禁忌与肝素配伍；③麻醉性镇痛药、氢化可的松、异丙嗪、氯丙嗪、氯喹等禁忌与肝素配伍。

2）药理学相互作用，增加出血危险性：①肝素与阿司匹林等非甾体抗炎药（NSAID）均可延长出血时间，两药联用可引起显著出血；②低分子右旋糖酐可降低血黏度，防止红细胞聚集，影响血小板功能，与肝素有独立的协同作用，两药联用可增加出血的危险性；③肝素可使口服抗凝药治疗复杂化，两药联用可引起出血前状态，终致严重出血；④双嘧达莫具有抑制血小板的功能，与肝素联用可增加出血危险性；⑤链激酶、组织型纤维蛋白溶酶原激活剂与肝素联用易增加出血危险；⑥肾上腺皮质激素、促肾上腺皮质激素、依他尼酸（利尿酸）、甲巯咪唑（他巴唑）、丙硫氧嘧啶与肝素有协同作用，联用时可增加出血危险性。

3）其他药理学相互作用：①血管紧张素转换酶抑制剂（ACEI）：患者应用 ACEI 治疗时，加用肝素可引起急性高钾血症。应用肝素时，如补充钾盐或应用保钾利尿药须注意监测血钾。②硝酸甘油：可以干扰肝素的抗凝血作用。停用硝酸甘油后，肝素剂量也要相应减少，以防过量引发出血。这种作用在硝酸甘油低浓度时亦可存在，但在应用硝酸甘油后再给予肝素，两药则无相互作用。③降血糖药：肝素可间接使降糖药蛋白结合率减少，抑制其代谢和清除，使降糖药血药浓度增高引起低血糖反应。④抑肽酶：用于心脏搭桥手术可减少出血，但可引起凝血时间延长，在大剂量应用后，肝素用量宜增加。⑤羟苄西林、氨苄西林、甲氧西林、青霉素、替卡西林等可影响血小板功能，在大剂量用药时联用肝素有增加出血的可能。

4）强心苷、抗组胺药、烟碱类药物：均可降低肝素的临床效应。

5）新鲜全血：可降低肝素抗凝作用。

6）维生素 K：可拮抗肝素抗凝作用。

7）水杨酸钠、阿司匹林、对氨基水杨酸钠、保泰松、布洛芬、吲哚美辛：与肝素联用可增加出血倾向。

8）双嘧达莫：与肝素联用可增加抗凝效应和出血倾向。

9）头孢菌素：可增加肝素致出血危险（相加作用），应避免头孢菌素与20000U/d以上的肝素联用。

10）乙胺碘呋酮：在水溶液中与肝素可形成复合物，增强抗凝作用。

11）三七：可拮抗肝素的抗凝作用。

12）右旋糖酐：可增强抗凝作用，两药联用时可减少肝素用量 $1/2 \sim 1/3$，提高对弥散性血管内凝血的疗效。

13）碳酸氢钠、乳酸钠：纠正酸血症，可促进肝素抗凝作用。

14）硝酸甘油：可能降低肝素作用。

15）丙磺舒：可加强肝素作用，易发生出血。

16）不可配伍液体：最好不与含糖液体配伍。

17）不可配伍药物：巴比妥，头孢菌素 I，苯海拉明，红霉素，庆大霉素，麻醉药，普鲁卡因胺，氯丙嗪。

（2）华法林（苄丙酮香豆素钠）

1）药动学相互作用：①降低口服抗凝剂吸收：消胆胺可降低华法林的生物利用度，其机制是阻断华法林的肠肝循环；灰黄霉素、利福平、格鲁米特、抗酸药（如硫糖铝）及轻泻药等均可影响华法林吸收，降低其生物利用度。②血浆蛋白的置换作用：口服抗凝剂华法林在血浆中是以非共价键结合的方式转运。非甾体抗炎药（如阿司匹林、吲哚美辛、布洛芬、保泰松、酮洛芬、萘普生、羟基保泰松等）、磺胺药（磺胺异噁唑、复方新诺明等）、水合氯醛、氯贝丁酯（安妥明）、青霉素及丙磺舒等均可竞争华法林的蛋白结合位点，使游离香豆素增高，出血倾向加大。此处，苯磺吡酮与华法林有选择性蛋白置换反应。③代谢改变：咪康唑、胺碘酮与华法林联用时可使华法林清除率降低，但对 S－华法林代谢抑制比对 R－华法林抑制强，而使血中 S－华法林浓度增高。甲硝唑、苯磺吡酮、保泰松亦有类似作用。依诺沙星、西咪替丁可立体选择性抑制 R－华法林转化为 R－6－羟基华法林和 R－7－羟基华法林。肝代谢的非立体选择性改变，包括利福平、巴比妥类、苯妥英钠、氨鲁米特（氨基导眠能）、卡马西平、双硫醒，可诱导肝微粒体酶活性增强，降低华法林的血药浓度。

2）药效学相互作用：①药物协同作用：肝素与口服抗凝药具有协同作用。影响血小板功能的药物（阿司匹林、噻氯匹定、前列腺素合成酶抑制剂、氯丙嗪、苯海拉明、大剂量羧苄西林等青霉素类药、双嘧达莫等）与华法林联用时有增加出血的危险性。促进华法林与受体结合增强的药物有奎尼丁、甲状腺素、同化激素、苯乙双胍。各种广谱抗生素可减少维生素 K 和凝血酶原合成。另外，阿扎丙宗、托美汀、酮洛芬、氧氟沙星、诺氟沙星、水杨酸甲酯、布洛芬等与华法林有药效学协同效应。②药物拮抗作用：维生素 K 可降低华法林的抗凝作用，其机制与维生素 K 依赖的凝血因子合成增多有关。

3）原因不明的药物相互作用：①维生素 C 可降低华法林的抗凝作用；②维生素 A、维生素 E、二氮嗪、丙硫氧嘧啶、丙吡胺、口服降糖药、磺吡酮等，可增强华法林的抗凝作用。

4）氟哌啶醇：可使华法林血药浓度降低。

5）利眠宁：可使华法林血药浓度降低。

6）卡马西平：可加速华法林代谢。

7）他莫昔芬：可增强华法林的抗凝作用。

8）肝素：与华法林联用抗凝效应增强，两药联用应间隔 3～4 小时服药。

9）甲苯磺丁脲：与华法林联用可增强降糖作用（干扰药物代谢）。

10）喹诺酮类（萘啶酸、环丙沙星、诺氟沙星、氧氟沙星等）：可增强华法林的抗凝作用。

11）水合氯醛：可增强华法林的抗凝效应。甲状腺功能亢进患者应减少华法林用量。

12）螺内酯：具有肝酶诱导作用，能显著减低口服抗凝血药物双香豆素类的抗凝作用和血药浓度，增加双香豆素的消除率，故临床应避免同时服用华法林与螺内酯。

13）阿司匹林：与华法林联用可引起严重的出血反应。机制：①阿司匹林从血浆蛋白结合点置换华法林，使其血中游离型浓度升高；②抗凝血协同作用。

14）胺碘酮：能增强华法林的效果，增加出血性。两药联用时，必须减少华法林剂量。如每日应用胺碘酮400mg，应减少华法林用量50%；每天应用胺碘酮600mg，应减少华法林用量65%以上。

15）西咪替丁：能明显增强华法林的抗凝作用，增加副作用，导致软组织和泌尿系出血等症状。两药必须联用时，应酌减华法林的剂量，并要监测各项凝血参数。

16）醋氨酚（对乙酰氨基酚）：能增强华法林的抗凝作用。正在应用华法林的患者，如需使用醋氨酚，用量应不超过 1.5g/d。

17）普罗帕酮：能增强华法林的抗凝作用，两药联用时华法林应减量。

18）吡罗昔康：抑制醋硝香豆素的氧化，使其清除率与生物利用率比值下降30.8%，抗凝作用增强。两药应避免同时给药，并降低抗凝药剂量，使用其他抗凝药也应遵循这个原则。

（3）醋硝香豆素（新抗凝）

1）增强醋硝香豆素效力的因素：肝毒性药物及化学物质、低胆碱血症、胱氨酸症、饥饿状态、低维生素 C 状态、奎宁、尼古丁、水杨酸盐类药物及磺胺类药物。

2）降低醋硝香豆素效力的因素：巴比妥类药物、皮质激素类药物、高维生素 K 饮食（蔬菜、鱼类、鱼肝油等）、输血。

（4）尿激酶：一般不宜与化学药物配伍使用。

1）酸性液体：可使尿激酶活性或失效降低。

2）溶栓剂与抗凝剂或阿司匹林联用有生命危险。

3）不得以任何方式与其他药物混合。

（5）致肺血栓栓塞性疾病的药物

1）口服避孕药：用药妇女因血栓疾病住院治疗的发生率是未服药者的 9 倍。口服避孕药可引起深部静脉血栓，血栓脱落后易造成肺栓塞。

2）抗恶性肿瘤药：应用细胞毒药物进行化疗的恶性肿瘤患者发生肺静脉阻塞，表现为进行性呼吸困难，可因呼吸衰竭死亡，尸检可见肺小静脉有闭塞性损害。新卡净司他丁是从制癌链球菌分离出的长链多肽物质，对肝细胞癌有效。据报道此药可致小静脉内血栓形成，其发病机制可能与免疫有关。

3）组胺 H_2 受体拮抗剂扑敏宁（曲吡那敏）静脉注射亦可引起肺小动脉血栓形成，造成肺动脉高压。组胺 H_2 受体拮抗剂西咪替丁亦能引起肺血栓形成。

4）其他：静脉注射药物不当可引起肺血管栓塞或引起肉芽肿样脉管炎，也可引起感染。用碾碎的药片静脉注射给药是特别危险的，因为其中含有的颗粒性填充剂会阻塞肺小动脉而出现肺栓塞，进而发展成肺动脉高压可引起死亡。玉米淀粉、微晶状纤维素和滑石粉可以形成异物芽肿。有报道，应用链激酶后心房的血凝块松解并形成栓子，引起多处肺梗死。

（6）慎用药物：久服催眠药、镇静药、抗精神药、止血药、利尿药、清热药（如复方氨基比林）、防哮喘药（如氨茶碱），可使栓塞的机会增多。

第十四章 肝肺综合征

【概述】

肝肺综合征（hepatopulmonary syndrome，HPS）是指不合并原发性心肺疾病的肝功能不全者，由肝脏疾病导致肺血管异常，从而引起动脉氧合不足、动脉低氧血症，并出现发绀、杵状指（趾）或直立性缺氧等有关临床表现的综合征。近几年有报道严重肝病患者动脉血氧异常的发生率可高达45%~69%。肝硬化患者30%~70%合并轻度动脉低氧，$PaO_2 < 10.6kPa$（80mmHg）；12%~28%合并明显动脉低氧，$PaO_2 < 9.33kPa$（70mmHg）。还有报道极少数合并严重动脉低氧，PaO_2 为 4.67~8.93kPa（35~67mmHg）。

1. 病因

伴发低氧血症的肝病病因，主要是肝硬化以及各种原因引起的肝细胞功能不全，少部分为非肝硬化门脉高压（如血吸虫性肝纤维化、特发性门脉高压和结节再生性增生等）和肝外门静脉阻塞等原因。

2. 临床表现

无论急性或慢性肝病均可导致肝肺综合征，但多见于慢性肝病，最多见于肝硬化患者，如酒精性肝硬化、肝炎后肝硬化及原发性胆汁性肝硬化等。HPS 患者约 80% 因肝病表现就诊，而无肺部症状。肝病表现有纳差、乏力、蜘蛛痣、肝大或黄疸、肝功能异常、脾大、门静脉高压如食道静脉曲张，甚至消化道出血。Krowka 等报道，约 80% 患者平均于 4.8 年后可诊断肝肺综合征；另外 20% 左右患者主要因活动性呼吸困难等低氧血症表现就医，无临床肝病变化，随后可发现肝脏疾患。部分慢性肝病、肝硬化患者病情稳定，有时出现 HPS 低氧血症。HPS 低氧血症特征之一是不存在肺容量及通气的异常，这种低氧血症主要与氧弥散障碍有关，其临床最常见的表现是活动后呼吸困难。HPS 晚期静息时亦感呼吸困难，直立位呼吸困难加重，并伴有低氧血症加重，这与左心衰所致的呼吸困难不同。Krowka 等报道，80% 的肝肺综合征患者表现直立位呼吸困难及低氧血症加重，在呼吸空气条件下，当患者由平卧位改为直立位时 PaO_2 由平均 8.2kPa（62mmHg）下降至平均 5.8kPa（44mmHg），下降幅度高达 2.40kPa（18mmHg），正常对照组则未见 PaO_2 随体位变化发生变化。肝肺综合征引起的缺氧，多无明显肺部体征，但常使患者出现发绀、杵状指（趾）、肺功能进行性退化、蜘蛛痣和门脉高压的表现，如食管静脉曲张的程度常与肝肺综合征的发生密切相关。部分患者可合并胸腹腔积液、肢体水肿等改变。肝肺综合征常因胃肠和肺疾患死亡。

3. 辅助检查

（1）肺功能：HPS 患者主要表现为肺弥散功能（如一氧化碳弥散量）显著异常，

即使血红蛋白已经校正仍明显异常，而肺通气功能（如肺活量、用力肺活量、第一秒用力呼气量等）基本正常。有些学者研究证实，肝硬化患者不仅没有通气不足，反而表现为过度通气，甚至发生呼吸性碱中毒，表现为二氧化碳分压（$PaCO_2$）下降，动脉血氧分压升高。

（2）动脉血气分析及血流动力学测定

① HPS 患者血气分析结果示 PaO_2 下降，$PaO_2 < 6.33kPa$（70mmHg），严重时 $PaO_2 < 6.67kPa$（50mmHg），血氧饱和度下降，常 <90%，严重时 <85%，并且存在直立性低氧血症，即由仰卧位改站立位时 PaO_2 下降超过 1.33kPa（10mmHg）。

② 若同时计算肺泡 – 动脉血氧分压差，其分压差增加 ≥20kPa，可减少 HPS 的漏诊。

③ 血流动力学测定可见肺血管阻力降低，心排出量增加，收缩期和舒张期肺动脉压降低。

（3）影像学检查

1）X 线胸片：①以双下肺野为主的弥漫性小粟粒影或斑块状影，临床可能误诊为间质性肺炎；②肺动脉干扩大；③肺纹理增强。这些肺部阴影的形成可能与肺血管扩张有关。

2）二维超声心动图：为诊断 HPS 最简单的方法。此方法可区分心内右向左分流（如心房间隔缺损或卵圆孔未闭）和肺内分流。微泡进入右心房后迅速出现于左心，提示房间隔疾患，反之，则为肺血管的问题。

3）⁹⁹碲多聚白蛋白（⁹⁹Tc – MAA）肺扫描：本法能半定量检测肺内血管扩张及分流程度，并追踪病变进展情况，且有助于鉴别是肝硬化还是肺部疾病所引起的低氧血症。

4）肺动脉造影：为侵入性技术，有一定的危险性。用于区别 HPS 性低氧血症与肺栓塞所致的低氧血症。

5）CT：对 HPS 的诊断可以提供一定的帮助。

（4）肺血管铸型和组织学检查：用 Micropaque 明胶活检组织内注射法，证实肝硬化和暴发性肝衰竭，患者存在 IPVD，其直径最大可达 160μm 以上。目前比较一致的意见认为这种方法是确定 HPS 时 IPVD 的硬指标。

【饮食宜忌】

1. 饮食宜进

（1）饮食原则

① 宜少食多餐：过量进食易使胃肠压力上升、充血，横膈肌抬高，从而影响呼吸功能，故宜采用少量多次的进餐方式，每日 6~7 次，以减轻心脏负担。

② 宜食易消化吸收的食物：选择优质蛋白质食物，如牛奶、蛋类、猪瘦肉、豆类等。

③ 宜选择滋阴生津的食物：滋阴生津的食物，如梨、话梅、山楂、苹果、鳖、蛋类、杏等。

④ 宜富含维生素及无机盐的食物：谷类、豆类、新鲜蔬菜、水果及蛋黄含有丰富的维生素 E、维生素 C、B 族维生素及微量元素锌、锡、铜等，有利于炎症的控制。

（2）食疗药膳方

独蒜汤：大蒜 15g（以独头蒜皮者为佳），捣烂后冷开水浸泡数小时，取汁去渣（也可不去渣）饮用，可加白糖服用，每日 1~2 次。或用大蒜浸液保留灌肠。

余参见肺炎。

2. 饮食禁忌

（1）腥膻发物：如黄鱼、带鱼、黑鱼、鳜鱼、虾、蟹等，能助邪疫气，酿痰生湿，使患者胸阳受阻，痰浊瘀滞，加重症状。

（2）滋腻补益品：患者急性感染期使用滋腻补益品，如人参、熟地黄、白木耳、川贝母、麦门冬、五味子、山萸肉等，易留邪或抑制机体正常祛痰能力，使咳痰不畅。

（3）过食甜食：会加重脾胃运化失调，易生痰湿。有外邪时，内外之邪相搏结，使邪气留恋不易祛除；无外邪时，内生痰湿，阻塞气管而出现咳喘不止。

（4）咖啡和浓茶：咖啡所含的咖啡因和茶叶所含的茶碱可松弛支气管平滑肌，使支气管处于舒张状态。咖啡因和茶碱还可引起心跳加快、失眠、兴奋和不安，从而影响休息，并增加心肌耗氧量。

（5）烈酒：烈酒可引起心肌损害、心率加快、心肌耗氧量升高，从而加重病情。

（6）辛辣刺激性食物：易伤肺气、耗心阴，使心肺气阴两亏，从而加重喘咳等症状。

（7）油腻食物：易致痰浊内生，内外邪气搏结，胶固黏滞，从而使咳痰不畅，咳嗽难愈，且使水湿运化失司，水饮溢于四肢、胸胁，出现水肿，喘息，不得卧等症状。

【药物宜忌】

1. 西医治疗

HPS 的发生多在慢性肝病、肝硬化、暴发性肝衰竭的基础上发生的，故肝肺综合征的基础治疗，是对原发性肝病、肝硬化和肝衰竭的积极治疗。

（1）氧疗：HPS 病变早期的患者经鼻导管给予低流量氧可纠正低氧血症。随着病情发展如患者处于低氧血症临界值（PaO_2 8~9kPa），并伴有腹水活动甚至睡眠时 SaO_2 < 85% 时，给氧量常需逐步提高（2~3L/min）。应根据肺部情况采取各种给氧措施，包括睡眠时给氧或气管给氧。

（2）烯丙哌三嗪：口服 50~100mg，2 次/天，维持该药的血浆浓度 > 560ng/dL，3 周后，患者缺氧症状可改善，PaO_2 明显上升。

（3）吲哚美辛：是一种前列腺素的抑制剂，用法为口服 25mg，每日 3 次，持续 6 日，可提高 PaO_2。

（4）奥曲肽：是一种生长抑素（生长激素释放抑制因子）类似物，用法为 150μg，皮下注射，8 小时 1 次，连用 4~7 天。据报道该药可减少 HPS 患者肺内动 - 静脉分流量，改善 HPS 的低氧血症。

（5）糖皮质激素及细胞毒性药物：常用泼尼松，每日口服 1mg/kg，与环磷酰胺每日 6mg/kg 联合应用能改善低氧血症。其作用未明，副作用较多，目前已少应用。

（6）肺动脉栓塞：此疗法适用于肺内血管扩张性病变较为集中者，尤其适用于以肺动-静脉瘘为主要病理改变的 HPS 患者，且这部分患者在进行肝移植术后肺内血管扩张多不能恢复，低氧血症不能得到很好的缓解。

（7）肝移植。

2. 中医治疗

①肝脾血瘀

主症：素有肝疾，胁肋隐痛，食欲不振，肢软乏力，头颈胸臂有血痣，呈丝纹状，或有朱砂掌、杵状指（趾），唇甲发绀，或黄疸日久不退，或胁下有癥积，舌质暗红或舌边尖有瘀斑，苔淡黄或白，脉弦或细涩。

治则：疏肝理气，益气活血。

方药：逍遥丸合膈下逐瘀汤化裁。

柴胡、川芎、桃仁、延胡索、香附、枳壳各 10g，太子参、云苓、赤芍、当归各 15g，白术、丹参各 20g，甘草 6g。有黄疸者加茵陈、炒栀子、泽泻；若胁下有包块，酌加鳖甲、三棱、莪术。

用法：每日 1 剂，水煎服。

②肺脾气虚

主症：活动后喘促短气，呼吸困难，站立加重，平卧缓解，口唇指尖发绀，杵状指，蛛丝赤缕，纳差，乏力，自汗畏风，或有饮停胸肺，或鼓胀反复发作，舌质暗淡，苔白或淡黄腻，脉细弱。

治则：益肺定喘，健脾化瘀。

方药：生脉散合补中益气汤化裁。

党参、黄芪、白术、薏苡仁、丹参各 15g，五味子、苏子、防风、当归、三棱、莪术、麦冬各 10g，炙甘草 6g。若饮停胸肺，加葶苈子、云苓、干姜、细辛；若鼓胀发作，加云苓、猪苓、桂枝、车前子。

用法：每日 1 剂，水煎服。

③肾不纳气

主症：喘促日久，静息时亦感呼吸困难，动则喘息更甚，肢冷面青，形瘦神惫，舌暗淡，苔白或黑腻，脉弦涩或弱。

治则：补肾纳气。

方药：金匮肾气丸合参蛤散化裁。

熟地黄、山药、山茱萸、牡丹皮、桂枝、胡桃肉、蛤蚧各 10g，人参、补骨脂、五味子、茯苓、泽泻各 15g，附片 6g。

用法：每日 1 剂，水煎服。

④心阳欲脱

主证：喘促持续不解，张口抬肩，心动急促，躁扰不宁，四肢厥冷，汗出如珠，舌暗红，脉弦浮或浮大无根。

治则：回阳固脱。

方药：参附汤加龙牡粉，亦可同时服黑锡丹4g。

人参12g（另炖，兑服），熟附子10g，煅龙骨粉、煅牡蛎粉各15g。

用法：每日1剂，水煎服。

3. 药物禁忌

（1）止咳药：可减轻咳嗽，但不能使痰液排出，故有痰者不宜单独使用。

（2）支气管收缩药物：组胺可使气管收缩；阿司匹林、吗啡、吩噻嗪类药物可使组胺受体兴奋而收缩支气管，引起呼吸困难，患者应忌用。

（3）镇静安眠药：患者易出现缺氧和二氧化碳潴留体征。睡眠时通气功能下降，如服镇静药或催眠药（如氯丙嗪、苯巴比妥、速可眠等）易发生危险，严重者可发生肺水肿甚至呼吸麻痹。

（4）致肺血管炎药物：结节性多动脉炎是药物直接引起的一种肺血管炎，如金盐、碘化物、青霉素、苯妥英、汞制剂、磺胺类及噻嗪类药物偶可诱发结节性多动脉炎。

近年来，有许多关于药物引起弥漫性肺出血的报道，其中一部分同时存在肾小球肾炎。能够引起这类疾病的药物还有氨鲁米特（氨苯乙哌啶酮）、呋喃妥因、两性霉素B，以及吸食可卡因等。

（5）致肺动脉高压症药物

1）食欲抑制剂阿米雷司（氨苯噁唑啉）在用药后9个月可出现进行性呼吸困难、体力下降、疲乏、眩晕、心力衰竭等肺动脉高压表现，患者可突然死亡。可能与该药引起肺细小血管痉挛有关。据报道，苯丙胺类和芬氟拉明及其他降低食欲的药物，也能引起肺动脉高压。

2）色氨酸作为保健食品的添加剂或抗抑郁药物，可引起一种以嗜酸细胞增多和肌痛为主症的新综合征，表现为呼吸困难、咳嗽，甚至发生严重呼吸窘迫综合征。服用色氨酸3个月后可发生进行性呼吸困难、心脏肥大，并有嗜酸细胞增多、肺功能降低、肺动脉高压等。

3）服用口服避孕药以及静脉注射违禁药品（麻醉性毒品），也能诱发肺动脉高压。

第十五章　肺　癌

【概述】

原发性支气管肺癌（primary bronchogenic carcinoma），简称肺癌。现代医学根据肺癌的组织病理学又将其分为非小细胞肺癌（NSCLC）和小细胞肺癌（SCLC）两类，前者约占80%。80%以上肺癌患者目前初诊时病情已处于中晚期，失去手术根治的机会。肺癌的高发病率及高病死率已成为近年来全球关注的问题。

1. 病因

（1）吸烟：是目前肺癌最重要的致病因素之一。吸烟者肺癌发生的危险性为不吸烟者的 8~20 倍。

（2）放射线：肺是对放射线敏感的器官之一。铀、萤石、氡气等都是肺癌的致癌因素。

（3）化学致癌物质：3，4－苯并芘（简称苯芘）具有强烈的致癌作用。其他的化学物质如砷、铬、石棉、镍、煤焦、芥子气、二甲醚等都在一定程度上与肺癌的发生有关。

（4）肺部疾病：许多资料表明，肺内结核瘢痕处易发生肺癌。肺结核、慢性气管炎、硬皮病患者易患肺泡癌；间质性肺纤维病患者易并发小细胞肺癌。

（5）营养因素：目前引起广泛重视的另一领域是营养与肺癌的关系。据估计，在全部的癌症中有1/3是由于营养因素造成的，特别是维生素 A 及其类似物（通称维 A 类）与上皮细胞分化有关。此外，土壤中硒、锌等微量元素含量与癌症的发生亦呈负相关。

2. 临床表现

肺癌的症状与体征可因肿瘤的部位、大小、病理类型、对邻近器官浸润、压迫程度、有无转移、有无并发症等情况的不同而有所差别。咳嗽、血痰、胸痛、发热、气急、局部喘鸣常是患者来医院就诊时的主要症状，此外，消瘦、乏力、食欲减退、声音嘶哑也是较常见的症状。早期患者可无症状，特别是周围型肺癌。

（1）咳嗽：是肺癌的常见症状，早期主要表现为轻度阵发性干咳，易与伤风、感冒或咽炎相混淆，不易引起患者注意。肿瘤变大影响支气管引流时则有黏液状痰液，如有继发感染，可出现脓样痰液，痰量也增多。如果平时咳嗽的性质或规律突然改变，应警惕是否有肺癌的可能。

（2）血痰：也是肺癌常见和较早出现的症状之一。肿瘤表面遭受损伤或坏死溃疡引起血管破裂，由于血管损伤多少和大小不同，可产生不同程度的血痰。

（3）胸痛：约半数病例出现胸痛症状。剧烈、持续、尖锐的胸痛常提示胸膜或胸壁（肋骨）受到侵犯。但较常见的轻度胸痛并不表明胸膜已受侵犯。

（4）发热：肿瘤增大，影响或阻塞支气管腔，使分泌物不易排出，继而引起感染发热。经抗感染治疗发热有时可以消退，但因阻塞持续存在，发热可反复发作。此外，肿瘤坏死、毒素吸收而引起的发热，抗生素治疗常无效，由于这种发热大多为晚期的症状。

（5）呼吸困难：当肿瘤阻塞、压迫较大支气管时，常引起气促、喘鸣、局限性肺炎等气道阻塞引起的间接表现，为临床常见肺癌就诊症状，如不重视易引起误诊。心包受累多表现为心包积液，临床上除气急、心悸外，常见颈面部肿、静脉怒张等症状。

（6）其他症状和体征：当肿瘤接近胸膜时可引起刺激反应性胸腔积液；当胸膜转移或受侵时常产生血性胸腔积液。肺癌浸润膈神经可引起膈肌麻痹；侵犯喉返神经导致声音嘶哑，进流食时呛咳；侵犯迷走神经可使心率加速；压迫上腔静脉可引起面、颈和上胸部水肿以及颈、胸前静脉怒张。肺尖部肿瘤侵犯胸膜、肋骨引起 Pancoast 综合征（肩部和肩胛骨内侧缘的顽固性剧痛，并常向上臂和肘的尺侧延伸，最后到达前臂尺侧与手的小指和无名指，严重者伴有皮肤感觉异常和不同程度的肌萎缩）；颈交感神经受侵时则可见 Horner 综合征（患侧眼球内陷、上睑下垂、瞳孔缩小及患侧颜面无汗）。肺癌的淋巴结转移最常转移到锁骨上、颈部和同侧腋下，多为较坚硬的单个或多个结节；远处转移常见骨骼、肝脏、脑及皮肤等处，随之出现相应的症状。

肺外表现，如骨关节疼痛、棘皮症等是近年来十分引人注意的问题。肺癌可产生某些特殊的激素如抗原和酶，可解释一部分肺外表现的发生可能与细胞癌变后某些已关闭的基因重新开放表达有关。但目前仍有许多肺外临床表现尚难解释。

3. 辅助检查

（1）肿瘤标志物：肺癌的肿瘤标志物很多，包括蛋白质、内分泌物质、肽类和各种抗原物质如癌胚抗原（CEA），及可溶性膜抗原如 CA－50、CA－125、CA－199，某些酶如神经元特异性烯醇化酶（NSE）、抗胰蛋白酶（AAT）、胎盘碱性磷酸酶（PA-KP）、淀粉酶、芳烃羟化酶（AHH）、唾液酸、磷酸己糖异构酶和乳酸脱氢酶的同工酶（LDH－5、LDH－3）以及谷胱甘肽 S－转移酶等，虽然都有一定价值，但因缺乏特异性只能作为观察判断预后的参考指标。

（2）痰脱落细胞检查：肺癌痰细胞学检查阳性率超过 50%。

（3）其他细胞或病理检查：肺癌的诊断有时还可通过对其他组织的细胞学检查证实，如胸腔积液、胸膜、淋巴结、骨髓等的活检。肝及肾上腺病灶也可通过针刺活检确诊。

（4）X 线检查

①中心型肺癌的 X 线检查征象：发生于较大支气管的早期肺癌常可引起不同程度的气道狭窄，以致一系列继发改变，如局限性肺气肿、阻塞性肺炎、肺不张、肺段实变等。

②周围型肺癌的 X 线检查征象：早期周围型肺癌在胸片上比较容易发现。

③ 细支气管 – 肺泡细胞癌的 X 线检查征象：结节型表现为孤立的球形阴影，与周围型肺癌不能鉴别。浸润型表现与一般肺炎的浸润性实变相似，轮廓模糊。

（5）CT 扫描及磁共振（MRI）检查具有独特的效果。

（6）正电子发射计算机体层显像（PET）是一种新型的检测肿瘤和正常组织代谢差异的功能性影像学技术，目前已被广泛用于恶性肿瘤诊断、治疗和随访等各个方面，常用的标记放射性核素有 ^{18}F、^{11}C、^{15}O 和 ^{12}N 等。根据示踪剂不同，可以检测到肿瘤组织和正常组织间的糖代谢，氨基酸转运活性和 DNA 复制能力的差异性，在判断肺癌淋巴结转移准确性及参与放疗计划设计等方面，PET 均显著优于 CT。

（7）支气管镜检查：纤维支气管镜可在局麻下进行，操作方便，患者痛苦较少，可视范围大，主支气管、叶支气管、段和次段支气管的病变均可看到并可取活检、刷片、照片，不但可确诊肺癌，对癌前病变也可确定其性质和范围。纤维支气管镜在肺癌的诊治上已成为常规的方法之一。

【饮食宜忌】

1. 饮食宜进

（1）饮食原则

① 富含蛋白质的食物：肺癌消耗蛋白质较多，为补偿体内的消耗，增强机体免疫力，宜多食含优质蛋白质较多的食品，如鸡肉、鱼肉，以及豆制品（如豆浆、豆腐脑、豆腐）等。

② 多食新鲜蔬菜及水果：富含维生素类的食物应充分摄入，可以增强机体的抗癌能力，因此肺癌患者应多食新鲜蔬菜及水果，如白萝卜、芥菜、龙须菜、白菜、油菜、西红柿、苹果、罗汉果等。

③ 含微量元素硒多的食物：微量元素硒具有调整细胞分裂、分化及癌基因表达，使癌行为向正常转化，因此肺癌患者宜多食含微量元素硒多的食物，如海产品、肉、谷物、芦笋、蘑菇、芝麻等。

④ 宜多食具有抗癌作用的食物：肺癌术后放疗、化疗期间，宜多食用具有防护作用，升高白细胞、提高免疫力功能的食物。常用的具有抗癌作用的食物有牛奶、蛋羹、鸡汤、鱼汤面、西红柿、无花果、橘子、甘蔗汁、生姜、话梅、人参、大枣、猕猴桃、沙丁鱼、猴头菇、牡蛎、海参、鸽蛋、鹌鹑、猪肝、鲍鱼、海马、甲鱼、鲨鱼、乌贼、山药、黄花菜、淡菜、藕、卷心菜、荠菜、扁豆、薏苡仁、香菇、蘑菇、白木耳、葵花子等。

⑤ 宜食用具有软坚、化痰、散结作用的食品：中医学认为，癌症坚硬如石，与痰凝气滞有关，故宜食用具有软坚、化痰、散结作用的食品。

⑥ 宜食用具有活血化瘀消积作用的食品：癌症的病机多与气滞血瘀有关，故宜食用具有活血化瘀消积作用的食品。

⑦ 宜食用具有清热解毒作用的食品：癌症的发病与热毒有关，故宜食用具有清热解毒作用的食品。

⑧ 宜食用具有养阴补气、滋补强身的食品：中医学认为："邪之所凑，其气必虚。"对癌症患者宜扶正祛邪，故宜食用具有养阴补气、滋补强身的食品。

⑨术后宜进补气养血食物：肺癌患者手术后，会出现气短乏力、胸闷盗汗等症状，饮食以补气养血为主，可食用山药、藕、大枣、瘦肉、龙眼肉、苹果等。

⑩ 放疗时宜进滋阴养血食物：肺癌患者做放射治疗时，会引起口燥咽干、咳嗽少痰、皮肤灼痛等症状，宜吃滋阴养血的食物，并以新鲜蔬菜和多汁水果为主，如杏仁露、荸荠、白梨、柿子、枇杷、甜橙、罗汉果、香蕉、核桃仁、银耳、百合、西红柿、菠菜、蜂蜜、海蜇、银鱼等。

⑪化疗时宜进生血食物：用抗癌药物治疗时，可出现全身乏力、食欲减退、恶心呕吐等症状，甚至出现骨髓抑制、白细胞减少等症状，可多吃一些脊骨汤、排骨汤、鲤鱼汤、香菜鲫鱼汤，或燕窝、香菇、木耳、大枣、葵花子、花生（带衣）、阿胶、猪皮制成的菜肴，以及蛋类、奶类等有助生血的食物。

（2）饮食搭配

① 芦笋与海参：芦笋有明显的抗癌效果，海参亦有抑癌作用。二者搭配，适用于各种癌症患者的辅助治疗。

② 芦笋与百合：芦笋营养丰富，是理想的保健食品，能有效地抑制癌细胞的生长、繁殖，并能降血压、降血脂，若配以润肺止咳、清热解毒的百合，则能清热除烦、镇静安神。适用于肿瘤、高血压、高脂血症、冠心病、糖尿病等辅助治疗。

③ 胡萝卜与牛肉：中医学认为，牛肉具有补中益气，滋养脾胃，强筋健骨，化痰息风之功效，与胡萝卜同食，可防病抗癌，强身健体。

④ 香菇与毛豆：香菇为高蛋白、低脂肪食物，具有益气补虚、健脾和胃之功效；毛豆含优质蛋白和多种无机盐，营养价值高。两者搭配适用于癌症、高血压、高脂血症、糖尿病、肥胖等患者食用。

（3）食疗药膳方

①白萝卜500g，饴糖15g，柿霜9g，川贝粉6g。将白萝卜绞汁，加入饴糖，置闷锅中，隔水蒸化，临服时将柿霜、川贝粉调入，趁热缓缓呷下。功能为滋阴祛痰。适用于肺癌阴虚内热、咳嗽气逆、痰液黏滞，或干咳无痰者。

② 天门冬、麦门冬各6～9g，蜂蜜适量。前两味置保温杯中，用沸水冲泡，盖闷15分钟，再加蜂蜜10～20g，代茶频饮，每日1剂。功能为滋阴清热，生津止渴。适用于肺癌阴亏燥热、咽干口渴、痰滞难以咯出者。

③ 鸭1只，冬虫夏草30g。将鸭去毛及内脏，洗净，如常法放入砂锅内，加酒、调料，煮至半烂，加入冬虫夏草，继续煮至可供食用。冬虫夏草滋补肺肾、抗癌，鸭有滋阴之功效。适用于肺癌阴虚、乏力、盗汗者。

④ 百合枇杷藕羹：百合（鲜者良）30g，枇杷30g（去核），鲜藕30g（洗净切片），淀粉适量，白糖少许。先将百合、枇杷果肉和鲜藕片同煮，临熟时加入适量淀粉和少量白糖，调匀成羹，亦可加入少许桂花，更加清香可口，可不拘时间进食之。适用于肺癌放疗后口舌干燥、乏力或咳痰带血者。

⑤甲鱼 1 只（500g 以上），生地黄 10g，地骨皮 10g，火腿 3 片，水发香菇若干，葱、姜、盐、味精等适量。将甲鱼宰杀，去内脏后洗净，置生地黄、地骨皮于甲鱼肚内。将甲鱼放入碗内，然后将火腿整齐地放在碗中间，水发香菇排在两旁，撒生葱、姜、盐、味精后，上蒸笼旺火蒸半小时，出笼，覆扣在汤盘内，淋上麻油即可食用。功能活血化瘀，滋阴。适用于肺癌化疗、放疗期间滋补食用。

⑥人参、冬虫夏草、胡桃仁各 30g，蛤蚧（去头足）1 对，酒 500mL。将上药置陶瓷或玻璃容器中，加酒 500mL，密封浸泡 3 周，滤取上清液待用，药渣可再加适量白酒浸泡再用。用时早晚各空腹服 10 ~ 20mL。功能补肺益肾，益精助阳，纳气平喘。适用于肺癌肺肾气虚所致的干咳气短、动则喘息、自汗、腰酸膝软、四肢无力、形体羸瘦等症。

⑦天门冬、知母各 30g，冰糖少量，大米 100g。将天门冬、知母加水适量煎半小时，去药渣取汁，再加大米和水适量，煮粥，熟时加冰糖少量调匀，1 次食用。功能滋阴润燥，清肺降火。适用于肺癌合并发热者。

⑧百合 30g，薏苡仁 10g，莲子 10g，冰糖或蜂蜜适量。将薏苡仁、莲子用清水洗净，加水煮烂后，加入百合，文火煮 10 ~ 20 分钟即可。随意服食。百合味微苦而甘，性平，有润肺止咳、清心安神的作用；薏苡仁清热利湿、健脾补肺；莲子味甘涩，性平，养心益肾、清心祛热、止血补脾；3 味合用功能健脾益肺，养心滋阴。适用于肺癌脾失运化，兼见胸水者。

2. 饮食禁忌

（1）辛辣食物：肺癌主要症状为热毒、阴虚，辛辣食物（如辣椒、胡椒等）性温热，有耗伤阴津、助热生痰的作用，食之会加重阴虚，使病情恶化。

（2）食糖过多：糖具有致癌的催化作用。因为糖，尤其是精白糖，不但缺乏维生素及无机盐，而且会消耗体内的无机盐、B 族维生素，进而削弱机体的抗癌能力。另外，过多的糖还会对机体的免疫系统产生直接影响，使白细胞的吞噬功能下降，使机体的抗病能力减弱。

（3）饮酒及咖啡：酒中所含的乙醇可以刺激垂体激素的分泌，从而增强恶性肿瘤的易感性；而咖啡中的咖啡因是对人体具有毒性的物质，它可使体内 B 族维生素被破坏，而缺乏 B 族维生素与癌症的发生有密切的关系。

（4）腐烂的食物：几乎所有的物质当其腐烂时，都会产生乙醛，这种物质有恶臭且致癌率相当高，故应禁食腐烂食物。

（5）不宜多吃酸菜、腌菜、腌肉：因为它们在制作过程中容易发霉，常含有致癌性真菌及亚硝胺，有极强的致癌作用。

（6）烟熏烧烤食物：烟熏烧烤之品如烟熏香肠、熏肉、烤羊肉等含有 3，4 - 苯并芘，为致癌物质，食用该类食物过多，可增加患癌危险。

（7）高脂肪食物：有 50% 以上肥胖者易患癌症。过多的脂肪导致机体激素发生变化，限制机体免疫监视的效能，影响细胞的代谢方式，增加体内镁的排出，这些因素都会促使肿瘤发生。

（8）过多的食盐：盐食入的多少与癌症的发生率存在一定的关系，过多的钠盐致癌可能是由于钠抑制免疫系统，导致白细胞减少等，故现在有专家提出抗癌食谱应严格控制食盐摄入量。

（9）腥膻发物：癌症患者应忌腥膻之品，如鲑鱼、黄鱼、蟹、公鸡、狗肉、老鹅、香椿头、茄子、芫荽、雪里红等，可助时邪疫气，酿痰生湿，痹阻心络，从而加重临床症状，不利于疾病的治疗。

【药物宜忌】

1. 西医治疗

（1）化学药物治疗（简称化疗）：小细胞肺癌对于化疗有高度的反应性，且有很多的化疗药物能提高小细胞肺癌的缓解率，如依托泊苷（VP－16，足叶乙苷）、替尼泊苷（VM－26，鬼臼噻吩苷）、卡铂（CBP）及异环磷酰胺（IFO）等，其单药的缓解率约为60%~77%；此外洛莫司汀（环己亚硝脲）、顺铂（DDP）、长春酰胺（VDS，长春花碱酰胺）、表阿霉素（EPB）、甲氨蝶呤（MTX）等亦均被认为对小细胞肺癌有效，使小细胞化疗有新的发展，缓解率提高50%~90%。因此，化疗成为治疗小细胞肺癌的主要方法，尤其对Ⅳ期小细胞肺癌的价值更大。

对小细胞肺癌有活力的化疗药物，要求其对未经过化疗的患者缓解率为20%，已治者要求>10%，以往经常采用的环磷酰胺（CTX）＋阿霉素（ADM）＋长春新碱（VCR）组成的CAV方案，其缓解率高达78.6%，也有用CVA＋VP－16者，对病变超过同侧胸腔和所有N_2，即广泛期患者有较好作用。VP－16取代CAV方案的ADM，广泛期患者的中数缓解期得到改善。对未经治疗的小细胞肺癌患者CAV＋VP－16＋顺铂（剂量20mg×3~4天）较CAV＋VP－16为优，二者的缓解率分别为53%和48%。近年国外在研究以VM－26或CBP为主的联合治疗方案。

1）国内几种对小细胞肺癌比较有效的治疗方案

①EP方案：VP－16，100mg/（$m^2 \cdot d$），静脉滴注第1~3天；DDP，100mg/（$m^2 \cdot d$）静脉滴注第1~3天。每3周为1个周期。

②CAV方案：CTX，1000mg/m^2，第1天静脉注射；ADM，40~50mg/m^2，第1天静脉注射；VCR 1mg/m^2，第1天静脉注射。每3周为1个周期。

③VP－CP方案：VP－16，120mg/m^2，静脉注射第1~3天；CBP，100mg/m^2，静脉注射，第1~3天。每4周为1周期。

④CAVP－16方案：CTX 1000 mg/m^2，第1天静脉注射；ADM 45mg/m^2，第1天静脉注射；VP－16，50mg/（$m^2 \cdot d$），静脉注射第1~5天。每3周为1个周期。

⑤NP方案：NVB（去甲长春花碱），25~30mg/（$m^2 \cdot d$），第8天静脉注射；DDP，40mg/（$m^2 \cdot d$），静脉注射第1~3天。每3周为1个周期。

2）非小细胞肺癌治疗方案

①CAP方案：CTX，400 mg/m^2，第1天静脉注射；ADM，40mg/m^2，第1天静脉滴注；DDP，40mg/m^2，静脉滴注，第1天静脉滴注。每4周为1个周期。

②MVP 方案：MMC（丝裂霉素），6～8mg/m²，第 1 天静脉注射；VDS，3mg/（m²·d），第 8 天静脉注射；DDP，50mg/（m²·d），第 4 天静脉滴注。每 3 周为 1 个周期。

③EP 方案：VP－16，120mg/（m²·d），第 5 天静脉滴注；DDP，60mg/m²，第 1 天静脉滴注。每 4 周为 1 周期。

④ NP 方案：NVB，25mg/（m²·d），第 8、15 天静脉注射；DDP，60～80mg/（m²·d），第 1 天静脉滴注。每 4 周为 1 个周期。

⑤ TP 方案：紫杉醇；135mg/m²，第 1 天静脉滴注；DDP，60mg/（m²·d），第 3 天静脉滴注。每 3 周为 1 个周期。

⑥ICE 方案：IFO，1.2g/（m²·d），第 1～3 天静脉注射；CBP，300mg/m²，第 1 天静脉滴注；VP－1680mg/（m²·d），第 1～3 天静脉注射。每 4 周为 1 个周期。

⑦GC 方案：吉西他滨，1000mg/m²，第 8、15 天静脉滴注；DDP，100mg/m²，第二天静脉滴注。每 4 周为 1 个周期。

（2）手术治疗：非小细胞癌早期应采用手术治疗。

（3）放射治疗（简称放疗）：放射线对癌细胞有杀伤作用。

（4）其他局部治疗方法：近年来有许多缓解患者的症状和控制肿瘤发展的局部治疗方法。如经支气管动脉和（或）肋间动脉灌注加栓塞治疗、经纤支镜用电刀切割瘤体、激光烧灼及血卟啉衍生物（HPD）静脉注射后，用 Nd：YAG 激光局部照射产生光动力反应，使瘤组织变性坏死。此外，经纤支镜引导腔内置入放疗做近距离照射也可取得较好的效果。

（5）生物缓解调解剂（BRM）：BRM 为小细胞肺癌提供了一种新的治疗手段，如小剂量干扰素 2×10^6 U，每周 3 次间歇疗法。转移因子、左旋咪唑、集落刺激因子（CSF）在肺癌的治疗中都能增加机体对化疗、放疗的耐受性，进而提高疗效。

2. 中医治疗

① 肺热阴虚型（多数为中心型肺癌，喉返神经受侵或合并感染）

主症：干咳或呛咳，无痰或少痰而黏，偶有血痰，伴有低热、盗汗、胸闷、咽干、声哑、心烦失眠、口干口渴，舌质红或红紫，苔薄黄或薄白，脉细数。

治则：益气健脾，化痰祛湿。

方药：党参 15g，白术 12g，茯苓 12g，甘草 3g，车前子 12g（包煎），山药 15g，半夏 9g，陈皮 9g，前胡 9g，苦杏仁 9g，川贝母 9g，泽泻 6g，薏苡仁 18g，紫菀 10g，芡实 15g。

用法：每日 1 剂，水煎服。

② 痰湿蕴肺型（多见于中心型支气管肺癌或伴支气管感染、上腔静脉压迫综合征）

主症：咳嗽痰多，色白且稀，腹胀纳减，四肢乏力，大便溏或正常，头面胸部水肿，或上胸颈部皮下血管扩张，舌质淡白，苔白腻，脉滑或滑数。

治则：滋阴润肺，清热抗癌。

方药：北沙参 I5g，麦冬 12g，天冬 10g，地骨皮 12g，百合 12g，黄芪 12g，石斛 12g，川贝母 9g，白花蛇舌草 24g，半枝莲 24g，鱼腥草 18g，绞股蓝 15g，山药 15g，茯苓 12g，芡实 15g。

用法：每日 1 剂，水煎服。

③ 血瘀热毒型（肺癌晚期，合并感染，伴胸膜、肋骨或远处转移，有时出现胸腔积液及肺不张）

主症：咳嗽不畅，痰黄或带血，脘闷胸痛，或伴有周身疼痛，时有发热、便秘、口干，舌质暗绛，伴有瘀点，苔黄厚或薄黄，脉弦紧细涩。

治则：解毒化瘀，清热养阴。

方药：金银花 10g，七叶一枝花 15g，赤芍 12g，茯苓 15g，麦冬 15g，石斛 12g，知母 12g，山药 30g，太子参 15g，白毛藤 10g，白花蛇舌草 20g，鱼腥草 20g，全瓜蒌 18g。

用法：每日 1 剂，水煎服。

④脾肾两虚型（病至晚期，久病体虚，肺通气功能低下，出现肺心症状）

主症：胸闷气短，动则喘咳加剧，咳痰无力，面色灰白，腰腿酸软，纳食低下，有时潮热自汗，脉细，舌淡红或暗淡，苔薄黄或薄白。

治则：补肾益肺，扶正抗癌。

方药：太子参 15g，茯苓 15g，枸杞 12g，黄芪 15g，白术 12g，五味子 6g，山茱萸 9g，人参（或西洋参）6g，黄精 12g，苦杏仁 9g，甘草 3g，陈皮 9g，川贝母 9g，白花蛇舌草 20g。

用法：每日 1 剂，水煎服。

3. 药物禁忌

（1）苯丁酸氮芥（瘤可宁）

1）骨髓抑制剂：与本品联用可发生不可逆的骨髓抑制。

2）干扰素：本药与干扰素联用时，可表现为典型的干扰素毒性症状。

（2）环磷酰胺（环磷氮芥、癌得星）

1）氯霉素：可促进环磷酰胺活性，降低抗肿瘤作用，并加重骨髓抑制。

2）神经肌肉阻断药：应用环磷酰胺患者，可使琥珀胆碱的作用增加并延长，发生呼吸功能不全及呼吸暂停时间延长。

3）顺铂：可使异环磷酰胺代谢物清除减少，神经毒性加重、骨髓抑制和肾毒性。

4）别嘌醇：与环磷酰胺联用可引起严重的骨髓抑制。先使用别嘌醇可显著延长环磷酰胺的半衰期。

5）苯二氮䓬类：可能增加环磷酰胺毒性。

6）氨苯砜：可能降低环磷酰胺活性。

7）阿霉素：与环磷酰胺联用可能增强对膀胱的损害作用。

8）华法林：与异环磷酰胺联用，可发生严重的抗凝功能障碍。

9）吗啡、哌替啶：可使环磷酰胺毒性增加。

10）琥珀胆碱：环磷酰胺抑制代谢酶，可使琥珀酰胆碱的肌肉阻滞作用延长。

11）地高辛：环磷酰胺、长春新碱、甲基苄肼等均可损害小肠黏膜，使地高辛吸收速率减慢和吸收量减少。两药联用时应监测地高辛血药浓度。

12）丹参：与小剂量环磷酰胺联用有一定增效作用，但可促进恶性肿瘤转移。

（3）噻替派

1）氯霉素、磺胺类药物：与噻替派联用可加重骨髓抑制。

2）神经肌肉阻断药：噻替派是弱假性胆碱酯酶抑制剂，可增加琥珀酰胆碱类药物的神经肌肉阻断作用。两药联用可发生长时间呼吸抑制。

（4）甲氨蝶呤（氨甲蝶呤，MTX）

1）萘普生：可使 MTX 血药浓度提高 2 倍，联用时可发生 MTX 中毒反应。

2）水杨酸钠、保泰松、苯妥英钠、磺胺类、丙磺舒、双氯芬酸、布洛芬、四环素类、氯霉素：可降低甲氨蝶呤排泄或置换蛋白结合位点，使血药浓度升高 1～3 倍，易发生甲氨蝶呤中毒。

3）依曲替酯：与甲氨蝶呤联用可治疗银屑病，但易发生严重中毒性肝炎。

4）氨苯砜：与甲氨蝶呤联用易发生严重中毒反应。

5）口服不吸收抗生素（如新霉素等）：可减少甲氨蝶呤口服吸收达 30%，降低生物利用度。

6）糖皮质激素：可使甲氨蝶呤血药浓度升高，加重毒性反应。两药联用应减少甲氨蝶呤用量。两药长期联用可引起膀胱移行细胞癌，故应定期尿检查。

7）骨髓抑制剂（金制剂、青霉胺、保泰松等）：与甲氨蝶呤联用可加重骨髓抑制。

8）甲氨蝶呤与下列药物注射剂存在配伍禁忌：阿糖胞苷、氟尿嘧啶、泼尼松龙磷酸钠。

9）巴比妥类：可能加重甲氨蝶呤引起的脱发。

10）氧化亚氮：可加重甲氨蝶呤引起的口腔炎和其他毒性作用。

11）青霉素：可使甲氨蝶呤的肾脏排出量明显减少，有发生甲氨蝶呤中毒的危险。

12）先锋霉素、氢化可的松：在正常血药浓度下能使细胞内摄入甲氨蝶呤量减少，疗效降低。

13）争光霉素、卡那霉素、羟基脲、甲基泼尼松龙、青霉素 G、6-（甲硫基）嘌呤：均可减少靶细胞对甲氨蝶呤的摄取，降低疗效。

14）阿糖胞苷：与甲氨蝶呤联用可降低疗效。先用甲氨蝶呤后用阿糖胞苷能使甲氨蝶呤吸收光谱发生变化，产生拮抗作用。

15）乙醇：可增强甲氨蝶呤对肝脏的毒性，诱发肝硬化，并抑制中枢神经，导致昏迷。机制：两药联用可干扰胆碱合成。

16）华法林：甲氨蝶呤可减少凝血酶原在肝内的合成，故可加强华法林的抗凝作用。

17）吲哚美辛、优洛芬：抑制肾内前列腺素合成，使肾内血流量减少，甲氨蝶呤排出率降低，增强毒性反应；两药联用可引起致命性急性肾衰竭。

18）泼尼松龙磷酸钠：与甲氨蝶呤配伍可使两药的吸收光谱均发生变化，属于物理性配伍禁忌。

19）保泰松、水杨酸类药物：可增强甲氨蝶呤的毒性。机制：保泰松可置换与血浆蛋白结合的甲氨蝶呤，并抑制其经肾脏排泄。

20）顺铂：是肾毒性药物，可降低甲氨蝶呤清除率。该作用与顺铂的累积剂量有关。

21）骨髓毒性药物：与甲氨蝶呤联用可进一步抑制骨髓。大剂量使用甲氨蝶呤 4 ~ 24 小时静脉注射或口服亚叶酸钙，可防止发生严重骨髓抑制。

22）食物：可减少甲氨蝶呤和美法仑的吸收。

23）胺碘酮：可能加重甲氨蝶呤的毒性反应。

24）考来烯胺：可使静脉输注的甲氨蝶呤血药浓度降低。

25）利尿药：与甲氨蝶呤联用可加重骨髓抑制。

26）氟尿嘧啶：与甲氨蝶呤联用可降低其细胞毒作用。

（5）氟尿嘧啶（5 - 氟尿嘧啶、5 - FU）

1）新霉素：可延迟氟尿嘧啶的胃肠吸收。

2）西咪替丁：与氟尿嘧啶联用 1 个月，可使后者血药浓度升高 75%。

3）米索硝唑：预先使用可减少 5 - FU 清除率，半衰期延长，毒性增加。

4）维生素 C、叶酸：可增强氟尿嘧啶毒性。

5）酸性药物（阿糖胞苷、阿霉素、氨基酸、胰岛素以及多种维生素）：禁忌与氟尿嘧啶注射液（碱性）混合应用。

6）呋喃氟尿嘧啶与下列药物存在配伍禁忌：林格氏液、聚合明胶、长春碱、柔红霉素、甲氯芬酯、双嘧达莫等。

7）联合用药：氟尿嘧啶、顺铂、阿霉素联合动脉给药优于单一动脉给药；单一动脉给药优于三种药物联合静脉给药（治疗肺癌）。

（6）顺铂（顺氯氨铂）

1）氨基糖苷类抗生素：可加重顺铂毒性反应。顺铂联用庆大霉素或妥布霉素，可发生急性肾功能衰竭。

2）博莱霉素：联用时可减少顺铂肾排泄，而增加博莱霉素的肺毒性。

3）抗高血压药：与顺铂联用可引起肾功能衰竭。

4）依他尼酸（利尿酸）：可明显增加顺铂的听神经毒性。

5）抗惊厥药：顺铂可降低苯妥英钠、卡马西平和丙戊酸钠吸收率，降低血药浓度。顺铂可提高苯妥英钠清除率，使清除半衰期缩短 47%。

6）甲氨蝶呤：先用顺铂时甲氨蝶呤中毒危险性明显增加。

7）丙磺舒：对顺铂肾毒性影响尚不能肯定。

8）亚硫酸钠：可与顺铂发生化学反应使其失活，属于配伍禁忌。

9）呋塞米：可减轻顺铂引起的肾功能损害，但两药联用时可增加耳毒性，因为两种药对听力均有损伤，故用药时应予注意。

10）氟尿嘧啶、长春新碱：与顺铂三种药物，其中任何两种药物联用，小剂量时产生协同作用，大剂量时产生拮抗作用，并且效应大小与两药浓度比例及给药时间次序有关。先给效应较高的药物，后用效应较低的药物，可提高疗效；否则效果不佳。

（7）硫唑嘌呤（依木兰）

1）复方新诺明：对于肾移植患者，与硫唑嘌呤联用可增加血液学毒性。增效磺胺甲噁唑具有抗叶酸作用，联用时可增强硫嘌呤的骨髓抑制作用。

2）阿霉素：可增强硫唑嘌呤的肝毒性。联用时亦导致阿霉素排泄延迟，可造成严重的骨髓抑制。

3）甲氨蝶呤：可提高硫嘌呤药峰浓度（抑制代谢酶），增加毒性。

4）氯霉素、氯喹：与硫唑嘌呤联用可使骨髓毒性加重。

5）华法林：硫唑嘌呤可阻碍华法林的抗凝血作用。

6）卡托普利：与硫唑嘌呤联用可引起血液学异常变化。

7）别嘌醇：竞争性抑制硫唑嘌呤代谢，两药联用可预防硫唑嘌呤代谢产物 6 - 硫尿酸形成高尿酸血症，但硫唑嘌呤的疗效与毒性均增强，因此须减至常用量的 1/4 ～ 1/2。

（8）长春新碱（醛基长春碱）

1）谷氨酸：可降低长春新碱毒性反应，亦降低其抗肿瘤效力。

2）门冬酰胺酶、异烟肼、维生素 B_6：可增加长春新碱的神经毒性。

3）博莱霉素、顺铂：与长春碱联用（VBP 化疗方案）可引起严重的危及生命的心血管毒性反应。

4）丝裂霉素：长春碱类可增加丝裂霉素的肺毒性。

（9）长春碱（长春花碱）

1）丝裂霉素：长春碱和长春地辛能增加丝裂霉素的肺毒性。曾有发生严重生命危险的支气管痉挛的报道。

2）博莱霉素、顺铂：与长春碱联用可能引起严重的危及生命的心血管毒性反应。

（10）阿霉素

1）环磷酰胺、抗肿瘤抗生素（如丝裂霉素 C）：可加重阿霉素介导的心力衰竭和心脏毒性。

2）维拉帕米：可增加阿霉素在细胞内蓄积，降低清除率，两药联用时可使心功能减退。

3）环孢素：可降低阿霉素清除率，使之产生更强的毒性作用，但两药联用有助于克服肿瘤的多药抗药性，具有增效作用。

4）庆大霉素：与阿霉素、硫鸟嘌呤和阿糖胞苷联用可引起低血镁。

5）疫苗：细胞毒药物可以使机体免疫反应受到抑制，应用活疫苗时免疫效果降低，并可能发生全身感染。

6）放射菌素、普卡霉素：与阿霉素联用，个别可引起心肌病。

7）巴比妥类药物：可降低阿霉素的作用。

8）普萘洛尔：与阿霉素联用心脏毒性可增加。

（11）丝裂霉素（自力霉素）

1）他莫昔芬：可引起血小板血栓形成，而丝裂霉素可致血管内皮损害，两药联用时可增加贫血、血小板减少症及溶血性尿毒症综合征。

2）链脲菌素：与丝裂霉素联用可能有协同或相加作用，造成肺损害。

3）长春碱类（长春碱、长春地辛）：可增加丝裂霉素肺毒性，发生严重支气管痉挛。

（12）平阳霉素（争光霉素、博莱霉素）

1）顺铂：可减少博莱霉素的肾排泄，使毒性增加。

2）氧：应用博莱霉素患者麻醉期间常规给氧，可发生严重的或致命的肺毒性。

3）细胞毒性药物：可增加博莱霉素引起的肺部反应。

（13）应用化疗药物时忌饮酒和含乙醇的中药：化疗药物大多有肝毒性，当与酒同服时会使肝毒性增加，转氨酶升高。因此，用药期间禁饮酒或中药药酒。

（14）慎用攻下法：有人认为患有肿瘤是体内有毒，应攻下以排毒，但临床并非如此，用攻下法治疗肿瘤的存活率并不比用调补法的人高，因此，除火毒内盛者用攻下法外，其他类型患者应慎用攻下法，以免重伤元气。

（15）丹参等活血药物：丹参、赤芍、红花、当归等活血药物及其复方制剂可促进恶性肿瘤转移，故本病患者应避免使用。

第十六章　胸腔积液

【概述】

胸腔是指由膈肌和胸廓围成的总腔，胸膜腔是由脏壁两层胸膜在左右两肺周围围成的一个完全封闭的潜在性腔隙，腔内含少量浆液，起到润滑作用。通常所说的胸腔积液，实际上是胸膜腔积液。正常人胸膜腔内有 3 ~ 15mL 液体，在呼吸运动时起润滑作用，但胸膜腔中的积液量并非固定不变，即使是正常人，每 24 小时亦有 500 ~ 1000mL 的液体形成与吸收。胸膜腔内液体自毛细血管的静脉端再吸收，其余的液体由淋巴系统回收至血液，滤过与吸收处于动态平衡。若由于全身或局部病变破坏了此种动态平衡，致使胸膜腔内液体形成过快或吸收过缓，即产生胸腔积液。

1. 病因

（1）感染性胸腔积液：常由细菌（结核菌最多见）、真菌、寄生虫、支原体和病毒等致病菌引起，如结核性渗出性胸膜炎、结核性脓胸、非特异性脓胸、胸膜放线菌病、胸膜白色念珠菌病、胸膜阿米巴病、肺吸虫性胸膜炎等。

（2）恶性胸腔积液：可为胸膜本身（原发性）或其他部位恶性肿瘤的胸膜转移（继发性）引起。最常见的转移来自肺癌、乳腺癌、卵巢癌、胃癌和淋巴瘤等，原发性胸膜恶性肿瘤为胸膜间皮瘤。

（3）结缔组织疾病与变态反应性疾病：结缔组织病中，如系统性红斑狼疮、系统性硬皮病、皮肌炎等可伴有胸腔积液。此外，尚有嗜酸性粒细胞增多性胸膜炎、心肌梗死后综合征等。

（4）其他原因：如胆固醇性胸膜炎、乳糜性胸腔积液、血胸与血气胸、心力衰竭、低蛋白血症引起的胸腔积液等。

2. 临床表现

多表现为咳嗽、胸痛，常为干咳，伴胸部刺痛，咳嗽或深呼吸时胸痛加剧，呼吸困难。少量积液时症状不明显，或略感胸闷；大量积液时有明显呼吸困难，但胸痛可趋缓。全身症状取决于胸腔积液的病因、体征，少量积液时可有胸膜摩擦音，典型的积液体征，患侧胸廓饱满，呼吸运动减弱，叩诊浊音，语颤及呼吸音减弱或消失；中量积液在叩诊浊音界的上缘有时可闻及支气管呼吸音；大量积液气管向健侧移位。

3. 辅助检查

（1）胸部 X 线：胸腔积液量 0.3 ~ 0.5L 时，X 线仅见肋膈角变钝；更多的积液显示有向外、向上的弧形上缘积液影；平卧时积液散开，使整个肺野透亮度降低；液气胸时积液有液平面；大量积液时整个患侧阴暗，推向健侧。积液时常边缘光滑饱满，局限于叶间或肺与膈之间。

（2）超声检查：B超可探查胸腔积液掩盖的肿块，协助胸腔穿刺定位。

（3）CT检查：能根据胸液的密度不同判断为渗出液、血液或脓液，尚可显示气管旁淋巴结、肺内肿块、胸膜间皮瘤及胸内转移性肿瘤。CT检查胸膜病变有较高的敏感性和密度分辨率，且较易检出X线平片上难以显示的少量积液。

（4）其他：胸腔穿刺抽出液体，胸水检查常规、生化、免疫学和细胞学。

【饮食宜忌】

1. 饮食宜进

（1）饮食原则

① 适时补充必要的蛋白质，如鸡蛋、鸡肉、瘦肉、牛奶、动物肝脏、鱼类、豆制品等。

② 寒冷季节应补充一些含热量高的肉类食品以增强御寒能力，适量进食羊肉、狗肉、牛奶、动物肝脏、鱼类、豆制品等，对极度虚寒者有益。

③ 应经常进食新鲜蔬菜瓜果，以补充维生素C。进食含维生素A的食物有保护呼吸道黏膜的作用。对症择食颇有益处。

（2）食疗药膳方

① 冰糖燕窝或冰糖银耳：燕窝1~3个，白木耳、百合、冰糖等量。煮熟后食用。有清肺热、补气血、定精神之功效。假若不用燕窝，只吃冰糖百合银耳也可以。

② 贝梨猪肺：猪肺半叶，梨2个，川贝25g。共炖，熟后即可食用。按中医学功能互补理论，将猪肺与清热退火之川贝、梨子共炖食，可强肺气、增精神。

③ 冰糖杏仁稀饭：按蓬莱米与杏仁2∶1的比例，加适量冰糖和水煮成稀饭，作正餐或点心食用均可。

④红豆鲤鱼汤：红豆与鲤鱼共煮，吃肉喝汤。这是传统利水药食，尤其适用于肺癌末期，已经出现肺部积水的情况。

⑤开胃补气汤：新鲜怀山药100g，白萝卜150g，鸡蛋1个，大枣、白木耳、百合适量。加适量水煮汤，当点心或正餐吃皆可。山药、萝卜都有开胃健脾的作用，大枣补血，百合镇静，对于治疗期气短乏力、纳差的患者有益。

2. 饮食禁忌

（1）忌食辛辣食物：中医认为，本病是由于患者抵抗力低下，感染瘵虫，阴虚火旺而发生。辛辣食物（辣椒、姜、葱等）易助火伤阴，加重病情。

（2）忌营养不足：本病是一种对人体消耗性很强的疾病，患病之后体重迅速减轻，营养状况下降，同时在治疗过程中结核病灶的恢复又有赖于蛋白质做原料，因此必须供给高蛋白饮食（如鸡蛋、豆制品），并辅以适量脂肪。同时应注意顾护患者胃肠功能情况，饮食应营养丰富，易于消化，要少量多餐，不要过饱。咯血多者可给半流质饮食，待病情好转后改为软食或普通饮食。切忌因精神压力而减少或拒绝进食，导致营养不良，不利于身体康复。

（3）忌生冷食物：西瓜汁、黄瓜、苦瓜、丝瓜等过分寒凉，有碍脾胃的运化，而不利于其他营养成分的吸收，一方面使患者食欲减退，另一方面也影响身体的康复，故应不食或少食。

（4）忌肥腻油炸热性食物：患者消化功能低下，食欲也较差，若过多食用动物油、羊肉、狗肉、火烤及油炸食品，则更加影响消化功能，使必需的营养得不到补充，以致抗病能力下降。

（5）忌食腥发食物：伴咯血者，黄鱼、带鱼、鹅肉、菠菜、毛笋、公鸡、鸭等发物应少食或不食，以免加重咯血症状。

【药物宜忌】

1. 西医治疗

（1）胸腔积液为胸部或全身疾病的一部分，病因治疗尤为重要。漏出液常在纠正病因后自行吸收。

（2）结核性胸膜炎治疗

① 一般治疗：包括休息、营养支持和对症治疗。

② 抽液治疗：由于结核性胸膜炎胸水蛋白含量高，容易引起胸膜粘连，原则上应尽快抽尽胸腔内积液或肋间插细管引流。

③ 抗结核治疗：一般可用异烟肼 0.3g，每日 1 次；利福平 0.45g，每日 1 次；吡嗪酰胺 0.5g，每日 3 次；乙胺丁醇 0.75g，每日 1 次。根据肝功能及耐药情况调整。

④糖皮质激素：疗效不确切。有全身严重毒性症状、大量胸水者，在抗结核药物治疗的同时，可尝试加用泼尼松 30mg/d，分 3 次，口服。待体温正常、全身毒性症状减轻、胸水量明显减少时，即应逐渐减量以至停用。停药速度不宜过快，否则易出现反跳现象，一般疗程约 4~6 周。注意不良反应或结核播散，应慎重掌握适应证。

（3）类肺炎性胸腔积液和脓胸的治疗

1）类肺炎性胸腔积液：一般积液量少，经有效的抗生素治疗后可吸收；积液多者应行胸腔穿刺抽液；胸水 pH < 7.2 应肋间插管引流。

2）脓胸治疗：原则是控制感染，引流胸腔积液及促使肺复张，恢复肺功能。

① 抗菌药物应足量，体温恢复正常后再持续用药 2 周以上，防止脓胸复发；急性期联合抗厌氧菌的药物，全身及胸腔内给药。

② 引流是脓胸最基本的治疗方法，反复抽脓或闭式引流，可用 2% 碳酸氢钠或生理盐水反复冲洗胸腔，然后注入适量抗生素及链激酶，使脓液变稀便于引流，少数脓胸可采用肋间插管闭式引流；对有支气管胸膜瘘者不宜冲洗胸腔，以免引起细菌播散。

③ 慢性脓胸应改进原有的脓腔引流，也可考虑外科胸膜剥脱术等治疗。

④支持治疗亦相当重要，应给予高能量、高蛋白及富含维生素的食物，纠正水电解质紊乱及维持酸碱平衡。

（4）恶性胸腔积液：包括原发病和胸腔积液的治疗。

① 部分小细胞肺癌所致胸腔积液全身化疗有一定疗效，纵隔淋巴结有转移者可行

局部放射治疗。

②胸腔积液多为晚期恶性肿瘤常见并发症，其胸水生长迅速，常因大量积液的压迫引起严重呼吸困难，甚至导致死亡，常需反复胸腔穿刺抽液，但反复抽液可使蛋白丢失过多，效果不理想。可选择化学性胸膜固定术，在抽吸胸水或胸腔插管引流后，胸腔内注入博来霉素、顺铂、丝裂霉素等抗肿瘤药物，或胸膜粘连剂，也可胸腔内注入生物免疫调节剂。

2. 中医治疗

（1）辨证治疗

①邪郁少阳（多见于疾病的初期，胸水较少）

主症：寒热往来，或恶寒发热，胸胁满痛，咳嗽痰少，口苦咽干，纳呆，舌苔薄白或黄，脉弦数。

治法：和解少阳。

方药：柴枳半夏汤加减。

柴胡 9g，黄芩、半夏、枳壳、桔梗、赤芍、白芥子、桑白皮各 12g。

用法：每日 1 剂，水煎服。

② 饮停胸胁（多见于疾病的中期）

主症：咳唾胸胁引痛，痛势较初期减轻，呼吸困难加重，咳逆气喘息促不能平卧，肋间饮满，头昏眩晕，食欲不振，舌苔薄白腻，脉沉弦。

治法：攻逐水饮。

方药：十枣汤加减。

芫花、大戟、甘遂各 1.5g，大枣 10 枚。

用法：每日 1 剂，水煎服。

③气机郁结（多见于疾病的恢复期）

主症：胸胁疼痛，胸闷不舒，呼吸不畅，或有闷咳，甚则经久不愈，舌苔薄，舌质黯，脉弦。

治法：理气通络。

方药：香附旋覆花汤加减。

旋覆花、香附、枳壳、延胡索、陈皮、桃仁、红花、川芎、赤芍、丹参、牡丹皮各 10g，紫苏子、杏仁、半夏各 12g，薏苡仁、茯苓、当归各 15g。

用法：每日 1 剂，水煎服。

④ 阴虚内热（恢复期）

主症：干咳少痰，胸胁闷痛，口干咽燥，或午后潮热、颧红、心烦、手足心热，盗汗少寐，病久不复，形体消瘦，舌质偏红，少苔，脉细数。

治法：养阴清热。

方药：沙参麦冬汤加减。

沙参、麦冬、天花粉各 15g，玉竹 10g，扁豆、生甘草各 6g。

用法：每日 1 剂，水煎服。

⑤气虚不足（恢复期）

主症：病程迁延日久，气短乏力，咳嗽，胸胁引痛，体倦神疲，食欲不振，舌质胖嫩，苔少，脉沉细数。

治法：补中益气。

方药：补中益气汤加减。

党参 12g，白术、茯苓、黄芪、当归、晚蚕沙各 10g，炙甘草 6g，广陈皮、升麻、桔梗各 3g，苍术 5g。

用法：每日 1 剂，水煎服。

（2）辨病治疗

① 恶性胸腔积液：黄芪、太子参、沙参、麦冬、白术、茯苓各 15g，百合、黄芩各 12g，贝母、大枣各 10g，桑白皮、葶苈子、枳壳、半枝莲各 30g。每日 1 剂，水煎服。若胸闷、气急者，加炙紫苏子、白芥子、莱菔子；胸痛者，加赤芍、延胡索；咳嗽、咳痰黏者，加紫菀、款冬花、胆南星；口干者，加石斛、生地黄、芦根；纳差者，加陈皮、谷芽、麦芽等。

② 良性胸腔积液：柴胡 15g，黄芩、制半夏、生姜、紫苏子、白芥子各 9g，党参 10g，炙甘草、大枣各 6g。每日 1 剂，水煎分 2～3 次服，5 日为一疗程。

③ 结核性渗出性胸膜炎：葶苈子、白芥子、桑白皮、大腹皮、茯苓皮、车前子、浙贝母、益母草各 10g，大枣 6 枚，白及、百部各 12g，甘草 3g。每日 1 剂，水煎分 3 次服，连服 15 剂。兼服利福平、维生素 B_6，每日 3 次，每次各 2 片。

④ 化脓性胸膜炎：葶苈子、桔梗、杏仁、陈皮、半夏、枳壳各 10g，炙百部、炙紫菀、云苓、炒麦芽各 15g，桑白皮 12g，甘草 6g，大枣 3 枚。每日 1 剂，水煎服。

（3）验方

①单用鸦胆子油乳 40mL，静脉滴注，每日 1 次，14 天为一疗程；可在此基础上加用鸦胆子油乳 50mL，腔内注入，每周 2 次。注射用药以 50mL 生理盐水稀释注入，每隔 15 分钟改变体位 1 次，持续 2 小时，以使药物与胸膜充分接触，保留 24～48 小时后放开引流。若积液量 >100mL 可重复上述治疗，一般不超过 3 次，局部治疗同时可对原发肿瘤进行全身治疗。

② 葶苈子、桑白皮、陈皮、半夏、茯苓、桂枝、白术、山茱萸各 20g，紫苏子 15g，黄芪 30g，大枣 10 枚，生姜皮 10g，附子 5g。痰浊盛、胸闷者，加薤白、杏仁；胸胁痛者，加延胡索；食少者，加鸡内金、焦神曲、焦麦芽、焦山楂。每日 1 剂，水煎分 2～3 次服，连用 30 日。

（4）中药制剂

① 康莱特注射液：是从中药薏苡仁中提取的天然高效抗癌药物，可抑制癌细胞的增殖，导致细胞凋亡，并有免疫调节的作用，是可供动脉、静脉输注的双向广谱抗癌新药，对肺癌、肝癌等有明显疗效。据临床报道康莱特不仅能抑制肿瘤生长，而且能改善晚期癌症患者的生存质量，并能有效控制胸腔积液。其临床常用量为 100～200mL，生理盐水 60mL 稀释后注入胸腔，每周 1 次，连用 1～2 次。

② 榄香烯乳注射液：是从中药温郁金中提取的抗癌有效成分，对癌细胞的 DNA、RNA 及蛋白质合成均有抑制作用，并直接作用于细胞膜而使癌细胞破裂死亡。胸腔注射既能抑制肿瘤细胞生长，又有抗胸膜粘连作用。其常用量为 $200mg/m^2$，每周 1 次，直接注入胸腔内，有效率约 78%。少数患者用药后可出现胸痛，如在用该药前先胸腔注入利多卡因 $50 \sim 100mg$，可缓解疼痛。

3. 药物禁忌

（1）美西麦角（马来酸二甲麦角新碱）可引起胸膜增厚、纤维化和渗出，通常在用药几个月后患者可出现进行性胸痛、呼吸困难、发热和身体不适。

（2）溴隐亭可致胸膜和肺纤维变性，使用剂量范围是 $22 \sim 50mg/d$，所有患者都是 55 岁以上、吸烟较多的男性，用药 9 个月 ~ 4 年出现症状，主要是呼吸困难、胸膜疼痛和干咳。使用美西麦角、麦角胺、麦角二乙胺或溴隐亭可引起进行性纤维化似乎与剂量有关。目前认为其发病机制主要与 5 - 羟色胺（5 - HT）的拮抗机制有关。

（3）胸膜积液为系统性红斑狼疮的症状之一；呋喃妥因、硝苯呋海因、甲基苄肼、普萘洛尔、胺碘酮等可引起单纯性胸水潴留；促性腺激素也能引起急性胸水和腹水。

（4）肺栓塞后发生出血性肺梗死的患者，在使用抗凝血药物治疗时可引起血胸。

其他用药参见相关疾病。

第十七章　自发性气胸

【概述】

气体进入胸膜腔，造成积气状态称为气胸。气胸可有自发性，也可由于疾病、外伤、手术或诊断及治疗操作不当等引起。气体通过胸壁、横膈或脏层胸膜进入胸膜腔。胸膜腔内有气体往往提示胸膜腔与外界之间，或胸膜腔与邻近空腔脏器（如肺、气管、支气管、食管或膈下空腔脏器）间有异常通道。

1. 病因

自发性气胸是指在无外伤或人为因素的情况下，肺组织和脏层胸膜因某种病变或缺陷而突然发生破裂引起胸膜腔内积气。自发性气胸可分为原发性和继发性气胸两种类型。

（1）原发性气胸：又称特发性气胸，系指肺部常规 X 线检查未能发现明显病变的健康者所发生的气胸，好发于青年人，特别是男性瘦长者。多数学者认为由于肺组织的先天性发育不全，或者细支气管周围非特异性炎症导致胸膜下微小疱和肺大疱形成破裂引起气胸。

（2）继发性气胸：系指在原有肺部疾病基础上形成肺大疱或直接损伤脏层胸膜所致气胸。常为慢性支气管炎、肺气肿、支气管哮喘等慢性阻塞性肺疾病或炎症后纤维病灶（如矽肺、肺结核、弥漫性肺间质纤维化等）的基础上发生，也可为细菌、真菌或寄生虫等微生物感染肺胸膜，浸润或穿破脏层胸膜致气胸。

2. 临床表现

（1）症状

1）呼吸困难：严重程度与发生快慢、气胸类型、肺萎陷程度和基础肺功能有密切关系。单侧闭合性气胸，尤其肺功能正常的年轻人可无明显的呼吸困难，甚至肺压缩达80%~90%，仅在活动、爬楼梯时稍感气促；而张力性气胸或原有阻塞性肺气肿的老年人，即使肺压缩 20%~30% 时，也可有明显的呼吸困难。发生缓慢的气胸，由于健侧肺的代偿功能，也仅有轻度呼吸困难。

2）胸痛：与肺萎陷的程度无关，常为突发尖锐持续性刺痛或刀割样痛，吸气时加重，多在前胸、腋下部，可放射至肩、背、上腹部。持续性胸骨后痛提示纵隔气肿存在，但在严重呼吸困难时疼痛常被掩盖。刺激性干咳由气体刺激胸膜产生肺破裂部位疼痛，多不严重，无痰或偶有少量血丝痰。

（2）体征：呼吸增快、发绀多见于张力性气胸；如有大汗、四肢厥冷、血压下降等休克表现应警惕血气胸的存在，需注意贫血貌、胸腔积液等表现。气管、心脏向对侧移位，左侧气胸时心脏浊音界消失，右侧气胸时肝上界消失，颈、胸部，甚至头及腹部可有皮下气肿出现。患侧呼吸运动减弱，肋间膨出，叩诊呈鼓音，呼吸音明显减弱或消失；在少量胸膜腔积气时，患侧呼吸音减弱可能是唯一疑诊气胸的体征。左侧气胸或气肿时，可在左胸骨缘处听到与心跳一致的咔嗒音或高调金属音，称Hamman征，左侧卧位或吸气时最为明显，有时气胸吸收期肺复张时也可闻及。其产生原理是由心脏搏动挤压纵隔或左胸膜腔内的空气，或心脏搏动使分开的脏壁层胸膜突然接触。

3. 辅助检查

（1）胸部 X 线检查：可帮助确诊，能显示肺压缩的程度，肺部有无胸膜粘连、胸腔积液以及纵隔移位等。典型 X 线表现为肺部呈外凸弧形细线条形阴影（即气胸线），线内压缩肺组织，线外无肺纹理，透亮度明显增加。若合并胸腔积液，则可见气液平面；若围绕心缘旁有透光带，应考虑有纵隔气肿。根据 X 线胸片，大致可计算出气胸受压肺萎陷的程度，对临床处理有一定意义。

（2）诊断性胸膜腔穿刺：在病情紧急而又不能进行 X 线检查的情况下，对高度可疑气胸部位，可用气胸箱连接气胸穿刺针做诊断性穿刺。若刺入胸腔后有大量气体外逸或压力很高，抽气后压力下降，症状明显减轻，则证实为气胸。

4. 自发性气胸分类

（1）闭合性气胸（单纯性气胸）：由于胸膜破裂口较小，随着肺收缩而闭合，胸膜腔内压稍超过大气压，即为正压，抽气后胸膜腔内压下降，留针 2～3 分钟，压力不再上升。病程中气体逐渐被吸收，胸膜腔内压恢复为负压。

（2）开放性气胸（交通性气胸）：裂口因粘连或瘢痕而持续开放，空气随呼吸而自由进出胸膜腔，气胸持续存在。胸膜腔内压在 0 上下波动，抽气后压力不变。

（3）张力性气胸（高压性气胸）：裂口呈活瓣状，空气随每次吸气而进入胸膜腔，胸膜腔内压逐渐升高，使肺脏受压，纵隔受压移位，甚至影响心脏血液回流，此时内压常超过 0.98kPa（10cmH$_2$O），抽气后胸膜腔内压可下降，但留针 2～3 分钟，压力又迅速升高。

【饮食宜忌】

1. 饮食宜进

（1）饮食原则

① 多进高蛋白饮食，不挑食，不偏食。适当进粗纤维食物，如山药、扁豆、薏米、金针菜、香菇、蘑菇、葵花籽、猕猴桃、无花果、苹果、沙丁鱼、蜂蜜、鸽蛋、牛奶、猪肝、沙虫、猴头菌、鲍鱼、针鱼、海参、牡蛎、乌贼、鲨鱼、老虎鱼、黄鱼鳔、海马、甲鱼。

② 宜多吃高营养食物，防治恶病质，如乌骨鸡、鸽子、鹌鹑、牛肉、猪肉、兔肉、蛋、鸭肉、豆豉、豆腐、鲢鱼、鲩鱼、刀鱼、塘虱鱼、青鱼、黄鱼、乌贼、鲫鱼、鳗、鲅鱼、鲳鱼、泥鳅、虾、淡菜、猪肝、鲟鱼。

（2）食疗药膳方

①桃仁红花羹：桃仁 15g，红花 10g，藕粉 100g。煎取桃仁、红花药液 200mL，再入藕粉搅拌即成。适用于胸阳不振者。

②鲜橙汁：鲜橙去皮，榨汁半碗，冲入米酒，每次 2~3 匙饮用，每日 2 次。适用于肝郁气滞者。

③苡米粥：生薏苡仁与大米以 1∶3 比例，先将薏苡仁煮烂，后加入大米煮粥。适用于肺阴不足、痰热壅肺者。

④五汁饮：鲜芦根、雪梨（去皮）、荸荠（去皮）、鲜藕各 500g，鲜麦冬 100g。榨汁混合，冷服或温服每日 2 次。适用于肺阴不足者。

2. 饮食禁忌

（1）辛辣刺激性食物：易伤肺气，耗心阴，使心肺气阴两亏，从而加重喘咳等症状。

（2）油腻食物：急性期进食油腻食物，易致痰浊内生，内外邪气搏结，胶固黏滞，从而使咳痰不畅，咳嗽难愈，且使水湿运化失司，水饮溢于四肢、胸胁，出现水肿、喘息、不能卧等症状。

（3）腥膻发物：如黄鱼、带鱼、鳗鱼、黑鱼、虾、蟹等，可滋痰生湿。

（4）生冷食物：如冰淇淋、棒冰、冰镇饮料等，可阻遏胸阳，生痰滋湿，从而使咳喘、咳痰、心悸等症状加重。

【药物宜忌】

1. 西医治疗

自发性气胸的治疗原则是排除胸腔气体，闭合漏口，促使患肺复张，消除病因及减少复发。主要包括保守治疗、排气治疗、外科手术治疗、胸膜粘连术和并发症处理。

（1）保守治疗：对于肺被压缩面积＜20%、单存性、首次发病、无明显症状的闭合性气胸，可采用保守治疗。

1）绝对卧床休息：患者应保持安静，尽量避免不必要的移动，少讲话，使肺活动减少，有利于气体吸收。

2）持续高浓度氧吸入：适用于呼吸困难伴发绀者。

3）对症治疗：剧烈咳嗽和胸痛者，可给止咳镇痛剂，如可待因 15mg，每日 3 次，口服。

4）支气管扩张剂：适用于慢性阻塞性肺疾病，尤其是出现支气管痉挛者，常用氨茶碱、二羟丙茶碱等，口服或静脉给药。

5）控制呼吸道感染：因呼吸道感染而并发气胸者，或长期留置导管引流气胸者，均应使用抗生素控制胸内感染。

（2）胸腔排气疗法：适用于呼吸困难明显，肺压缩程度较重的患者，尤其是张力性气胸需要紧急排气者。

1）胸膜腔穿刺抽气法

①方法：用气胸针在患侧锁骨中线第 2 肋间处，对局限性气胸则应根据胸片定位

选择最佳的穿刺点。每次抽气不宜超过 1000mL。

② 适应证：闭合性气胸，其他类型气胸的抢救与诊断。

③ 优缺点：本法简便易行，无须特殊设备和器械，但对开放性和张力性气胸仅能达到测压抽气缓解症状的目的，不能解决排气。直接穿刺抽气不慎时易穿破肺泡或肺大疱而加重气胸；反复穿刺容易引起感染，并且复发率高。

2）胸腔闭式引流术

① 方法：选择适当部位（锁骨中线第 2 肋间或按 X 线检查定位），选择质软、刺激性小、外径细、内径大的硅胶管或橡皮管作引流管，在局麻下对皮肤做一小切口，以套管针穿刺，或用血管钳分离肋间肌，经胸膜将引流管送入胸膜腔，连接水封引流瓶，如引流通畅，气泡大量逸出，即可将导管缝合固定。水封瓶中玻璃管插入水面下 1~2cm，如排气后不再有气泡逸出，且玻璃管中水面上升随呼吸而自然波动，表明肺破口愈合，漏气停止，用止血钳夹住排气管，经 24~36h 观察，病情稳定，胸片证实肺已复张，即可拔管。如玻璃管中液面不波动，提示管内堵塞或引流管内口贴近胸壁或复张的肺，可用生理盐水冲洗，或转动引流管方向或稍微拔出一些，即可恢复波动。

②类型

a. 正压引流法：将引流管连接于床旁的单瓶水封正压连续排气装置（即水封瓶内的玻璃管一端置于水面下 1~2cm，患者呼气时胸膜腔内正压，只要高于体外大气压 0.1~0.2kPa 即有气体排出）。本法适用于各种类型的气胸，尤其是张力性气胸。方法简单、痛苦少，可治愈大部分闭合性气胸。

b. 持续负压引流法：在电动马达与水封瓶之间接上调压瓶，调整调压管入水深度，吸引压力维持在 $-0.5 \sim -1.8$kPa（$-5 \sim -18$cmH$_2$O）为宜。本法可连续排气，引流胸腔积液，促使肺早日复张，破口愈合，迅速消灭无效腔，减少感染等。适用于各种类型的气胸，尤其是张力性气胸、开放性气胸及肺气肿并发的气胸。

（3）胸膜粘连术

1）适应证：①持续性或复发性自发性气胸者；②有两侧气胸史者；③合并肺大疱者；④已有肺功能不全，不能耐受剖胸手术者。

2）禁忌证：①张力性气胸持续负压吸引无效者；②血气胸或同时双侧自发性气胸者；③创伤性气胸者；④有显著的胸膜增厚，经胸腔引流肺不能完全膨胀者。

3）方法：通过胸膜腔插管或在胸腔镜直视下，喷入胸膜粘连剂，如 2~4g 滑石粉混悬剂、1g 四环素等。注药毕，夹管 4 小时，嘱患者不断变动体位，使药液分布均匀，产生无菌性炎症，导致胸膜广泛粘连，闭锁胸膜腔防止气胸复发。

（4）外科手术治疗：手术目的首先是控制肺漏气，其次是处理肺病变，再次是使脏层和壁层胸膜粘连以预防气胸复发。

1）手术适应证：①张力性气胸引流失败者；②长期漏气所致肺不张者；③血气胸合并有巨大肺大疱患者；④双侧自发性气胸，尤其双侧同时发生者；⑤胸膜增厚致肺膨胀不全者；⑥复发性气胸患者。

2）手术方法：大疱切除，折叠缝合，瘢痕切除，壁层胸膜部分切除，甚至肺叶或全肺切除。原则是尽量保留功能肺组织并切除基础病变组织。术中可用纱布摩擦胸膜表面，或喷撒滑石粉，促进术后胸膜粘连固定。

2. 中医治疗

（1）辨证治疗：根据兼症不同，可先按以下兼症辨证施治，兼症减轻或消失后，再用基本方继续治疗。如有痰热壅肺，先治以清热化痰、宽胸理气，方用蒌贝二陈汤合小陷胸汤；对痰湿蕴肺者，先治以开胸理气、化痰止咳，方用二陈汤加减；对有气滞血瘀者，先治以理气化瘀、活血通络，方用血府逐瘀汤；对于有兼症但不明显者，仍用基本方治疗为主，同时结合兼症不同，短期选择配用上述药 3~5 天。

① 气虚血瘀

主症：胸闷不适，时作痛，头晕目眩，面色无华，神疲乏力，纳呆食少，腹胀便溏，少寐多梦，健忘，唇甲青紫，舌质紫黯或有瘀斑，脉涩或结代。

治法：活血祛瘀，宣肺化痰。

方药：血府逐瘀汤加减。

熟地黄 20g，柴胡、枳壳、赤芍、川芎各 15g，桃仁、川牛膝、当归各 12g，红花、穿山甲、三棱、莪术各 10g。

用法：每日 1 剂，水煎服。

② 胸阳不振

主症：胸闷气短，心悸不安，动则尤甚，面色苍白，形寒肢冷，舌淡苔白，脉虚弱，或沉细无力。

治法：温阳通痹，泻肺止咳。

方药：苓桂术甘汤加味。

茯苓 30g，桂枝、赤芍、杏仁各 10g，白术、肉苁蓉、补骨脂各 15g，甘草、五味子各 5g，沉香 3g（后下），泽泻 12g。

用法：每日 1 剂，水煎服。

③ 痰热壅肺

主症：胸闷烦躁，咳嗽气息粗促，或喉中有痰声，痰多质黏厚或稠黄，咯吐不爽，胸胁胀满，咳时引痛，面赤，或有身热，失眠多梦，口干苦，大便秘结，小便短赤，舌红苔黄腻，脉弦滑数。

治法：清热泻肺，宽胸利气。

方药：小陷胸汤加味。

黄连 6g，半夏 12g（洗），瓜蒌 30g。

用法：每日 1 剂，水煎服。

④ 肺阴不足

主症：胸部疼痛时作，或灼热或闷痛，五心烦热，口干盗汗，颜面潮热，舌红少津，苔薄或剥，脉细数或结代。

治法：滋阴润肺。

方药：百合固金汤加减。

百合、生地黄、玄参、南沙参、北沙参各 15g，川贝母、白前各 10g，桔梗、炙甘草各 5g，全瓜蒌、海浮石各 20g，鱼腥草 30g。

用法：每日 1 剂，水煎服。

⑤ 肝郁气滞

主症：心胸满闷，隐痛阵发，痛无定处，时欲太息，情志不遂时容易诱发或加重，或兼有脘腹胀闷，矢气则舒，苔薄或薄腻，脉细弦。

治法：疏肝理气。

方药：柴胡疏肝散加减。

柴胡、香附、郁金、益母草各 10g，当归、白芍、黄药子各 15g，枳壳、川芎各 9g，甘草 6g。

用法：每日 1 剂，水煎服。

（2）验方：补中益气汤为基本方治疗，另据患者病情酌情加减，对于严重肺压缩患者，同时给予肋间抽气治疗。

① 百合 10g，燕窝 6g，银耳 9g，冰糖适量。将燕窝、银耳用热水泡发，择洗干净，放入冰糖，隔水炖熟服。适用于肺热壅盛型。

② 冬虫夏草 60g，怀山药 50g，蜜 30g。上 3 味清水煮 30 分钟，连汤同食。有滋肺健脾，益肾之功效。

③ 生黄芪 30g，粳米 100g，橘皮 3g，红糖适量。黄芪浓煎取汁熬粥，再加橘皮稍煮，加红糖食用，每日 2 次。用于肺气阴不足者。

④ 白及粉 30g，冰糖适量。能补肺生肌。

⑤ 杏子汤：杏仁、人参、半夏、茯苓、细辛、官桂、干姜、白芍、五味子、甘草。通阳化饮，敛肺止咳。本方治一切咳嗽，外感风寒、内伤生冷、痰饮停积，悉皆治之。

⑥ 贝母散：贝母、杏仁、桑皮、五味子、知母、甘草、款冬花。清肺化痰，润肺止咳。用于暴发咳嗽、日久不愈者。

⑦ 治嗽得效方：人参、款冬花、白矾、佛耳草、甘草。行气化痰止咳。用于诸嗽久不瘥。

⑧ 血府逐瘀汤：桃仁、红花、丹参、赤芍、生地黄、川芎、柴胡、枳壳、甘草。活血化瘀，行气止痛。用于血瘀气滞、肺气不行之气胸。

⑨ 补肺生肌汤：生黄芪、牡蛎、生地黄、熟地黄、百合、元参、丹参、连翘。补气养阴，润肺止咳。诸气阴两虚之气胸。

以上方药依据病情剂量酌定。

3. 药物禁忌

（1）医源性气胸是指由于医疗的原因使胸膜、气管或肺受到损伤，空气进入胸膜腔后发生的一系列临床表现和病理生理改变。致病因素可分为：①人工气胸；②创伤性气胸（手术、侵入性操作、挤压）；③压力性气胸；④药物性气胸。

（2）医源性气胸临床易发因素：①针灸和封闭；②活检；③穿刺置管，操作者定位不准；④人工气腹；⑤手术；⑥呼吸机送气压力过高；⑦药物，如空洞性肺结核使用激素治疗过程中发生自发性气胸，索米痛片过敏反应气道痉挛、内压增加造成气胸。

（3）肺部肿瘤化疗时也可并发气胸。在通过颈静脉和锁骨下静脉途径给药时，可导致肺尖刺破或血胸。

余参见相关疾病内容。

第十八章　急性呼吸窘迫综合征

【概述】

急性呼吸窘迫综合征（ARDS）是指由心源性以外的各种肺内外致病因素所致的急性进行性缺氧性呼吸衰竭。近年在其发病机制、病理生理和呼吸支持治疗方面虽有显著进展，但病死率仍高达 50%～70%。

1. 病因

引起急性呼吸窘迫综合征的原因或高危因素很多，可以分为肺内因素（直接因素）和肺外因素（间接因素）。

（1）肺内因素：是指对肺的直接损伤，包括化学性因素，如吸入毒气、烟尘、胃内容物及氧中毒等；物理性因素，如肺挫伤、放射性损伤等；生物性因素，如重症肺炎。

（2）肺外因素：包括严重休克、感染中毒症、严重非胸部创伤、大面积烧伤、大量输血、急性胰腺炎、药物或麻醉品中毒等。国外报道，在导致直接肺损伤的原因中，胃内容物吸入占首位，而国内以重症肺炎为主要原因。若同时存在一种以上的危险因素，对急性呼吸窘迫综合征的发生具有叠加作用。

2. 临床表现

呼吸增快和窘迫、呼吸困难、呼吸频数是呼吸衰竭最早、最客观的表现，一般呼吸频率超过 28 次/分；早期咳嗽不明显，可出现不同程度的咳嗽；亦可咳少量血，咯出血水样痰是急性呼吸窘迫综合征的典型症状之一；烦躁、神志恍惚或淡漠、发绀是本病的重要体征之一；肺部早期体征较少，中晚期可闻及干性或湿性啰音，可出现呼吸困难，吸气时肋间及锁骨上窝下陷。

3. 诊断标准

急性肺损伤和急性呼吸窘迫综合征为同一疾病过程的两个阶段，急性肺损伤代表早期和病情相对较轻的阶段，而急性呼吸窘迫综合征代表后期病情较严重的阶段，55% 的急性肺损伤在 3 日内会进展成为急性呼吸窘迫综合征。

中华医学会呼吸病学分会 1999 年制定的诊断标准如下：

①有急性肺损伤急性呼吸窘迫综合征的高危因素。

②急性起病、呼吸频数和（或）呼吸窘迫。

③低氧血症：急性肺损伤时动脉血氧分压吸入氧分数值≤300；急性呼吸窘迫综合征时动脉血氧分压吸入氧分数值≤200。

④胸部 X 线检查显示两肺浸润阴影。

⑤肺毛细血管楔压≤18mmHg或临床上能除外心源性肺水肿。

同时符合以上5项条件者，可以诊断急性肺损伤或急性呼吸窘迫综合征。

【饮食宜忌】

1. 饮食宜进

（1）饮食原则

①供给低盐、高维生素、中等量蛋白质、适量糖的饮食：应少量多餐，以减少餐后胃肠过分充盈、横膈抬高，避免心脏负荷的增加。高维生素饮食，如小白菜、油菜、柿子椒、西红柿中富含维生素C，具有抗病毒作用；胡萝卜、苋菜中富含维生素A，具有保护和增强上呼吸道黏膜功能，抵抗致病因素的侵袭；芝麻、卷心菜、菜花中含维生素E较多，能增强抗病能力和预防衰老。应多食植物性蛋白质，特别是豆类及其制品，如豆腐、豆浆等。适量食含糖的柑橘、苹果、梨等有清热降火的作用。

② 注意无机盐的摄入：如钙、锰、镁、铬、钒等，对心脏功能有益。

③ 多食新鲜蔬菜及水果：如白萝卜、芥菜、龙须菜、白菜、油菜、西红柿、苹果、罗汉果等。

（2）食疗药膳方

① 小青龙粥：麻黄、桂枝、法半夏、细辛、白芍、五味子各6g，生姜3片，甘草3g，粳米30g，白糖少许。将诸药择净，放入药罐中，加清水适量，浸泡5～10分钟后，水煎取汁，同粳米煮粥，待熟时调入白糖，再煮一二沸即成，或将小青龙合剂10mL，调入稀粥中服食。每日2剂，连续3～5天。宣肺散寒，止咳平喘。适用于风寒袭肺，气促喘息，胸闷等。

② 射干麻黄粥：射干、紫菀、款冬花、五味子、杏仁各10g，麻黄、细辛各5g，粳米100g，葱白2茎，生姜3片。将诸药择洗干净，放入锅中，加清水适量，浸泡5～10分钟，水煎取汁，加粳米煮粥，待熟时调入葱白、姜末，再煮一二沸即成。每日1～2剂，连续3～5天。宣肺散寒，止咳平喘。适用于风寒袭肺，咳嗽白痰，痰液稀薄，初起多兼恶寒、头痛无汗、鼻塞流涕、舌苔薄白等。

③ 麻杏二石粥：麻黄5g，杏仁、黄芩、桑叶各10g，生石膏、海浮石各30g，粳米100g，白糖少许。将诸药择净，放入药罐中，加清水适量，浸泡5～10分钟，水煎取汁，同粳米煮粥，待熟时调入白糖，再煮一二沸即成。每日2次，早晚各服1次，连续3～5天。清热宣肺，止咳平喘。适用于风热犯肺，呼吸急促，甚则鼻翼扇动，咳嗽痰黄而稠，难以咳出，咽干口渴或见胸痛烦闷，身热汗出恶风，舌红，苔薄黄等。

④二桑骨皮粥：桑叶、桑椹、桑白皮、地骨皮各10g，粳米100g，白糖适量。将诸药择净，放入药罐中，加清水适量，浸泡5～10分钟，水煎取汁，加粳米煮粥，待熟时调入白糖，再煮一二沸即成。每日1剂，连续3～5天。清热宣肺，止咳平喘。适用于风热犯肺，咳嗽，痰黏难咯，咽干口渴等。

⑤ 猪肺瘦肉粥：猪肺、猪瘦肉、粳米各100g，调味品适量。将猪肺、猪肉洗净，切细。先取粳米淘净，加清水适量煮粥，待沸后下猪肺、猪瘦肉、调味品等，煮至粥

熟即成。每日 1 剂，7 天为一疗程，连续 2~3 疗程。益气补肺，止咳平喘。适用于肺气虚喘，咳嗽痰多，气短作喘，精神不振，言语无力，身倦乏力，自汗畏风，动则汗出，咽喉不利等。

⑥人参蛤蚧粥：人参、蛤蚧各 10g，粳米 100g，白糖适量。将人参、蛤蚧择净，放入锅中，加清水适量，浸泡 5~10 分钟，水煎取汁，加粳米煮粥，待熟时调入白砂糖，再煮一二沸服食；或将人参、蛤蚧研末，每次用药末 1~2g，待粥熟时调入米粥中，再煮一二沸服食。每日 1 剂，7 天为一疗程，连续 2~3 疗程。补肾纳气，止咳平喘。适用于肾气亏虚，气短作喘，喘促日久，呼多吸少，动则喘息更甚，咳嗽痰少或咳嗽无痰，腰膝酸软，头晕耳鸣，潮热盗汗等。

2. 饮食禁忌

忌海腥发物；忌食冷饮；忌过甜食品；忌食过咸食物；忌烟酒；忌辛辣刺激之物；忌油腻韧性食物；忌过烫过冷食物。

【药物宜忌】

1. 西医治疗

ARDS 是一种急性危重病，宜在严密监护下治疗。①治疗的目标包括：改善肺氧合功能、纠正缺氧、生命支持、保护器官功能、防治并发症和基础病的治疗。②常规治疗包括：进行操作监护、氧疗、积极治疗原发病、机械通气、应用呼气末气道正压（PFEP）或持续气道内正压（CPAP）以及合理的液体平衡等。

（1）积极治疗原发病，尽早除去诱因是治疗 ALI/ARDS 的首要原则。

1）积极控制感染。

2）积极抢救休克。

3）静脉输液避免过多过快，晶体液与胶体液以 1:1 为宜，参考中心静脉压、血压、肺动脉楔压、脉压与尿量随时调整输入液体量。

4）尽量少用库存血。

5）及时的骨折复位、固定。

6）危重患者抢救应吸氧，但应避免长时间高浓度的氧吸入，一般吸氧浓度 40%~50%，维持氧分压 60mmHg。

（2）呼吸支持治疗

1）氧疗：纠正缺氧刻不容缓，可采用经面罩持续气道正压（CPAP）吸氧，但大多需要机械通气吸入氧气。一般认为，$FiO_2 > 0.6$，PaO_2 仍 < 8.0kPa（60mmHg），SaO_2 $< 90\%$ 时，应对患者采用呼气末正压通气（PEEP）为主的综合治疗。

2）机械通气：在 ARDS 中机械通气的模式并没有统一标准。近年的研究结果显示，采用肺保护性通气策略，可明显降低气压伤的发生率。肺保护性通气策略的要点包括：应用合适的 PEEP 水平，避免呼气末肺泡及小气道闭陷；用较低的潮气量，控制吸气压；允许 $PaCO_2$ 高于正常水平。

① 呼气末正压：对于 ARDS 患者来讲，最重要的是应用 PEEP 或 CPAP。

意义：使呼气末肺容量增加，闭陷了的小气道和肺泡再开放；肺泡内的正压亦可减轻肺泡水肿的形成或进一步恶化，从而改善弥散功能和通气血流比例，减少肺内分流，达到改善氧合功能和肺顺应性的目的。

缺点：PEEP 或 CPAP 可增加胸内正压，减少回心血量，从而降低心排血量。通常当 PFEP < 0.5 kPa（5cmH$_2$O）时，对回心血量影响不明显；> 1.0kPa（10cm H$_2$O）时则比较明显。

应用 PFEP 时应注意：对血容量不足的患者，应补充足够的血容量以代偿回心血量的不足，但又不能过量，否则会加重肺水肿。PEEP 从低水平开始，先用 0.3 ~ 0.5kPa（3 ~ 5cmH$_2$O）逐渐增加至合适的水平，常用的 PFFP 水平为 0.5 ~ 1.5kPa（5 ~ 15cmH$_2$O）。

② 小潮气量：即 6 ~ 8mL/kg。旨在将吸气压控制在 30 ~ 35 cmH$_2$O 以下，防止肺泡过度充气。为保证小潮气量，可允许一定程度的二氧化碳潴留和呼吸性酸中毒（pH 7.25 ~ 7.3），酸中毒严重时需适当补碱。

③ 可能改善肺氧合功能的通气模式

a. 双水平气道内正压：即高低两个水平的 PEEP 压力按吸气与呼气的节律交替。

b. 反比通气：即吸气时间 > 呼气时间，较长时间的吸气使肺维持在相对高压力和高容量状态。

c. 俯卧通气：通过体位的改变，改善重力依赖性区域肺的通气血流比例，从而改善氧合功能。

（3）维持适宜的血容量：有效血容量不足时，会加重低血压和休克，但过多的液体又会加重肺水肿。创伤出血过多，必须输血。输血切忌过量，滴速不宜过快，最好输入新鲜血，库存 1 周以上的血液含微型颗粒，可引起微栓塞，损害肺毛细血管内皮细胞，必须加用微过滤器。在保证血容量、稳定血压的前提下，要求每日出入液体量轻度负平衡（500 ~ 1000mL）。为促进水肿的消退可使用呋塞米，每日 40 ~ 60mg。在内皮细胞通透性增加时，胶体可渗至间质内，加重肺水肿，故在 ARDS 的早期不宜给胶体液，若有血清蛋白浓度降低则另当别论。

（4）肾上腺皮质激素的应用：有保护毛细管内皮细胞，防止白细胞、血小板聚集后黏附管壁形成微血栓，稳定溶酶体膜降低补体活性，抑制细胞膜上磷脂代谢，减少花生四烯酸合成，阻止前列腺素及血栓素 A$_2$ 的生成，保护肺泡 II 型细胞分泌表面活性物质，具抗炎和促使肺间质液的吸收，缓解支气管痉挛，抑制后期肺纤维化作用。目前认为对刺激性气体吸入，外伤骨折所致的脂肪栓塞等非感染性疾病引起的 ARDS，早期可以应用激素，地塞米松，每日 60 ~ 80mg，或氢化可的松琥珀酸钠，每日 1000 ~ 2000mg，6 小时 1 次，连用 2 天，有效者继续使用 1 ~ 2 天停药，无效者尽早停用。ARDS 伴有败血症或严重呼吸道感染者忌用激素。

（5）营养支持：ARDS 患者处于高代谢状态，应及时补充热量和高蛋白、高脂肪营养物质；应尽早给予强有力的营养支持，鼻饲或静脉补给，保持总热量摄取为 83.7 ~ 167.4kJ（20 ~ 40kcal/kg）。

2. 中医治疗

（1）辨证治疗：中医学认为，虽然本病是由他病失治误治或宿疾恶化引起，但最终表现为肺的瘀血阻滞、水湿侵肺及肺肾两虚的症状。其发病原因可概括为六淫、外伤、诸毒等。肺主气司呼吸，若外感六淫侵犯人体，首先从口鼻、皮毛等犯肺，使肺司气之功能失常，肺金不鸣，失于宣肃，则纳气减少，甚则喘促；外伤或产后，瘀血滞留，遏阻肺气，气机升降失常，纳气不足，故而作喘。

① 水湿犯肺

主症：喘而胸闷满室，甚则胸盈仰息，咳痰色白，口黏不渴，恶心，舌苔厚腻而白，脉滑。

治法：健脾理气，清肺利痰，活血化瘀。

方药：茯苓、白术、桑白皮、大腹皮、生甘草、丹参各 15g，厚朴、半夏、前胡、款冬花各 12g，桃仁、陈皮各 10g，金银花、连翘、贝母各 30g。

用法：每日 1 剂，水煎服。

② 瘀血阻肺

主症：微咳或不咳，甚则可见低热，呼吸喘促，舌紫黯或有瘀斑，脉细涩。

治法：益气养阴，活血通脉。

方药：苇茎、太子参、北沙参、麦冬、玄参、生地黄、丹参、紫菀、大腹皮、款冬花各 15g，赤芍、厚朴、陈皮、半夏、前胡各 10g，五味子 6g。

用法：每日 1 剂，水煎服。

③ 肺肾两虚

主症：口唇发绀，面色苍白而青，甚则冷汗淋漓，舌质黯紫，脉微弱欲绝。

治法：滋阴扶阳，补肾纳气，活血通络。

方药：附片（先煎）、胡桃肉、生地黄、熟地黄各 10g，黄精、枸杞子、太子参、丹参、生龙骨、生牡蛎各 15g，山药 12g，五味子 6g。

用法：每日 1 剂，水煎服。

（2）验方

① 加味承气汤：大黄、芒硝、枳实、厚朴、甘草、白芍、黄芩、葶苈子、桑白皮。泻肺通腑。若邪闭心包者，用安宫牛黄丸加大黄末；阳明热甚者，加服白虎汤。适用于急性呼吸窘迫综合征见腑实者。

② 宣肺祛瘀汤：杏仁、桂枝、葶苈子、赤芍、桑白皮、丹参、当归、郁金。宣肺祛痰。适用于急性呼吸窘迫综合征有瘀象者。

③ 三拗汤合导痰汤：麻黄、紫苏子、紫苏叶、杏仁、陈皮、半夏、前胡、枳实、胆南星。宣肺豁痰。适用于急性呼吸窘迫综合征风痰盛，发作前有鼻痒、咽痒、喷嚏、咳嗽先兆症状者。

3. 药物禁忌

（1）忌滥用镇静剂：ARDS 的患者，重度缺氧会致中枢神经系统先兴奋后抑制，表现为先出现烦躁不安，继之出现神志恍惚甚至昏迷。由于患者的烦躁不宁会增加氧的消耗，这时如使用少量镇静剂（如氯丙嗪、苯巴比妥等），可使患者安静下来，减少氧的消耗，可有助于稳定病情。但如果镇静剂用量过大，不仅会抑制咳嗽中枢，影响痰的排出，还会抑制呼吸中枢而加重呼吸困难，甚至因无力排痰导致窒息而死亡。

（2）忌滥用呼吸兴奋剂：呼吸兴奋剂用于肺通气量降低因中枢呼吸抑制为主者效果较好，而对于肺炎、肺水肿、肺广泛间质纤维化等以换气障碍为特点的呼吸衰竭和慢性阻塞性肺疾病出现的 ARDS，应以机械通气（使用呼吸机）为主要治疗手段，此时应用呼吸兴奋剂有弊无益，应忌用呼吸兴奋剂。

（3）忌滥用碳酸氢钠：ARDS 时由于肺泡通气不足，二氧化碳在体内潴留产生高碳酸血症，使血中 pH 值降低产生呼吸性酸中毒。呼吸衰竭酸中毒失代偿的患者，使用碳酸氢钠可暂时纠正 pH 值，但引起的后果则是通气减少，进一步加重二氧化碳潴留，所以没有去除产生酸中毒的根本原因。并发代谢性酸中毒的患者，使用碳酸氢钠，同样有加重二氧化碳潴留的危险。

（4）忌用对肝肾有损害的药物：ARDS 发生后，因缺氧严重会引起肾小动脉收缩，肾血流量减少，肾功能受损，可出现少尿、蛋白尿，甚至无尿症状。若此时使用对肾脏有害的药物，如链霉素、庆大霉素等，就会引起急性肾功能衰竭。缺氧还会使肝细胞发生脂肪变性，甚至肝小叶坏死，使肝功能发生障碍，引致谷丙转氨酶上升。此时若使用对肝细胞有毒性的药物，如四环素类，会进一步损伤肝脏，导致病情加重。

（5）慎用激素：严重 ARDS 缺氧能引起胃肠道黏膜充血水肿、糜烂渗血，致消化道出血或溃疡发生。此时使用激素可加重胃黏膜的损伤，导致呕血、便血。

第十九章　严重急性呼吸综合征

【概述】

严重急性呼吸综合征（SARS），在未查明病因前，被称为"传染性非典型肺炎"，是一种极具传染性的疾病，因感染 SARS 冠状病毒而导致以发热、干咳、胸闷为主要症状，严重者可出现进展快速的呼吸系统衰竭。本病是一种新的呼吸道传染病，极强的传染性与病情的快速进展是其主要特点。2003 年 4 月 16 日，世界卫生组织正式宣布本病的病原是一种人类从未见过的新型冠状病毒，现被命名为 SARS 相关冠状病毒。我国自 2002 年 11 月广东省发现第一例 SARS 患者后迅速蔓延至全国 24 个省、市、自治区和台、港、澳地区，以及多个国家。

1. 病因

目前本病发病机制尚不清楚，SARS 患者是最主要的传染源。患者呼吸道分泌物、血液中病毒含量很高，近距离飞沫、气溶胶、接触患者的分泌物及密切接触均可传播。人群不具有免疫力，普遍易感。

2. 临床表现

（1）潜伏期 10~16 天，一般为 3~5 天。

（2）分期：多数学者认为本病临床过程分为四期。

1）初期（前驱期）：本期为病程的第 1~3 天，主要表现为毒血症。

① 发热：为常见首发症状，体温可达 38℃以上，呈稽留热、弛张热或不规则发热，常伴畏寒或寒战。体温高，热程长，提示病情严重。

② 呼吸道症状：常无明显咳嗽、咳痰及上呼吸道卡他症状，肺部听诊常无异常。

③ 伴随症状：常有乏力、肌肉酸痛、食欲不振及头痛等全身中毒症状，少数患者可有腹泻、水样便。

2）进展期：病程的第 4~9 天，为肺部炎性渗出、间质水肿阶段。

① 持续性发热，体温可达 39℃以上，全身中毒症状更加明显。

② 呼吸道症状加重，咳嗽明显，可有少量白色黏痰，偶有痰中血丝；可伴有胸闷、气短、呼吸困难等；少数有胸痛。患者症状进行性加重，但肺部听诊常无明显异常。

3）极期：为病程第 10~15 天，是病情最严重的阶段，肺部呈片状实变或全肺实变。

① 持续高热，发热仍然存在，且难以用药物降温，全身中毒症状持续加重。

② 呼吸系统症状，最为突出，如胸闷、气短、呼吸困难，多数患者咳嗽加重，可伴少量黏痰或血丝痰；肺部可闻及湿性啰音，严重者可有口唇发绀以至于呼吸衰竭。

部分患者可出现心律失常、休克、继发感染和多脏器功能不全（MODS）等表现。

此期视病情轻重而长短不一，轻者病程短，甚或无此期经过；重者可因呼吸衰竭或 MODS 等导致死亡。

4）恢复期：为病程第 16 ~ 21 天，因病情轻重而长短不一，一般需 1 ~ 3 周。表现为体温逐渐下降，全身中毒症状及呼吸道症状减轻或好转。

3. 辅助检查

（1）血液检查：本病早期多数患者白细胞计数正常或减低，淋巴细胞绝对值和百分率均显著降低。进展期及极期多数患者白细胞计数呈进行性增高达（5.0 ~ 15.0）× 10^9/L，中性粒细胞 >80%；淋巴细胞计数进行性下降提示病情危重；血红蛋白及血小板多数正常，如有弥散性血管内凝血发生则血小板计数减少；T 淋巴细胞亚群中 CD_3^+、CD_4^+ 及 CD_8^+ 细胞绝对值均显著减少，疾病后期可恢复正常。

（2）血气分析：SARS 患者进入极期可表现为顽固性低氧血症，血氧分压及血氧饱和度呈进行性下降，血二氧化碳分压早期降低。在吸氧 3 ~ 5L/min 条件下，PaO_2 < 70mmHg 和（或）SaO_2 <93% 可诊断为急性肺损伤。

（3）血清学检测：特异性 IgG 抗体最早出现于病程第 7 天，第 10 天阳性率增高，20 天左右达高峰；而 IgM 抗体出现较 IgG 抗体稍晚或几乎同时出现。这种抗体产生顺序的异常变化可能与 SARS 患者病程第二阶段 Th_1 作用强于 Th_2 有关。

（4）病毒分离培养：可采用患者血液、咽拭子、含漱液、痰液、支气管肺泡灌洗液及肺活检或尸肺标本等进行病毒分离培养。将标本接种于 Vero E_6 细胞培养液并行传代，出现细胞病变效应后进行病毒分离鉴定。病毒分离培养应在 P_3 实验室中进行，以保障安全。

（5）影像学表现

① 早期：胸部 X 线平片可表现为单侧或双侧毛玻璃样阴影或片状模糊阴影，有条件者肺部 CT 检查可提高病变早期发现的阳性率。

② 进展期：此期的 X 线胸片较前有明显进展，除病变范围扩大外，还可出现实变阴影或网状阴影，故应每隔 1 ~ 2 天复查胸片变化。

4. 诊断标准

（1）我国卫生部试行标准

1）通用标准

① 流行病学史：第一，与 SARS 患者有密切接触史，或属受传染的群体发病者之一，或有明确传染他人的证据。第二，发病前 2 周曾到过或居住于报告有传染性非典型肺炎患者并出现继发感染疫情的区域。

② 症状与体征：起病急，以发热为首发症状，体温一般超过38℃，偶有畏寒；可伴有头痛、关节酸痛、肌肉酸痛、乏力、腹泻；常无上呼吸道卡他症状；可有咳嗽，多为干咳、少痰，偶有血丝痰；可有胸闷，严重者可出现呼吸加速、气促，或明显呼吸窘迫。肺部体征不明显，部分患者可闻及少许湿啰音，或有肺实变体征。注意：有少数患者不以发热为首发症状，尤其是有近期手术史或有基础疾病者。

③ 实验室检查：外周血白细胞计数一般不升高，或可降低；常有淋巴细胞计数减少。

④ 胸部 X 线检查：肺部有不同程度的片状、斑片状浸润性阴影或呈网状改变，部分患者进展迅速，呈大片状阴影；常为多叶或双侧改变，阴影吸收消散较慢；肺部阴影与症状、体征可不一致。若检查结果阴性，1~2 日应予复查。

⑤ 抗菌药物治疗：无明显效果。

2）疑似病例诊断标准：符合通用标准①之第一和② + ③；或①之第二和② + ④；或② + ③ + ④条。

3）临床诊断标准：符合通用标准①之第一和② + ④条及以上；①之第二和② + ④ + ⑤条；或①之第二和② + ③ + ④条。

4）医学观察诊断标准：符合通用标准①之第二和② + ③条。符合医学观察标准的患者，如条件允许应在指定地点接受隔离观察，也可允许在家中隔离观察。在家中隔离观察时应注意通风，避免与家人密切接触，并由疾病控制部门进行医学观察，每天测体温。观察中的患者病情符合疑似或临床诊断标准时要立即由专门的交通工具转往集中收治 SARS 和疑似患者的医院进行隔离治疗。

5）重症 SARS 的诊断标准：已确诊 SARS 患者，符合下列标准中的 1 条即可诊断为重症"传染性非典型肺炎"。

① 呼吸困难：呼吸频率 > 30 次/分。

② 低氧血症：在吸氧 3~5L/min 以下，$PaO_2 < 70mmHg$，或 $SaO_2 < 93\%$；或已可诊断为急性肺损伤或急性呼吸综合征。

③ 肺多叶病变：病变范围超过 1/3，或 X 线胸片显示 48 小时内病灶进展 > 50%。

④ 其他标准：休克或多器官功能障碍综合征（MODS）。严重基础性疾病，或合并其他感染，或年龄 > 50 岁。

（2）世界卫生组织诊断标准

1）病例诊断标准：符合下列两个条件之一者。

① 发热，体温 > 38℃，有咳嗽或呼吸困难，且在出现症状前 10 日内伴有以下 1 项或多项接触史：SARS 疑似或准患者接触史；进入疫区史；疫区居住史。

② 死于急性呼吸系统疾病，但死因未经尸检鉴定，且伴有上述接触史。

2）可疑病例诊断标准：符合下列三个条件之一者。

① 有肺炎或急性呼吸窘迫综合征影像学表现的疑似病例。

② 有一个或多个阳性实验室检测结果的疑似病例。

③ 尸检证实死于急性呼吸窘迫综合征，但无明确病因的疑似病例。

3）排除诊断标准：有任何其他诊断可完全解释病情者。

4）分类标准：对需要进行排除 SARS 患者，因其病情可能随时都在变化，应继续进行临床监护。SARS 诊断的重新分类标准如下。

① 其他诊断可完全解释病情，在考虑合并联合感染的可能性后，应被排除疑似病例或可能病例。

② 疑似病例在调查后，如符合准病例的诊断标准，应重新诊断为准病例。

③ 不伴影像学表现的疑似病例应被治疗，7 日后如果不能达到康复，应重新用影像学表现来判定是否可排除疑似病例的诊断。

④ 死因未经尸检鉴定的疑似病例应归为疑似病例，但如其是 SARS 的传播者，应重新诊断为确诊病例。

⑤ 如经尸检鉴定，无急性呼吸窘迫综合征病理表现的患者应排除 SARS 诊断。

【饮食宜忌】

1. 饮食宜进

（1）饮食原则

①多饮水，多吃新鲜水果，如梨、枇杷、荸荠、胡萝卜、苹果等，有清热生津、止咳化痰之功效。

② 食物宜细软，以汤、粥、菜泥、碎肉等有营养易消化食物为宜。

③ 高热期间饮食宜以清热化痰为主，以流质或半流质为宜，如藕粉或马蹄粉。

④ 由于热邪伤阴，故热退后给予清热生津的饮食，以素净、稀软为宜；瓜果蔬菜以凉性为宜；豆制品、西瓜、丝瓜、白菜、红萝卜、菠菜、茄子、葡萄、梨、香蕉均宜食。

（2）食疗药膳方

① 竹叶荷叶粥：鲜竹叶 50g（干品 30g），鲜荷叶 1 张（干品 30g）。加水煮粥食用。有清热化湿、开胃益气之功。

② 银耳雪梨羹：银耳 10g，雪梨 1 个，冰糖 15g。将梨去核切片，加水适量，与银耳同煮至汤稠，再加冰糖溶化即成。每日 2 次，热饮。有清热生津、润肺止咳之功。

③苦瓜猪肉汤：苦瓜 200g，猎瘦肉 50g。猪瘦肉洗净切片，苦瓜切片，同煮汤食。每日 2 次。功效清热解毒。适用于非典型肺炎发热时饮用。苦瓜味苦，性寒，含丰富维生素 C，有抗病毒作用；此外还含奎宁生物碱，具有退热消炎、增强食欲、解除疲劳和清心明目之功。猪瘦肉滋阴润燥，健脾益气。

④芦根菊花茶：芦根 30g，菊花 10g。煎汤代茶饮。适用于非典型肺炎高热、咳嗽、烦渴。芦根味甘，性寒；功能清热生津，除烦，利尿，止呕；适用于热病烦渴，肺热咳嗽。芦根的薏苡素有明显退热作用，且有镇静、镇痛作用。菊花能疏散风热，散邪而不伤正，对流感病毒及多种致病菌有抑制作用。

⑤ 石膏豆腐：石膏 50g，豆腐 1 块。将豆腐置石膏上，放冰糖适量，隔水蒸半小时，取豆腐代水食用。适用于非典型肺炎高热口干、咳嗽、胸痛。生石膏能清肺胃实热；走气分，解肌达表，透邪外出；含有水硫酸钙，有退热作用。豆腐益气和中，生津润燥，清热解毒。

⑥ 绿豆薏苡仁粥：绿豆 30g，薏苡仁 30g，薄荷 6g。薄荷水煎取汁；绿豆、薏苡仁洗净，绿豆用开水浸泡，先煮至半熟，加入薏苡仁同煮，至绿豆、薏苡仁成粥后加入薄荷水，再加入冰糖少许即成，分 3 次服用。适用于高热或热退后咳嗽、胸痛的非典

型肺炎患者。

2. 饮食禁忌

忌油腻、油炸的食物，如肥肉、油煎品、甜食。玉米油亦不宜多用，因会抑制淋巴细胞生成。尽量少吃糖，糖可降低机体的免疫功能。为了提高免疫力，应少吃些肉。

【药物宜忌】

1. 西医治疗

（1）对症支持治疗：做好严格的呼吸道隔离，休息是重要的治疗措施，是降低耗氧量、减轻症状的有效疗法。加强营养，维持水、电解质平衡。补液速度不宜过快。发热者可给予解热药。一旦患者有气促表现，$PaO_2 < 70mmHg$，$SaO_2 < 93\%$ 时，应及时采用鼻导管或面罩给氧。病情严重者可采用无创机械通气。

（2）抗病毒治疗：目前本病对抗病毒药物的疗效有待进一步确定，多数专家认为利巴韦林（病毒唑）有较好效果，每日剂量应在 $800 \sim 900mg$ 为宜，疗程 $3 \sim 7$ 天。用药期间应注意血红蛋白及红细胞的变化。

（3）糖皮质激素治疗：糖皮质激素可缓解 SARS 患者的中毒症状，减轻肺渗出及肺纤维化，但应用时要注意指征，剂量不宜过大，疗程不宜过长。如患者 48 小时内肺部阴影面积扩大超过 50% 及（或）出现急性肺损伤时可应用糖皮质激素。甲泼尼龙，每日 $40 \sim 320mg$，分 2 次静脉注射。如病情好转应逐渐减量，疗程最长不宜超过 20 天。用药过程中应密切观察其不良反应。

（4）其他疗法：免疫抑制剂，如胸腺素等可能对改善机体免疫功能有一定作用。恢复期血清疗法是否有效尚待验证。

（5）我国卫生部推荐的治疗方案

1）监测病情变化：多数病例在发病后 14 日内都可能属于进展期，必须密切观察病情变化，如监测症状、体温、呼吸频率、动脉血氧饱和度或动脉血气分析、血常规、胸片（早期复查间隔时间不超过 3 日）及心、肝、肺、肾功能等。

2）一般治疗和对症治疗

① 卧床休息，避免劳累、用力。

② 避免剧烈咳嗽，咳嗽剧烈者给予镇咳药，咳痰者给予祛痰药。

③ 体温超过 38.5℃ 者，可使用解热镇痛药。高热者给予物理降温，儿童忌用阿司匹林，因该药有可能引起 Reye 综合征。

④ 有心、肝、肾等器官功能损害，应该做相应的处理。

⑤ 加强营养支持，注意水电解质平衡。

3）吸氧：出现气促、$PaO_2 < 70mmHg$、$SaO_2 < 93\%$ 时，应给予持续鼻导管或面罩吸氧。

4）糖皮质激素：应用指征如下。

① 有严重中毒症状，高热 3 天不退。

② 48 小时内肺部阴影进展超过 50%。

③ 有急性肺损伤或出现急性呼吸窘迫综合征，一般成年人剂量相当于甲泼尼龙每日 80~320mg，必要时可适当加大剂量；大剂量应用时间不宜过长。具体剂量及疗程根据病情来调整，待病情缓解或胸片上阴影有所吸收后逐渐减量停用。建议采用半衰期短的激素。注意糖皮质激素的不良反应。

5）预防和治疗继发细菌感染：根据病情，可选用喹诺酮类等抗生素。

6）重症病例的处理

① 加强动态监护。

②使用无创正压机械通气，通常使用持续气道正压通气，压力一般为 4~10mmHg；吸入氧流量一般为 5~8L/min，维持血氧饱和度 >93%，或呼气末正压为 4~10mmHg，吸气压力水平为 10~20mmHg。无创正压机械通气应持续应用（包括睡眠时间），暂停时间不宜超过 30 分钟，直到病情缓解。

③ 如患者不耐受无创正压机械通气或血氧饱和度改善不满意，应及时进行有创正压机械通气治疗。

④ 出现休克予以相应支持治疗。

7）心理治疗：要加强医院管理和安全防范；医务人员要主动加强医患沟通，告诉患者 SARS 是一种自限性疾病，经过治疗是可以痊愈的，缓解患者的紧张情绪，使其积极配合治疗，树立战胜疾病的信心。

（6）我国卫生部治愈出院的参考标准：体温正常 7 日以上；呼吸系统症状明显改善；X 线胸片示有明显吸收。

2. 中医治疗

本病符合《素问·刺法论》"五疫之至，皆相染易，无问大小，病状相似"的论述，属于中医学"瘟疫""热病"的范畴。其病因为疫毒之邪，由口鼻而入，主要病位在肺，也可累及其他脏腑。基本病机为邪毒壅肺，湿痰瘀阻，肺气郁闭，气阴亏虚。中医药治疗的原则是早治疗、重祛邪、早扶正、防传变。

（1）辨证治疗

1）早期：发病后 1~5 天，病机以热毒袭肺、湿遏热阻、表寒里热夹湿为特征。

① 热毒袭肺

主症：发热，恶风，无汗，头疼，周身酸楚，干咳，乏力，气短，口渴咽干，舌边尖红，苔薄白或薄黄，脉浮数。

治法：清热宣肺，疏表通络。

方药：银翘散合麻杏石甘汤加减。

麻黄、薄荷、荆芥、淡竹叶、桔梗各 10g，杏仁 12g，生石膏、金银花各 30g，连翘、大青叶各 20g，生甘草 6g，生姜 3 片。

用法：每日 1 剂，水煎，早晚温服。

② 湿遏热阻

主症：发热微恶寒，身重疼痛，口干不欲饮，干咳少痰，或伴胸闷，脘痞，无汗或汗出不畅，或见呕恶，纳呆，便溏，舌淡红苔薄白，脉浮稍数。

治法：宣化湿热，透邪外达。

方药：三仁汤合升降散加减。

杏仁12g，滑石15g，通草、白僵蚕、蝉蜕、苍术各6g，白豆蔻5g（后下），竹叶、厚朴花、法半夏、青蒿（后下）、黄芩各10g，生薏苡仁20g，片姜黄9g。

用法：每日1剂，水煎服。

③ 表寒里热夹湿

主症：发热恶寒，甚则寒战壮热，伴有头痛，关节痛，咽干或咽痛，口干，饮水不多，干咳少痰，舌红，苔薄黄而腻，脉浮数。

治法：解表清里，宣肺化湿，燥湿化痰，理气止咳。

方药：麻杏石甘汤合升降散加减。

生麻黄、炙甘草、蝉蜕、薄荷（后下）各6g，生石膏30g（先煎），炒杏仁、白僵蚕、黄芩10g，片姜黄9g，连翘、金银花、芦根各15g，生薏苡仁20g。

用法：每日1剂，水煎服。

2）中期：发病后3～10日，病机以疫毒侵肺、表里热炽、湿热蕴毒、邪阻少阳、疫毒炽盛、充斥表里为特征。

① 疫毒侵肺，表里热炽

主症：高热烦躁，咳嗽喘促，呼吸气粗，面赤口渴，喜饮，喉间痰鸣，痰黄难咳，头痛，舌红苔黄腻厚，脉弦滑数。

治法：清热解毒，泻肺降逆。

方药：清肺解毒汤。

黄芩、陈皮各6g，麦冬、赤芍各12g，贝母9g，蜜桑白皮、甘草各3g，黄连4g，蒲公英18g。

用法：每日2剂，水煎2次，分2次服。

② 湿热蕴毒

主症：发热，午后尤甚，汗出不畅，胸闷，脘痞，腹胀，口干不欲饮，干咳或呛咳，或伴有咽痛，口中黏腻，呕恶吐泻，小便短赤，舌苔黄腻，脉濡数或滑数。

治法：化湿辟秽，清热解毒。

方药：甘露消毒丹加减。

生石膏30g（先煎），炒杏仁、法半夏、僵蚕、姜黄、石菖蒲、黄芩各10g，茵陈、虎杖各15g，白豆蔻（后下）、蝉蜕、苍术各6g，滑石20g，柴胡12g。

用法：每日1剂，水煎服。

③ 湿热郁阻少阳

主症：发热恶寒，午后热甚，心烦口渴，胸闷，脘痞，两胁胀满，呕恶口苦，心烦，纳呆，呛咳，痰黏难咳，汗出，溲赤便溏，倦怠乏力，舌苔黄腻，脉滑数。

治法：清泻少阳，分消湿热。

方药：蒿芩清胆汤加减。

青蒿（后下）、竹茹、法半夏、黄芩、炒杏仁、郁金各10g，赤茯苓15g，陈皮6g，生薏苡仁30g，滑石20g，苍术、青黛（包煎）各6g。

用法：每日1剂，水煎服。

④ 热毒炽盛

主症：高热，汗出，大渴饮冷，咽痛，头痛，骨节酸痛，喘息气粗，小便短赤，大便秘结，或呕吐泄泻，舌红绛，苔焦燥，脉沉数或沉伏。

治法：清热凉血，泻火解毒。

方药：达原饮加减。

厚朴6~9g，知母、法半夏、杏仁、槟榔各10g，草果1~3g（后下），黄芩12g，柴胡15g，生薏苡仁30g，滑石20g，川黄连3g，苍术6g。

用法：每日1剂，水煎服。

3）极期：发病后7~14日，病机以痰湿瘀毒、壅阻肺络，湿热壅肺、气阴两伤，邪盛正虚、内闭喘脱为特征。

① 痰湿瘀毒，壅阻肺络

主症：胸闷憋气，气短息促，面紫唇绀，精神委顿，体倦乏力，频繁咳嗽，胸中痰滞，咳痰不爽，舌淡黯，苔黄腻，脉沉细而数。

治法：益气解毒，化痰利湿，凉血通络。

方药：五虎汤、葶苈大枣泻肺汤合连朴饮加减。

炙麻黄、炙甘草6g，生石膏30g（先煎），炒杏仁、葶苈子、川黄连、川厚朴、枳实、栀子、淡豆豉、石菖蒲、法半夏各10g，绿茶15g，芦根20g，桔梗9g。

用法：每日1剂，水煎服。

② 湿热壅肺，气阴两伤

主症：身热不扬，日晡为甚，胸闷憋气，气短，动则尤甚，口干不欲饮，精神委顿，语声低微，舌淡苔黄，脉细数、重按无力。

治法：清热利湿，补气养阴。

方药：清营汤合生脉散加减。

水牛角30g，生地黄、玄参、金银花、山茱萸各15g，西洋参5g（另炖），麦冬10g。

用法：每日1剂，水煎服。

③ 邪盛正虚，内闭喘脱

主症：发热不甚，或有潮热，喘促，气短，倦怠嗜卧，语声低微，汗出肢冷，四肢厥逆，面色发绀，舌绛，苔腐，脉微欲绝或沉细而迟。

治法：益气固脱，通闭开窍。

方药：参麦注射液100~200mL/d，西洋参10g，山茱萸30g，安宫牛黄丸1/2丸。

用法：参麦注射液每日100~200mL，分次静脉滴注或静脉推注；并用西洋参、山茱萸煎汤送服安宫牛黄丸，每日1~2次。

4）恢复期：发病后10~18日，病机以气阴两伤、肺脾两虚为特征。

① 气阴两伤，余邪未尽

主症：低热，胸闷气短，动则尤甚，汗出心悸，或有胸痛，神疲体倦，咳嗽，舌淡黯，苔黄腻，脉细数。

治法：益气养阴，化湿通络。

方药：李氏清暑益气汤加减。

黄芪5g（汗少减2.5g），苍术（泔浸，去皮）5g，升麻5g，人参、泽泻、炒神曲、橘皮、白术各2.5g，麦冬（去心）1.5g，当归、炙甘草各1.5g，青皮（去白）1.5g，黄柏（酒洗，去皮）1.5g，葛根1g，五味子9枚。

用法：每日1剂，水煎服。

② 肺脾两虚

主症：咳嗽，气短，腹胀，纳呆，体倦神疲，面色萎黄，肠鸣腹泻，大便稀溏，舌淡少苔，脉细数无力。

治法：益气健脾。

方药：太子参15~30g，生白术、云茯苓各15g，扁豆、佩兰、郁金、法半夏、桃仁、当归各10g，生薏苡仁、忍冬藤各30g，丹参、赤芍各12g。

用法：每日1剂，水煎服。

（2）验方

① 疫毒壅肺证：多见于早期、进展期SARS。生石膏45g（先煎），知母10g，炙麻黄6g，金银花20g，炒杏仁10g，生薏苡仁15g，浙贝母10g，太子参10g，生甘草10g。每日1剂，水煎服。

② 肺闭喘憋症：多见于进展期及重症SARS。葶苈子15g，桑白皮15g，黄芩10g，郁金10g，全蝎30g，蚕沙10g，萆薢12g，败酱草30g，西洋参15g。每日1剂，水煎服。

3. 药物禁忌

参见相关疾病（如肺炎、人禽流行性感冒等）。

第二十章 呼吸衰竭

【概述】

呼吸衰竭（respiratory failure）是各种原因引起的肺通气和（或）换气功能严重障碍，以致在静息状态下亦不能维持足够的气体交换，导致缺氧伴（或不伴）二氧化碳潴留，从而引起一系列生理功能改变和代谢紊乱的综合征（简称呼衰）。

1. 病因

呼吸衰竭的病因繁多。参与呼吸运动过程的任一环节，包括中枢、运动神经、肌肉、胸廓、胸膜、肺和气道的病变．都会导致呼衰。

（1）呼吸道病变：喉水肿、支气管痉挛、呼吸道分泌物或异物阻塞，引起通气不足和气体分布不均，导致通气/血流比例失调，导致缺氧和 CO_2 潴留，发生呼吸衰竭。

（2）肺组织病变：肺炎、重度肺结核、肺气肿、弥漫性肺纤维化、矽肺、肺水肿、肺不张等，引起肺容量、通气量、有效弥漫面积减少，通气/血流比例失调，肺内右至左分流增加，发生缺氧。

（3）肺血管病变：肺栓塞、脂肪栓塞、肺血管炎、肺毛细血管病、多发性微血栓形成，使肺换气功能损害，导致缺氧。

（4）胸廓病变：胸廓外伤、畸形、手术损伤、大量气胸或胸腔积液等，影响胸廓活动和肺扩张，导致通气减少及吸入气体分布不匀，影响换气功能。

（5）神经肌肉疾病：脑血管病变、肺炎、肺外伤、电击、药物中毒等直接或间接抑制呼吸中枢；脊髓灰质炎、多发性神经炎以及重症肌无力等导致呼吸肌肉无力和疲劳等都可导致通气不足。

2. 临床表现

（1）有引起呼吸衰竭的上述疾病诱因。

（2）呼吸困难：呼吸困难和呼吸频率增快往往是临床上最早出现的重要症状。表现为呼吸费力，伴有呼吸频率加快，呼吸表浅，鼻翼扇动。辅助肌参与呼吸活动，特别是 COPD 患者存在气道阻塞、呼吸衰竭的因素，呼吸困难更为明显。有时也可出现呼吸节律紊乱，表现为潮式呼吸、叹息样呼吸等，主要见于呼吸中枢受抑制时。呼吸衰竭并不一定有呼吸困难，严重时也出现呼吸抑制。

（3）发绀：是缺氧的典型症状。当 $PaO_2 < 50mmHg$、$SaO_2 < 80\%$ 时，即可出现发绀。发绀的程度与还原型血红蛋白含量相关，所以红细胞增多者发绀更明显；贫血者则不明显或不出现；严重休克者即使动脉血氧分压正常，也可出现发绀。发绀还受皮肤色素及心功能的影响。

（4）精神神经症状：轻度缺氧可有注意力不集中、定向障碍；严重缺氧者特别是伴有二氧化碳潴留时，可出现头痛、兴奋、抑制、嗜睡、抽搐、意识丧失甚至昏迷等。急性呼吸衰竭的精神症状较慢性为明显，急性严重缺氧可立即出现精神错乱、狂躁、昏迷、抽搐等症状；慢性缺氧多有智力或定向功能障碍。二氧化碳潴留常表现为先兴奋，后抑制的现象。兴奋症状包括失眠、烦躁、夜间失眠而白天嗜睡（昼夜颠倒）现象，但此时切忌用镇静或催眠药，以免加重二氧化碳潴留。二氧化碳麻醉发生肺性脑病则表现为神志淡漠、肌肉震颤、间歇抽搐、昏睡，甚至昏迷等，亦可出现腱反射减弱或消失，锥体束征阳性等。二氧化碳潴留的速度对精神症状有重要影响，二氧化碳急性潴留，下降明显者，精神症状明显。

（5）血液循环系统症状：长期缺氧、肺动脉高压，可发生右心衰竭，出现颈及皮肤浅表静脉充盈，肝、脾肿大及下肢水肿等。二氧化碳潴留使外周浅表静脉充盈，皮肤红润，温暖多汗，血压升高，心搏量增多致脉搏洪大有力；又因脑血管扩张，可产生搏动性头痛。

（6）心血管功能障碍：严重的二氧化碳潴留和缺氧可引起心悸、球结膜充血水肿、心律失常、肺动脉高压、右心衰竭和低血压等。

（7）消化系统症状：溃疡病症状、上消化道出血、肝功能异常。

（8）肾脏并发症：可出现肾功能不全，但多为功能性肾功能不全。严重二氧化碳潴留、缺氧晚期可出现肾衰竭。

（9）酸碱失衡和电解质紊乱。

3. 分类

按病程分为急性呼吸衰竭、慢性呼吸衰竭；按动脉血气分析分为Ⅰ型呼吸衰竭和Ⅱ型呼吸衰竭。

（1）急性呼吸衰竭：呼吸功能原来正常，由突发原因（如溺水、电击、药物中毒、吸入毒气、急性呼吸窘迫综合征）引起的通气或换气功能障碍，在几小时或几天内迅速发生呼吸衰竭表现，机体失代偿很快发生。

（2）慢性呼吸衰竭：慢性阻塞性肺疾病等慢性呼吸系统疾病，呼吸功能的损害逐渐加重，机体有一定代偿能力，在感染等条件下出现严重缺氧及二氧化碳潴留的表现，导致失代偿性慢性呼衰。

（3）Ⅰ型呼吸衰竭：$PaO_2 < 60mmHg$，$PaCO_2$ 低于正常或正常。

（4）Ⅱ型呼吸衰竭：$PaO_2 < 60mmHg$，$PaCO_2 > 50mmHg$。

【饮食宜忌】

1. 饮食宜进

（1）饮食原则

1）宜食易消化吸收的食物：呼吸衰竭患者多数存在混合型营养不良，感染不易控制。应给予优质蛋白质食物，如牛奶、蛋类、猪瘦肉、豆类等，以提高机体免疫功能。

2）宜食含无机盐及多种微量元素的食物：对改善呼吸衰竭患者的心脏功能有益。

3）宜食新鲜蔬菜及水果：如白萝卜、芥菜、龙须菜、白菜、油菜、西红柿、苹果、罗汉果等。

（2）食疗药膳方

① 当归生姜羊肉汤：精羊肉 100~200g，生姜 60g，葱白 10g，当归 15g。先将羊肉切片，素油炒过，兑汤 2 碗（约 100mL），加其他调味料，煮 30 分钟，加食盐适量，然后吃肉喝汤。

② 雪梨膏药：鸭梨 20 个，去核，榨取汁，炼蜜，收膏。每服 2mL，每日 2 次。

③ 猪肺汤：猪肺 1 具，洗净，加水适量，煮 7 成熟，放入适量生姜、葱、食盐，文火煨熬至熟。可经常食用。

④ 银杏 2 个（打碎），蜂蜜 30g。每日临睡前用水煎好，去渣服下，连服 5 天。胡桃肉 50g，冰糖 100g。一起捣烂，分 5 次开水冲服，每日 1 次。上两方治老年喘急不能平卧效佳。

⑤ 柚子 1 个（隔年越冬者佳），去皮留肉，雄鸡 1 只（约 500g），先将鸡去毛和内脏洗净，再将柚子肉放入鸡肚，加清水隔水炖熟。每 2 周 1 次，连服 3 次。用于痰多气喘者。

⑥ 乌贼骨 500g，红糖 100g。将乌贼骨放砂锅焙干，研细末加入红糖调匀，成人每次服 20g，温开水送下早、中、晚各 1 次，连服半月，禁吃萝卜。萝卜子、杏仁各 12g，先将萝卜子炒热，去杏仁皮尖，后用水 1 碗半煎服。上两方用于咳喘、痰多、气急、气喘者。

2. 饮食禁忌

（1）痰浊壅盛者，忌肥甘厚味、滋腻生痰食物；痰瘀内阻者，忌食辛辣、油炸食物。

（2）忌摄入高盐食物：高盐食物可引起水钠潴留而致水肿，加重心力衰竭症状，因此本病患者应低盐饮食。

（3）忌浓茶和咖啡：咖啡中所含的咖啡因和茶叶中所含的茶碱均可松弛支气管平滑肌，使支气管处于舒张状态，导致排痰不畅。

【药物宜忌】

1. 西医治疗

（1）合理氧疗：Ⅰ型呼衰者可给予较高浓度氧，Ⅱ型呼衰者予持续低流量吸氧，可选用鼻导管或面罩吸氧。

（2）保持呼吸道通畅

1）支气管扩张剂：①β-受体激动剂：如 0.5% 沙丁胺醇溶液 1~5mg，或特布他林 2.5~10mg，加 2mL 生理盐水雾化吸入。②茶碱类：静脉或口服用药，根据血茶碱浓度调整剂量。对于呼吸衰竭的患者最好采用静脉用药，常用多索茶碱 100mL 静滴，或氨茶碱 0.25~0.5g 加入生理盐水 250~500mL，静脉滴注。

2）呼吸道的湿化和雾化治疗：常用的药物有祛痰药，如盐酸氨溴索、溴己新、

α－糜蛋白酶等；支气管扩张剂，如沙丁胺醇、特布他林和抗胆碱药物异丙托溴铵；糖皮质激素等。

3）机械通气治疗：对于严重呼吸衰竭患者，机械通气是抢救患者生命的重要措施。动态观察病情的变化很重要，经过积极的治疗，情况无改善甚至恶化者，宜尽早应用机械通气，尽可能避免等到呼吸心跳濒临停止，或者已停止后再考虑机械通气。

严重呼吸衰竭患者如合并下列情况时宜尽早建立人工气道，进行机械通气：①意识障碍，呼吸不规则；②气道分泌物多且有排痰障碍；③有较大呕吐反吸的可能性；④全身状态较差，疲乏明显者；⑤严重低氧血症和（或）CO_2潴留，达危及生命的程度，$PaO_2 \leqslant 6.0kPa$（45mmHg），$PaCO_2 \geqslant 9.3kPa$（70mmHg）；⑥合并多脏器功能损害者。

机械通气的目的：①维持合适的通气量；②改善肺的氧合功能；③减轻呼吸功能；④维护心血管功能稳定。

人工气道的选择，以往最常用经口插管，72小时未能脱机者改为气管切开。近年较多采用经鼻插管。经鼻插管的患者耐受性好，可停留较长时间（报道最长超过2个月），但对气道护理要求高，否则容易出现痰液引流不畅，甚至堵管，比较容易引起鼻窦炎。在呼吸衰竭未发展到危重阶段尽早用无创通气支持，有可能促进患者的康复，减少气管插管的需要。如用无创通气效果不佳者，再改用气管插管或切开。在通气期间要加强呼吸道湿化，分泌物的吸引，保持气道通畅，呼吸机的洁净消毒，避免交叉感染及呼吸机相关性肺炎。特别要加强对呼吸和心血管的监护，及早发现和解决通气中出现的异常。

（3）抗感染治疗：慢性呼吸衰竭的患者特点为年老体弱，反复住院治疗，较多使用雾化吸入、气管插管或切开以及机械通气等治疗，经常使用抗生素治疗，因此发生院内获得性支气管肺部感染机会多。病原菌大多为革兰氏阴性杆菌、耐甲氧西林金黄色葡萄球菌和厌氧菌，并且细菌的耐药性明显增高。因此经验性治疗时应首先选用喹诺酮类或氨基糖苷类联合下列药物之一：①抗假单胞菌β－内酰胺类，如头孢他啶、头孢哌酮、哌拉西林、替卡西林、美洛西林等。②广谱β－内酰胺类，如β－内酰胺酶抑制剂，如替卡西林钠克拉维酸钾、头孢哌酮－舒巴坦、哌拉西林他唑巴坦等。③碳青霉烯类如亚胺培南。④必要时联用万古霉素。⑤当估计真菌感染可能性大时应选用有效的抗真菌药物。

（4）酸碱失衡及电解质紊乱的治疗

1）呼吸性酸中毒：由于肺泡通气不足，CO_2在体内潴留产生高碳酸血症，改变了HCO_3^-/H_2CO_3的正常比例（20：1）产生呼吸性酸中毒。慢性呼衰者，通过血液缓冲系统和肾脏的调节作用（分泌H^+，重吸收HCO_3^-），使pH值接近正常。呼吸性酸中毒的治疗主要是改善肺泡通气量，一般不宜补碱。当pH＜7.2时，为了减轻高碳酸血症对机体的损害，可以适当纠酸，一次补5%碳酸氢钠40～60mL，以后根据动脉血气分析结果酌情补充至pH值升至7.2以上即可。

2）呼吸性酸中毒合并代谢性酸中毒：由于低氧血症，血容量不足，心排出量减少和周围循环障碍，体内固定酸如乳酸增加，肾功能障碍影响酸性代谢产物的排出。因此，在呼吸性酸中毒的基础上可并发代谢性酸中毒，阴离子中的固定酸增多，H_2CO_3 相应减少，pH 下降。治疗应包括高通气量纠正二氧化碳潴留，补充碱剂（补碱量可适当加大，在 pH < 7.2 时，一次补 5% 碳酸氢钠 80 ~ 100mL，以后再根据动脉血气分析结果酌情补充）以及治疗引起代谢性酸中毒的原因。

3）呼吸性酸中毒合并代谢性碱中毒：在慢性呼吸性酸中毒的治疗过程中，由于应用机械通气，使二氧化碳排出太快，补充碱性药物过量，应用激素利尿剂，致排钾增加，可产生代谢性碱中毒，pH 值偏高，BE 为正值。治疗时应防止以上碱中毒的医源性因素和避免 CO_2 排出过快，并给予适当 Cl^- 和 K^+，以缓解碱中毒，纠正代谢性碱中毒，亦可考虑补充精氨酸盐。

4）呼吸性碱中毒：由于肺水肿或急性呼吸窘迫综合征所产生的通气过度，可发生呼吸性碱中毒。治疗应吸入高浓度氧，增加无效腔量的同时做呼气末正压通气，以减少二氧化碳排出过多。无呼吸系统疾病的患者，心跳呼吸停止时如使用机械通气，因通气过度，排出二氧化碳过多，会发生呼吸性碱中毒。

5）呼吸性碱中毒合并代谢性碱中毒：慢性呼吸衰竭患者应用机械通气，在短时间内排出过多二氧化碳，且低于正常值，又因肾脏代偿，机体碳酸氢盐绝对量增加，产生呼吸性碱中毒合并代谢性碱中毒。

（5）呼吸兴奋剂的应用：呼吸兴奋剂通过刺激呼吸中枢或周围化学感受器，增加呼吸频率和潮气量以改善通气。与此同时，患者的氧耗量和 CO_2 产生量亦相应增加，且与通气量成正相关。为此，临床应用呼吸兴奋剂应掌握其适应证。患者低通气量若因中枢抑制为主，呼吸兴奋剂疗效较好。慢阻肺呼吸衰竭时，因支气管 - 肺病变，中枢反应性低下或呼吸肌疲劳引起低通气，此时应用呼吸兴奋剂不能真正地提高通气量。然而，对于有明显嗜睡状态者，呼吸兴奋剂有利于维持患者的清醒状态和自主咳痰等，在这种情况下有一定益处。但肺炎、肺水肿和肺广泛间质纤维化等引起的以换气功能障碍为主要病变者，则呼吸兴奋剂有弊无利，不宜使用。使用呼吸兴奋剂的同时，应重视减轻胸、肺和气道的机械负荷，如分泌物的引流、支气管解痉剂的应用、消除肺间质水肿和其他影响胸肺顺应性的因素。否则通气驱动增加反会加重气急和增加呼吸功，故需增加吸入氧浓度。

常用的呼吸兴奋剂尼可刹米能刺激呼吸中枢，增加通气量，并有一定的苏醒作用。常规用量为 5% 葡萄糖注射液或 0.9% 生理盐水 500mL 加尼可刹米注射液 1.125g，静滴。密切观察患者神志，睫毛反应以及呼吸频率、幅度和节律，随访动脉血气，以便调节剂量，如出现皮肤瘙痒、烦躁不良等反应，须减慢滴速；若经 4 ~ 12 小时未见效，或出现肌肉抽搐等严重不良反应应停用，必要时进行机械通气支持。

（6）合理应用利尿剂和强心剂：慢性呼吸衰竭不需要常规使用利尿剂和强心剂，当慢性呼吸衰竭合并心力衰竭时，可适当使用利尿剂及强心剂。原则是小剂量，联合使用排钾和保钾利尿剂，疗程宜短。间歇用药，一般可用氢氯噻嗪 25mg，每日 3 次；氨苯喋啶 50 ~ 100mg，每日 3 次；螺内酯 20mg，每日 3 次。必要时给予呋塞米 20 ~

40mg，静注。如仍有心功能不全者，可给地高辛 0.125～0.25mg，每日 1 次，亦可用小剂量毛花苷 C 0.2mg，静注。当出现脑水肿时，应酌情给以 20% 甘露醇 125～250mL，静滴。

（7）消化道出血的防治：可给予 0.9% 生理盐水 100mL 加泮托拉唑 40mg（60mg），静脉滴注。

（8）营养支持治疗：每天应静脉供给 1500～3000kcal 热量。如患者不能进食，应鼻饲流质食物或给予静脉高营养。

2. 中医治疗

（1）辨证治疗

1）急性呼吸衰竭

① 痰热壅盛

主症：喘促气急，喉间痰鸣，痰稠且黄，发热口渴，烦躁不安，时有抽风，口干，舌质红，苔黄厚，脉滑数。

治法：清热化痰平喘。

方药：清热化痰汤加减。

半夏（汤泡 7 次，姜汁拌）6g，枳实（面炒）9g，香附（童便浸）8g，贝母 8g，白茯苓 5g，山楂肉 5g，橘红 4g，黄连（炒）4g，桔梗 3.5g，苍术（米泔浸）3.5g，甘草 1g。

用法：每日 1 剂，水煎服。

② 热犯心包

主症：喘促气急，高热夜甚，谵语神昏，心烦不眠，口渴不甚，舌质红绛，脉细数。

治法：清心开窍。

方药：清营汤加减。

玄参心、连心麦冬各 9g，莲子心 2g，竹叶卷心、连翘心各 6g，犀角（水牛角代）30g。

用法：每日 1 剂，水煎服。

③ 阳明腑实

主症：发热不恶寒，喘促气憋，腹胀满痛，大便秘结，小便短赤，舌苔黄燥，脉洪数。

治法：宣肺泻下。

方药：宣白承气汤加减。

生大黄（后下）、杏仁、枳实、厚朴、川贝母各 10g，生石膏 30g（先煎），全瓜蒌、黄芩各 15g。

用法：每日 1 剂，水煎分 2 次服。

④ 气阴两竭

主症：呼吸微弱，间断不续，或叹气样呼吸，时时抽搐，神志昏沉，精神萎靡，汗出如油，舌质红无苔。

治法：益气养阴固脱。

方药：生脉散合炙甘草汤加减。

太子参、麦冬、白芍各 12g，炙甘草、生地黄、阿胶各 10g，桂枝、五味子各 6g。

加减：低热不退，加龟板、地骨皮；眠差梦多者，加夜交藤、远志、酸枣仁。

用法：每日 1 剂，水煎服。

2）慢性呼吸衰竭缓解期

① 肺气虚弱，痰热内阻

主症：咳喘短气，少气不足以息，动则加甚，痰白清稀，声低气怯，乏力，自汗，面色萎黄，舌质黯淡，苔薄白，脉濡软无力。

治法：补益肺气，化痰清热。

方药：玉屏风散合二陈汤。

黄芪、白术、橘红、茯苓、炙紫菀、炙款冬花、焦神曲、焦麦芽、焦山楂各 10g，防风、半夏各 5g，炙枇杷叶 15g。

用法：每日 1 剂，水煎服。

② 气阴两虚，兼见痰热、瘀血

主症：咳喘气促，痰稠厚，色黄或见血痰，咳吐不易，神疲乏力，潮热盗汗，口咽干燥，唇舌青紫，苔少，脉虚数无力。

治法：益气养阴，清肺化痰祛瘀。

方药：千金苇茎汤加减。

苇茎 60g，薏苡仁 30g，冬瓜子 24g，桃仁 9g。

用法：每日 1 剂，水煎服。

③ 脾肾阳虚，兼杂痰饮瘀滞

主症：咳喘气促，动则尤甚，纳呆便溏，痰多而稀，畏寒，四肢不温，小便清长或四肢水肿，小便不利，面色晦暗，苔薄白，脉沉细或结代。

治法：健脾温肾，温化痰饮。

方药：苓桂术甘汤合真武汤加味。

茯苓皮 15g，白术、附片、桂枝、杏仁各 10g，泽泻 20g，白芍 12g，炙远志 6g。

用法：每日 1 剂，水煎服。

3）慢性呼吸衰竭急性期

① 痰浊蒙蔽

主症：咳喘痰鸣，痰多稀白，精神恍惚或嗜睡，甚则昏迷，舌质紫黯，苔腻，脉弦滑或弦数。

治法：涤痰开窍。

方药：涤痰汤加减。

制半夏、陈皮、枳实、茯苓、石菖蒲、竹茹各 15g，制胆南星、人参、生姜各 10g，甘草 5g。

用法：每日 1 剂，水煎服。

② 痰火扰心

主症：气促咳喘，痰厚色黄，烦躁，面赤，或见发热，谵语甚则神昏，便秘，小便短赤，舌紫绛，苔黄厚，脉滑数。

治法：涤痰开窍，清心泻火。

方药：温胆汤加味。

半夏（汤洗 7 次）、竹茹、枳实（麸炒、去瓤）各 6g，陈皮 15g，炙甘草 3g，茯苓 4.5g。

用法：每日 1 剂，水煎服。

③痰热动风

主症：咳喘气促，鼻翼翕动，甚则张口抬肩，不能平卧，颤抖或四肢抽搐，烦躁不安甚则神志昏迷，舌紫红，苔黄，脉弦滑数。

治法：清热化痰，平肝息风解痉。

方药：清金化痰丸加减。

茯苓 15g，黄芩、桑白皮、钩藤、郁金、贝母、知母、瓜蒌仁各 10g，桔梗、橘红各 6g，羚羊角 0.6g（冲服）。

用法：每日 1 剂，水煎分 3 次服。

（2）验方

① 小青龙汤：麻黄、芍药、桂枝、半夏各 9g，细辛、干姜、甘草（炙）、五味子各 6g。每日 1 剂，水煎服。解表散寒，温肺化饮。

② 定喘汤：白果、麻黄、款冬花、杏仁、半夏各 9g，紫苏子、甘草、桑白皮、黄芩各 6g。每日 1 剂，水煎服。宣肺降气，清热化痰。

③ 皱肺五紫汤：人参、五味子各 6g，桂枝 9g，山药、紫菀各 12g，丹参、紫石英各 15g，沉香 3g。每日 1 剂，水煎服。益肺敛气，化痰平喘。

④ 附苓汤：白术 15g，猪苓、芦根、鱼腥草各 30g，乌药 12g，熟附子、丹参各 20g。每日 1 剂，水煎服。温阳利水祛痰，清热豁痰平喘。

3. 药物禁忌

（1）引起神经肌肉功能紊乱的药物：①琥珀胆碱能延长呼吸暂停，是由于假性胆碱酯酶不足。②氨基糖苷类抗生素如链霉素、庆大霉素、卡那霉素、多粘菌素和杆菌肽，可阻断终板膜的 N_2 - 受体，络合钙离子，抑制运动神经末梢释放的乙酰胆碱而产生肌肉松弛作用，导致呼吸麻痹。③用局麻药做脊髓麻醉时，偶可引起严重的呼吸抑制，特别是当颈部脊髓受到麻醉药的影响时。④脑炎后震颤麻痹患者，给予左旋多巴会引起一种特殊反应。⑤大剂量服用水杨酸盐可引起过度通气，并且可能引起强直性痉挛。

（2）中枢性呼吸抑制剂：所有镇静药和麻醉药都能抑制通气，甚至在正常人，特别是给予足够大剂量时。呼吸抑制主要由中枢抑制药，如巴比妥类、氯丙嗪、硝西泮、吗啡、哌替啶、氯胺酮、可卡因、利多卡因、美沙酮、芬太尼和喷他佐辛（镇痛新）

等引起，尤其是吗啡、哌替啶、巴比妥类和硝西泮引起呼吸抑制最为严重。发生呼吸抑制多与药物用量过大或使用不当有关。原呼吸功能不全（特别是体内二氧化碳潴留）者，即使小剂量用药也可引起呼吸抑制。肝功能减退的患者在使用主要由肝脏代谢的药物时更易发生呼吸抑制，如苯二氮䓬类和巴比妥类药物主要由肝脏代谢解毒。肾功能减退患者易受到吗啡的损害，因吗啡代谢产物吗啡 – 6 – 葡萄糖醛苷有镇静作用而由肾脏排泄。老年人对镇静药常常特别敏感。在有慢性支气管炎、长期持续气道阻塞和慢性代偿的Ⅱ型呼吸衰竭患者，给予标准剂量药物也可能引起呼吸抑制。手术后镇痛药应用及小手术时采用的静脉注射镇静药都可能引起呼吸抑制。母亲麻醉药成瘾能使婴儿的突然死亡率增加4倍。一些药物对婴儿的抑制呼吸作用可长达数周。

（3）呼吸兴奋剂：呼吸兴奋剂用于肺通气量降低、中枢呼吸抑制为主者。对于肺炎、肺水肿、肺广泛间质纤维化等以换气障碍为特点的呼吸衰竭和慢性阻塞性肺疾病出现的呼吸衰竭，应以机械通气（使用呼吸机）为主要治疗手段，此时应用呼吸兴奋剂有弊无利，故忌用呼吸兴奋剂。

（4）碳酸氢钠：呼吸衰竭时使用碳酸氢钠，可暂时纠正 pH 值，但引起的后果则是通气减少，进一步加重二氧化碳潴留。所以，未去除产生酸中毒的根本原因，使用碳酸氢钠同样有加重二氧化碳潴留的危险。

（5）对肝肾有损害的药物：呼吸衰竭发生后，使用对肾脏有损害的药物，如链霉素、庆大霉素等，会引起肾功能衰竭。缺氧还会使肝细胞发生脂肪变性，甚至肝小叶坏死，使肝功能发生障碍，引致谷丙转氨酶升高。此时，若使用对肝细胞有毒性的药物，如四环素之类，会进一步损伤肝脏，导致病情加重。

（6）激素：严重呼吸衰竭能引起胃肠道黏膜充血水肿、糜烂渗血，致消化道出血或溃疡发生。此时使用激素，可加重胃黏膜的损伤，导致呕血、便血。

其他药物参见相关疾病。

第二十一章　结节病

【概述】

结节病是一种多系统受累的肉芽肿性疾病。最常累及的器官是肺，临床上90%以上有肺的改变，表现为双侧肺门淋巴结肿大和肺部浸润；其次是皮肤病变、眼病变及浅表淋巴结、肝、脾、肾、骨髓、心脏及神经系统等几乎全身每个脏器均可受累。

1. 病因

病因尚不清楚。曾对感染因素（如细菌、病毒、支原体、真菌类等）进行观察，未获确切结论。对遗传因素也进行过研究，未能证实。近年有人用PCR技术在结节病患者中发现结核杆菌DNA阳性率达50%，因此提出结节病是分枝杆菌侵入组织的结果，但许多实验未证实此论点。

现多数人认为，细胞免疫功能和体液免疫功能紊乱是结节病的重要发病机制。在某种致结节病抗原的刺激下，肺泡内巨噬细胞和T4细胞被激活，被激活的巨噬细胞释放白细胞介素-1，白细胞介素-1是一种很强的淋巴因子，能激发淋巴细胞释放白细胞介素-2，使T4细胞成倍增加并在淋巴激活素的作用下，使B淋巴细胞活化，释放免疫球蛋白，自身抗体的功能亢进。被激活的淋巴细胞可以释放单核细胞趋化因子、白细胞抑制因子和巨噬细胞移行抑制因子。单核细胞趋化因子使周围血中的单核细胞源源不断地向肺泡间质聚集，结节病时其肺泡内浓度约为血液的25倍。在许多未知的抗原及介质的作用下，T淋巴细胞、单核细胞及巨噬细胞等浸润在肺泡内，形成结节病早期阶段——肺泡炎阶段。随着病变的发展，肺泡炎的细胞成分不断减少，而巨噬细胞衍生的上皮样细胞逐渐增多，在其合成和分泌的肉芽肿激发因子等的作用下，逐渐形成典型的非干酪性结节病肉芽肿。后期，巨噬细胞释放的纤维连结素（又称纤维连接蛋白、纤黏蛋白），能吸引大量的成纤维细胞，并使其和细胞外基质黏附，加上巨噬细胞所分泌的成纤维细胞生长因子，促使成纤维细胞数增加，与此同时，周围的炎症和免疫细胞进一步减少以致消失，而导致肺的广泛纤维化。

总之，结节病是未知抗原与机体细胞免疫和体液免疫功能相互抗衡的结果。由于个体的差异（年龄、性别、种族、遗传因素、激素、HLA）和抗体免疫反应的调节作用，视其产生的促进因子和拮抗因子之间的失衡状态，而决定肉芽肿的发展和消退，表现出结节病不同的病理状态和自然缓解的趋势。

2. 临床表现

本病好发于20~40岁青、中年，儿童和老人亦可发病，女性患者略多于男性，起病多隐匿。临床表现可分为4种情况。

（1）无症状，但有 X 线胸片或实验室检查的异常，肺部病变明显而一般健康状况良好，是结节病的基本特点之一。结节病缺乏特异性临床表现，50%～60% 无症状而在健康体检胸部 X 线检查时发现，胸片多表现为Ⅰ期结节病。

（2）30%～50% 有呼吸道症状，一般较轻，干咳较多，患者可有咳嗽，咳少量黏痰，偶可少量咯血。病变发展为广泛纤维化时，可有活动后气急，胸闷，甚至发绀，可并发感染、肺气肿、支气管扩张、肺源性心脏病等严重病情，广泛的肺气肿可并发自发性气胸。

（3）结节病的全身症状不典型，可有发热、盗汗、乏力、消瘦、食欲不振等，胸外表现则复杂多样，几乎累及全身每个系统，最常见为眼部病变，如虹膜睫状体炎、结膜炎、视网膜炎、视神经病变和白内障，表现为视物模糊、视力下降、失明等。皮肤病变也较常见，以皮下结节、结节性红斑多见，结节性红斑为早期损害，常提示病变较为良性，并可自愈，也可见冻疮样狼疮、斑疹、丘疹、皮疹，常见于面颈部、肩部及四肢。

（4）浅表淋巴结肿大，常是体检的重要发现。此外，累及心肌出现心律失常、传导阻滞，甚至心力衰竭、猝死。累及肾脏出现高血钙、高尿钙，引起肾脏钙盐沉积和肾结石。累及神经系统出现脑神经损害（面神经多见）、神经肌病、颅内占位性病变，可引起尿崩症。累及关节、骨骼、肌肉可发生关节病、局部肿胀、疼痛。累及消化系统可出现肝脾脏肿大、肝功能受损，还可有单侧或双侧腮腺炎。结节病可自行消退而又反复发作，病变纤维化可造成永久性损害。

3. 辅助检查

（1）血液检查：活动进展期可有白细胞减少、贫血、红细胞沉降率增快。约有 1/2 的患者血清球蛋白部分增高，血浆白蛋白减少，血钙增高，血清尿酸增加，血清碱性磷酸酶增高。血清血管紧张素转化酶活性在急性期增加，对诊断有参考意义。血清中白介素 -2 受体和可溶性白介素 -2 受体升高，对结节病的诊断有较为重要的意义。也可以 α_1 - 抗胰蛋白酶、溶菌酶、血清腺苷脱氢酶、纤维连结蛋白等升高，在临床上有一定参考意义。

（2）结核菌素试验：约 2/3 结节患者对 100U 结核菌素的皮肤试验阴性或极弱反应。

（3）结节病抗原（Kveim）试验：以急性结节患者的淋巴结或脾组织制成 1∶10 生理盐水混悬液体为抗原。取混悬液 0.1～0.2mL，皮内注射，10 日后注射处出现紫红色丘疹，4～6 周后扩散到 3～8mm，形成肉芽肿，为阳性反应。切除阳性反应的皮肤作组织诊断，阳性率为 75%～85%，其中 2%～5% 为假阳性反应。因无标准抗原，故应用受限，近年逐渐被淘汰。

（4）活体组织检查：取皮肤病灶、淋巴结、前斜角肌脂肪垫、肌肉等组织做病理检查可助诊断。在不同部位摘取多处组织活检，可提高诊断阳性率。

（5）支气管肺泡灌洗液检查：结节病患者支气管肺泡灌洗液（BALF）检查在肺泡炎阶段淋巴细胞和多核白细胞明显升高，主要是 T 淋巴细胞增多，CD_4^+、CD_4^+/CD_8^+ 明显增高。此外 B 细胞的功能亦明显增强，支气管肺泡灌洗液中升高更为突出。有报道淋巴细胞在整个肺效应细胞中的百分比大于 28% 时，提示病变活动。

（6）经纤维支气管镜肺活检：结节病经纤维支气管镜肺活检阳性率可达 63% ~ 97%，0 期阳性率很低，Ⅰ 期 50% 以上可获阳性，Ⅱ、Ⅲ 期阳性率较高。

（7）X 线检查：异常的胸部 X 线表现常是结节病的首要发现，约有 90% 以上的患者伴有胸片的改变。目前普通 X 线片对结节病的分期仍未统一。1961 年，Scandding 将结节病分为 4 期（1~4 期），近年又将其分为 5 期（0~4 期）。而目前较为常用的仍是 Silzbach 分期，国内亦采用此分类方法。

0 期：肺部 X 线检查阴性，肺部清晰。

Ⅰ 期：两侧肺门和（或）纵隔淋巴结肿大，常伴右主支气管旁淋巴结肿大，约占 51%。

Ⅱ 期：肺门淋巴结肿大，伴肺浸润。肺部病变广泛对称地分布于两侧，呈 1~3mm 的结节状，点状或絮状阴影。少数病例可分布在一侧肺或某些肺段，病灶可在 1 年逐渐吸收，或发展成肺间质纤维化，约占 25%。

Ⅲ 期：仅见肺部浸润或纤维化，而无肺门淋巴结肿大，约占 l5%。

Ⅳ 期：表现为广泛纤维囊性变和瘢痕化，肺容积缩小并可见蜂窝变。

以上分期的表现并不说明结节病发展的顺序规律，Ⅲ 期不一定从 Ⅱ 期发展而来。

（8）胸部 CT：普通 X 线胸片对结节病诊断的正确率仅有 50%，甚至有 9.6% 胸片正常的人肺活检为结节病。因此，近年来 CT 已广泛应用于结节病的诊断。CT 能较准确估计结节病的类型、肺间质病变的程度和淋巴结肿大的情况，尤其是高分辨薄层 CT，对肺间质病变的诊断更为精确。

（9）[67] 镓肺扫描检查：肉芽肿活性巨噬细胞摄取 [67] Ga 明显增加，肺内结节病肉芽肿性病变和肺门淋巴结可被 [67] Ga 所显示，协助诊断，但无特异性。

【饮食宜忌】

1. 饮食宜进

（1）饮食原则

① 饮食要节制：饮食要定时、定量，食物的软、硬、冷、热均要适宜，不可因担心体质虚弱、营养不够而暴饮暴食，增加脾胃负担，伤及消化功能。

② 饮食宜清淡：一则可以保持较好的食欲；二则可以保持较好的脾胃运化功能，以增强抗病能力。

③ 饮食不可偏嗜：鸡鸭鱼肉、五谷杂粮、蔬菜瓜果均不可忽视，应搭配合理。

（2）食疗药膳方

① 蛤蚧参芪粥：蛤蚧、党参、黄芪各 10g，粳米 100g。将诸药择净，放入药罐中，加清水适量，浸泡 5~10 分钟后，水煎取汁，加粳米煮粥，待熟时调入白糖，再煮一二沸即成，或将蛤蚧 5g 研为细末，调入稀粥中服食。每日 1 剂，7 天为一疗程，连续 2~3 疗程。益气补肺。适用于肺虚咳嗽，咳嗽痰稀，气短懒言，喜温怕冷等。

②洋参银耳燕窝粥：西洋参粉 3g，银耳、燕窝各 10g，粳米 100g，冰糖适量。将银耳、燕窝发开，洗净，与粳米同放入锅中，加清水适量煮粥，待熟时调入捣碎的冰糖、西洋参粉等，再煮一二沸服食。每日 1 剂，1 周为一疗程。滋阴润肺，益气补中。适用于肺虚咳嗽，口干咽燥，时或痰喘，咯血，久病，噎膈，反胃等。

③ 补虚正气粥：主要适用于体质虚弱、肢节酸痛、脾胃功能失调者。先将炙黄芪 30～60g，人参 3～5g（或党参 5～30g）切成薄片，用冷水浸泡半小时，入砂锅煎沸，然后改用小火煎成浓汁，取汁后，再加冷水，如上法煎再取汁，去渣，将两次所取的药汁合并，分两份于每日早晚同粳米 60～90g 加水适量煮粥，粥成以后，加入白糖少许，稍煮即可。人参也可做成参粉，调入黄芪粥中煮，然后服食。

④ 果汁饮：适用于脾虚湿胜、肝肾阴虚、热蒸汗出的患者。可常服用梨、苹果、橘等果汁。

2. 饮食禁忌

（1）忌辛辣刺激性食物：如辣椒、大蒜、韭菜、洋葱、胡椒粉、芥末等，食后能刺激气管，损伤黏膜，使局部充血、水肿，引起呛咳，甚至引起黏膜破裂出血，故应忌食。

（2）忌酒：酒可使支气管扩张，呼吸道黏膜充血、水肿，分泌物增多，故应忌食。

（3）忌腥膻发物、油腻食物：如黄鱼、带鱼、黑鱼、虾、蟹、鳗鱼、肥肉、烤鸡等，因其可滋痰生湿，加重咳喘，故应忌食。

【药物宜忌】

1. 西医治疗

（1）糖皮质激素：是治疗结节病的首选药物。

1）适应证

①绝对适应证：眼结节病；肺部弥漫性结节病；中枢神经系统结节病；心肌结节病；重症肝损害，脾脏肿大，脾功能亢进；顽固性高血钙症。

② 相对适应证：进行性或有症状的肺门结节病，特别是在 6 个月内尚未缓解者；破溃的皮肤，尤以颜面部位有皮损者；淋巴结病变；持久性面神经瘫痪。

总之，病情进展，侵犯主要器官，出现全身或局部症状的Ⅱ、Ⅲ期结节病及胸外结节病，均为糖皮质激素治疗的适应证。

2）作用机制：糖皮质激素治疗结节病不是破坏肉芽肿结节，而是防止结节的发展，控制结节病的活动性，防止发生不可逆病变（如纤维化），促进自愈，但对骨的病变无效。

3）用药方法及疗程：目前所用制剂绝大多数为泼尼松或泼尼松龙。

① 短期疗法：泼尼松每日 30～60mg，分 3 次，口服，连用 1 个月；症状改善或病灶吸收后逐渐减量，维持量 5～10mg，每日 1 次，疗程为半年。

② 长期疗法：泼尼松每日 40mg，口服，连用 3 个月以后，逐渐减量。方法是每日 30mg，3 个月；每日 20mg，3～6 个月；每日 15mg，3～6 个月；每日 10mg，3～6 个月；每日 5mg，6 个月；平均疗程 2 年。注意减量至每日 15mg 以后进一步减量，一定要缓慢，要密

切注意肺部病变的复发倾向。对治疗中复发者,重新加用原始剂量每日40mg,可能达到治疗效果,但持续给药时间要长,每日可用5~10mg,维持1~3年。有的病例甚至需要长期少量给药。长期应用糖皮激素应严密观察其可能发生的副作用。

4)眼结节病治疗:可局部加用0.5%~1.0%糖皮质激素眼药水或软膏,同时还应使用1%的阿托品软膏扩瞳,以免虹膜粘连。

① 疗效观察:由于糖皮质激素的治疗,胸部X线早期改善率高(特别是治疗后1个月),但若减量过早、过快或停药过早,则原来已缩小或消失的阴影又可增多或再现。维持治疗1年后胸部X线进一步改善就较难了。复发者一般发生在停药后3个月内。一般来说,病程在2年以内者肺部阴影容易消退,病程在2年以上者难以消退。糖皮质激素治疗起效时间一般是眼病变7日内,肺门淋巴结肿大7日左右,肺内浸润性阴影10~14日。

② 用药注意:对结核菌素反应强阳性或在痰中找到抗酸杆菌,不能否定合并结核菌感染者,为了防止糖皮质激素引起结核病发病或扩散,可并用异烟肼等抗结核药。

(2)羟基保太松:作用与糖皮质激素相似,适用于确诊为结节病且病程在1年内的急性病例。每日400mg,分4次口服,6个月为一疗程。

(3)氯喹:是一种弱的抑制剂,对肺的慢性纤维化和皮肤黏膜病变有效。常用剂量首剂500mg,每日1次,口服,连用2周;继用剂量250mg,每日1次,口服,连用6个月。应特别注意其对心脏和眼睛的不良反应。

(4)其他免疫抑制剂

① 硫唑嘌呤:在应用糖皮质激素发生并发症时可与硫唑嘌呤联用,可减少糖皮质激素用量,以减轻其不良反应。每日50~100mg,口服,3个月为一疗程。

② 氨甲蝶呤:能抑制单核-巨噬细胞的活性,有利于抑制结节病活动,对肺炎和皮肤损害(如冻疮样狼疮)有效。常用剂量5mg,每周1次,口服。3个月为一疗程,6个月可重复,注意长期应用可并发肺纤维化。

③ 环胞菌素A:能抑制Th细胞,减少白细胞介素-2的产生和T淋巴细胞繁殖,可能有助于治疗。目前应用尚少,有待临床继续观察。

④ 雷公藤:能直接抑制Th细胞功能,从而间接抑制B细胞,并能减少白细胞介素-2的产生,达到免疫抑制及直接抗炎的作用,目前尚处于试用阶段。

⑤ 氨基苯甲酸:是B族维生素制剂,适用于肺纤维化,可与肾上腺糖皮激素合用,防止其不良反应。每日3g,分4次口服,连用数月。

⑥ 磷酸制剂:对持久性高尿钙症,除应用糖皮质激素外还应给予低钙饮食,口服与钙螯合的药物(如磷酸制剂)以减少钙的吸收。维生素D禁用。

⑦ 免疫增强剂:加左旋咪唑、转移因子、胸腺肽或卡介苗等,有一定疗效。

2. 中医治疗

(1)辨证治疗:本病比较复杂,多由先天禀赋不足,阴阳气血亏虚或失衡;感六淫之邪,自毛皮乘虚而入,客于肌肤经络之间,营卫不和;或由后天饮食偏嗜,伤及脾阳;或由劳倦过度,病后失养;或因内伤情志,损及脏腑、气血等,日久造成脏腑功能紊乱，气血凝滞，瘀血痰阻，血脉不通，皮肤受损，渐及皮肉筋骨，则病变由表入里，损及脏腑而发本病。先天禀赋不足和后天失于调摄是本病发病的重要因素。

① 邪犯肺卫

主症：发热恶风，遍及全身多样皮疹、结节或皮肤肿胀，肢体肌肉关节肿痛，舌淡红，苔白，脉数。

治法：疏风清热，宣肺通络。

方药：银翘散合白虎汤加减。

金银花、连翘、黄芩、桑枝、地龙、防己、秦艽、川牛膝各15g，生石膏、生薏苡仁、大青叶、虎杖30g（先煎），苍术、知母、防风各9g，荆芥、生甘草6g。

加减：发热不退者，加蒲公英9g、玄参30g；肌肉关节疼痛较重者，加忍冬藤30g、姜黄15g、威灵仙30g；汗出恶风较重者，加桂枝6g、白芍15g。

用法：每日1剂，水煎服。

② 气营热盛

主症：舌红苔黄或舌红绛，少苔，脉滑数或洪数。

治法：清热解毒，凉血化瘀。

方药：清瘟败毒饮加减。

生石膏（先煎）、寒水石（先煎）、滑石（先煎）、生地黄、金银花、大青叶、虎杖、桑枝、地龙各30g，知母、牡丹皮、玄参、连翘、黄芩、木瓜、防己各15g，赤芍9g，竹叶6g，生甘草3g。

加减：高热、神昏谵语者，可加安宫牛黄丸1丸；衄血、尿血者，加藕节炭9g、白茅根9g、茜草15g、三七粉（冲服）3g。

用法：每日1剂，水煎服。

③ 热久不退，耗伤阴血

主症：低热日久，淋巴结肿大，斑疹鲜红，齿衄咽痛，便秘溲赤，关节灼痛，腿足消瘦，筋骨痿软，肌肉无力，掌趾瘀点，舌红苔少，脉细数。

治法：养阴清热，化瘀通络。

方药：玉女煎合大补阴丸加减。

生地黄、生石膏（先煎）、生薏苡仁、忍冬藤、虎杖、地龙、桑枝、龟板各30g，麦冬、玄参、黄芩、赤芍各15g，知母、秦艽、牡丹皮各9g，生甘草6g。

加减：低热重者，加青蒿、地骨皮、白芍各9g；筋骨痿软者，加山药15g、白鲜皮9g、鸡血藤、当归各30g；口干眼涩者，加石斛15g、芦根9g、玄参30g；脱发者，加何首乌30g、墨旱莲、熟地黄各15g；淋巴结肿大者，重用玄参30g，加牡蛎（先煎）30g、川贝母、青皮各9g。

用法：每日1剂，水煎服。

④ 阴损及阳，脾肾两虚

主症：神疲乏力，面色无华，指尖皮硬，遇寒肢端或白或青紫，两腿水肿，关节肌肉酸痛麻木无力，纳呆食少，小便短少，舌体胖，舌质淡，苔薄白或薄腻，脉细数或细弱。

治法：健脾益肾，化瘀利水。

方药：独活寄生汤加减。

独活 9g，桑寄生、秦艽、生地黄、熟地黄、白芍、当归、川芎、党参、白术、茯苓、猪苓、五加皮、防己、骨碎补、川牛膝、泽泻、杜仲、红花各 15g，黄芪、赤小豆各 30g，炙甘草 6g，枳壳 9g。

加减：贫血明显者，加黄芪 45g、当归、鸡血藤各 30g、何首乌 15g；腰痛膝酸重者，加杜仲、桑寄生各 15g、黄精 30g。

（2）验方：白花蛇舌草、金银花各 30g，党参 20g，当归 15g，海藻、昆布、三棱、莪术、夏枯草、赤芍各 20g，贝母、黄芩各 15g。浓缩剂，每次 100mL，饭前 15 分钟服，每日 3 次；重症用口服剂稀释 1 倍，局部湿敷，每次 20 分钟，每日 2～3 次。不伍用其他疗法，3 个月为一疗程，半月复诊 1 次。

3. 药物禁忌

（1）矿物油（如液状石蜡）吸入肺内可引起脂质性肺炎，如油脂在肺内较集中，激活免疫系统，导致单核细胞、T 淋巴细胞等聚集和增殖，形成局限性肉芽肿。

（2）保泰松（布他唑立丁、布他酮）

1）口服抗凝剂、磺胺类、口服降血糖药、苯妥英钠：保泰松可竞争血浆蛋白结合，使这些药物血药浓度升高，增加不良反应发生率。

2）苯巴比妥：可降低保泰松的血药浓度（酶促作用）。

3）吲哚美辛：可加重保泰松所致的肾功能损害（蛋白结合置换，增加游离保泰松浓度）。

4）哌甲酯（利他林）：可使保泰松血药浓度升高。

5）杀虫剂：长期接触丙体六六六和其他含氯杀虫药者，对保泰松的代谢加速。

6）吸烟：增加保泰松的消除率。

7）三环类抗抑郁药：可延迟保泰松的肠道吸收，但对药效无明显影响。

8）青霉素，阿司匹林：保泰松可干扰这些药的肾小管排泌。保泰松与阿司匹林同时应用时，使排尿酸利尿作用明显减弱。

9）降压药：保泰松是一个强的肝微粒体酶诱导剂，可加速某些药物的代谢。在用药时产生水和钠潴留极可能是某些降压药物失去降压作用的主要原因。

10）对实验室检查结果的干扰：保泰松通过抑制甲状腺吸收碘或与甲状腺竞争蛋白结合部位，可以干扰甲状腺功能检查试验。

（3）氯喹

1）保泰松，金制剂：与氯喹联用可加重皮肤损害性反应（过敏性皮炎）。

2）骨髓抑制剂（抗肿瘤药、氯霉素）：与氯喹联用可加剧骨髓抑制反应。

3）强心苷：氯喹可加重强心苷的心脏传导阻滞作用。

4）肝毒性药物（氯丙嗪等）：与氯喹联用可加重肝损害。

5）氨基糖苷类抗生素：不宜与氯喹联用。

6）盐酸氯胍：与氯喹联用可增加口腔溃疡发生率。

7）吲哚美辛（消炎痛）：与氯喹联用抗类风湿关节炎有协同互补作用，但毒性亦呈相加性，故应监测血象和肝功能。

8）氯化铵：酸化尿可增加氯喹经肾排泄达20%～90%，有利于减少毒副作用，但可降低疗效。

9）肝素、青霉胺：与氯喹联用可增加出血倾向。

10）链霉素：与氯喹联用可加重对神经肌肉接触点的直接抑制作用。

11）抗酸药：三硅酸镁降低氯喹吸收20%；白陶土降低氯喹吸收达30%，对乙胺嘧啶也有类似影响。

12）西咪替丁：可减缓氯喹的代谢与排泄。

13）青霉胺：抗类风湿治疗中，与氯喹有拮抗作用。

14）苯丙胺、甲状腺素类、咖啡及饮酒：均可加重氯喹的毒副反应，避免联用。

15）伯氨喹：与氯喹联用时，部分患者可产生严重心血管系统不良反应，如改为序贯服用，则疗效不减而不良反应降低。氯喹、伯氨喹及氨苯砜联用，可防止缺乏葡萄糖-6-磷酸脱氢酶患者发生溶血性贫血。

（4）甲氨蝶呤（氨甲蝶呤）

1）萘普生：可使甲氨蝶呤血药浓度提高达2倍，联用时发生甲氨蝶呤中毒反应。

2）水杨酸钠、保泰松、苯妥英钠、磺胺类、丙磺舒、双氯芬酸、布洛芬、四环素类、氯霉素：可降低甲氨蝶呤排泄或置换蛋白结合位置，使血药浓度升高达13倍，易发生甲氨蝶呤中毒。

3）依曲替酯：与甲氨蝶呤联用可治疗银屑病，但易发生严重中毒性肝炎。

4）氨苯砜：与甲氨蝶呤联用易发生严重中毒反应。

5）口服不吸收抗生素（如新霉素等）：可减少甲氨蝶呤口服吸收达30%，降低生物利用度。

6）糖皮质激素：可使甲氨蝶呤血药水平升高，加重毒性反应。两药联用应减少甲氨蝶呤用量；长期联用可引起膀胱移行细胞癌，应定期尿检。

7）骨髓抑制剂（金制剂、青霉胺、保泰松等）：与甲氨蝶呤联用可加重骨髓抑制。

8）甲氨蝶呤与下列药物注射剂存在配伍禁忌：阿糖胞苷、氟尿嘧啶、氢化泼尼松。

9）巴比妥类：可能加重甲氨蝶呤引起的脱发。

10）氧化亚氮：可加重甲氨蝶呤引起的口腔炎和其他毒性作用。

11）青霉素：可使甲氨蝶呤的肾脏排出量明显减少，有发生甲氨蝶呤中毒的危险。

12）先锋霉素、氢化可的松：在正常血药浓度下均能使细胞内摄入甲氨蝶呤量减少，降低疗效。

13）争光霉素、卡那霉素、硫酸羟脲、甲基泼尼松龙、青霉素G、6-巯基嘌呤均可减少靶细胞对甲氨蝶呤的摄取，降低疗效。

14）阿糖胞苷：与甲氨蝶呤联用可降低疗效。先用甲氨蝶呤后用阿糖胞苷能使甲氨蝶呤吸收光谱发生变化，而产生拮抗作用。

15）乙醇：可增强甲氨蝶呤对肝脏的毒性，诱发肝硬化，并抑制中枢神经易导致昏迷。

16）华法林：甲氨蝶呤可减少凝血酶原在肝内的合成，故可加强华法林的抗凝作用。

17）吲哚美辛、酮洛芬：抑制肾内前列腺素合成，使肾内血流量减少，甲氨蝶呤排出率降低，增强毒性反应；两药联用可引起致命性急性肾功能衰竭。

18）泼尼松龙磷酸钠：与甲氨蝶呤配伍可使两药的吸收光谱均发生变化，属于物理性配伍禁忌。

19）保泰松、水杨酸类药物：保泰松置换与血浆蛋白结合的甲氨蝶呤，并抑制其经肾脏的排泄，可增强甲氨蝶呤的毒性。

20）顺铂：是肾毒性药物，可降低甲氨蝶呤清除率。该作用与顺铂的累积剂量有关。

21）骨髓毒性药物：与甲氨蝶呤联用可进一步抑制骨髓。大剂量使用甲氨蝶呤在4～24小时静脉注射或口服亚叶酸钙，可防止发生严重骨髓抑制。

22）食物：可减少甲氨蝶呤和美法仑的吸收。

23）胺碘酮：可能加重甲氨蝶呤的毒性反应。

24）考来烯胺：可使静脉输注的甲氨蝶呤血药浓度降低。

25）利尿药：与甲氨蝶呤联用可加重骨髓抑制。

26）氟尿嘧啶：与甲氨蝶呤联用可降低细胞毒作用。

（5）硫唑嘌呤（依木兰）

1）复方新诺明：肾移植患者与硫唑嘌呤联用可增加血液学毒性。增效磺胺甲噁唑具有抗叶酸作用，联用时增强硫唑嘌呤的骨髓抑制作用。

2）阿霉素：可增强硫唑嘌呤的肝毒性。联用时亦导致阿霉素排泄延迟，可造成严重骨髓抑制。

3）甲氨蝶呤：可提高硫唑嘌呤血浆峰浓度（抑制代谢酶），增加毒性。

4）氯霉素、氯喹：与硫唑嘌呤联用可使骨髓毒性加重。

5）华法林：硫唑嘌呤可阻碍华法林的抗凝血作用。

6）卡托普利：与硫唑嘌呤联用可引起血液学异常变化。

7）别嘌醇：竞争性抑制硫唑嘌呤代谢，两药联用可预防硫唑嘌呤代谢产物 6 - 硫尿酸形成高尿酸血症；但硫唑嘌呤的疗效与毒性均增强，因此须减至常用量的 1/4 ～ 1/2。

（6）痰多患者忌用镇咳药，以免抑制呼吸中枢，加重气道阻塞。

（7）服用氨茶碱类药物时，避免饮咖啡、茶、可乐饮料等，以免加重对胃黏膜的刺激。

第二十二章 矽 肺

【概述】

矽肺又称硅肺，是尘肺中最常见的类型，由长期吸入大量含有游离二氧化硅粉尘所引起，以肺部广泛的结节性纤维化为主的疾病。

1. 病因

通常将接触含有10%以上游离二氧化硅的粉尘作业称为矽尘作业。生产环境中的粉尘最高允许浓度为空气中游离二氧化硅在10%以下时为2mg/m³，在80%以下时为1mg/m³，超过以上标准即容易发生矽肺。到目前为止，矽肺仍是危害最严重的尘肺，矽肺一旦发生，即使脱离接触仍可以缓慢进展，迄今尚无满意的治疗方法。矽肺可造成劳动能力丧失，但若脱离接触粉尘作业又无并发症，患者仍可存活较长时间。游离二氧化硅主要以结晶方式存在于石英石、花岗石、黄沙等中，通常称为石英，包括石英、燧石、方石英、鳞石英和黑硅石。其中以鳞石英致纤维化最严重，其次为方石英，再其次为石英。石英在自然界中分布最广，因而石英粉尘对人体危害性也最大。当硅以化合物形式存在时，如长石、花岗岩其致纤维化的性质发生改变，对肺的损害不如游离的二氧化硅。空气中游离二氧化硅的含量越高，颗粒越小（1~3μm），接触时间越长，越易发病，病情进展愈快，病变愈典型。开采各种金属矿山时，凿眼、爆破、碾碎、选矿等过程中，及煤矿掘进时都会遇到大量石英粉尘，其他，如开凿隧道、石英研磨、水泥制造、金属铸造过程的喷砂清洗、清除金属铸造表面的毛刺抛光、采石、玻璃制造、陶器、工艺瓷砖、搪瓷制造及耐火材料等均接触二氧化硅。在尘肺中矽肺发病率最高，矽肺的严重程度取决于3个因素：空气中的粉尘浓度、粉尘中游离二氧化硅的含量和接触时间。此外，防护措施及个体因素，如个人习惯（吸烟），上、下呼吸道疾病等在矽肺发生发展中也有一定影响。

2. 临床表现

矽肺患者病程早期往往无症状或症状不明显，即使X线胸片已有较明显的征象，仍可无表现，仅在定期体检或因其他原因做胸部摄片时才被发现肺部已有典型矽结节改变，甚至已达到Ⅱ期矽肺的改变。随着病情进展或有并发症，可出现不同程度的症状，症状轻重与肺内病变程度往往不完全平行。一般表现有以下症状。

（1）呼吸困难：逐渐出现并缓慢进展的呼吸困难，以活动后为甚。首先患者在用力时感出气不畅或胸部压迫感，其后在稍为用力时出现，在休息时很少有类似症状。导致此种症状的原因多由于肺纤维化特别是合并肺气肿所致，也可由于合并感染引起。气急的存在和严重程度与肺功能损害的程度以及X线表现不一定平行。晚期患者呼吸困难可极为严重，轻微活动甚至休息时也感气短，不能平卧。

（2）咳嗽、咳痰：有吸烟史者，可伴有咳嗽、咳痰等支气管炎症状。咳嗽主要在早晨，有时日夜间断发生；后期常有持续性的阵咳，可能由于气管和支气管内神经感受器受矽结节块的刺激所致。无痰或仅少量黏痰，在继发感染时可出现脓性痰，咳嗽加重。单纯性矽肺咯血者少见，一般无哮鸣，除非合并慢性支气管炎或过敏性哮喘时；有些患者由于气管狭窄、扭曲或因纤维化而固定可有哮鸣音，见于晚期患者或用力呼吸时。

（3）咯血：偶有咯血，一般为痰中带血丝，合并结核或支气管扩张时，有反复咯血，甚至大咯血。

（4）胸闷、胸痛：多为前胸中上部针刺样疼痛，或持续性隐痛，常在阴雨天或气候变化时出现，与呼吸、运动、体位无关。

（5）全身损害状况：不明显，除非合并肺结核或有充血性心力衰竭，休息时有气急者应怀疑伴有严重肺气肿或肺外疾病的可能。除呼吸道症状外，晚期矽肺患者常有食欲减退、体力衰弱、体重下降、盗汗等症状。

（6）体征：早期矽肺多无体征；晚期患者可出现慢性阻塞性肺疾病的体征，如桶状胸、叩诊呈过清音、听诊呼气音延长、呼吸音减弱等；合并感染时两肺可闻及干湿啰音；晚期合并肺心病、心力衰竭时可见到一系列相应体征。

3. 诊断依据

粉尘接触史，包括原料和成品中游离二氧化硅的含量、生产环境中粉尘浓度、粉尘颗粒大小、生产操作方法和防护措施（包括个人防护）；患者详细职业史和过去健康情况；临床症状、体征和 X 线检查；同工种工人既往和目前发病情况。

4. 辅助检查

（1）X 线检查：目前矽肺诊断，除上述依据外，主要根据 X 线胸片表现。我国于 1986 年 12 月公布了《尘肺诊断标准及处理原则》，其中尘肺 X 线诊断标准，适用于国家法定的各种尘肺。

1）无尘肺（代号 0）

① 0 无尘肺的 X 线表现。

② 0 + X 线表现尚不够诊断为"Ⅰ"者。

2）一期尘肺（代号Ⅰ）

①Ⅰ有密集度 1 级的类圆形小阴影，分布范围至少在 2 个肺区内各有 1 处，每处直径不小于 2cm；或有密集度 1 级的不规则形小阴影，其分布范围不少于 2 个肺区。

②Ⅰ+小阴影明显增多，但密集度与分布范围中有一项尚不够定为"Ⅱ"者。

3）二期尘肺（代号Ⅱ）

②Ⅱ有密集度 2 级的类圆形或不规则形小阴影，分布范围超过 4 个肺区；或有密集度 3 级的小阴影，分布范围达到 4 个肺区。

②Ⅱ+有密集度为 3 级的小阴影，其分布范围超过 4 个肺区；或有大阴影尚不够定为"Ⅲ"者。

4）三期尘肺（代号Ⅲ）

① Ⅲ有大阴影出现，其长径≥2cm，宽径≥1cm。

② Ⅲ单个大阴影的面积或多个大阴影面积的总和超过右上肺区面积者。

5）在使用上述标准时，应根据下列概念判定

① 肺区划分法：将肺尖至膈顶的垂直距离等分为3，用等分点的水平线将每侧肺野分为上、中、下3区。

② 小阴影：是指直径或宽度不超过1cm的阴影，可分为两型：类圆形，形态呈圆形或近似圆形，其边缘整齐或不整齐；不规则形，指一群粗细、长短、形态不一的致密阴影，可以互不相连，也可以杂乱无章地交织在一起，表现为网状，有时呈蜂窝状。两型小阴影均可按其大小或粗细分别称为p（直径1.5mm以下）、q（直径1.5～3mm）、r（直径3～10mm）；不规则形者分别称为s（宽度1.5mm以下）、t（宽度1.5～3mm）、u（宽度3～10mm）。

③ 小阴影密集度：是指一定范围内小阴影的数量，可分为3级。

a. 类圆形小阴影密集度

1级：确定的、一定量的类圆形小阴影。肺纹理清晰可见（如为p，即直径2cm范围内约有10个）。

2级：多量的类圆形小阴影，肺纹理一般尚可辨认。

3级：很多量的类圆形小阴影，肺纹理部分或全部消失。

b. 不规则形小阴影密集度

1级：相当量的不规则形小阴影，肺纹理一般尚可辨认。

2级：多量的不规则形小阴影，通常肺纹理部分消失。

3级：很多量的不规则形小阴影，通常肺纹理全部消失。

密集度与范围判定方法：要对各个肺区出现的全部小阴影的密集状况进行综合判定，判定肺区要求小阴影占该区面积的2/3；分布范围即出现有小阴影的肺区数；以大多数肺区内密集度为主要判定依据；以分布范围不少于2个肺区的较高级别密集度为主要判定依据。

④ 大阴影：指最长径1cm以上的阴影。不够定为"Ⅲ"的大阴影是指小阴影聚集，尚未形成均匀致密的块状影；块影未达到2cm×1cm者；出现"斑片条"或"发白区"。

6）其他：胸膜改变（包括增厚、粘连、钙化）、尘肺并发症或其他疾病（如类风湿尘肺），均有相应代号记录。各期（＋）是为了有利于病情的动态观察，在各期内分别增加0＋、Ⅰ＋、Ⅱ＋、Ⅲ＋，并非独立分期。

对于矽肺来说，接触含矽量高和浓度大的粉尘时，往往以圆形和类圆形阴影为主，最早出现在两肺中下野的内中带，并逐渐向上扩展；也有首先出现在两上肺者。在含矽量低或吸入混合性粉尘的情况下，多以类圆形阴影为主（即所谓网状阴影）。矽肺的大阴影是局部阴影增多，密集，最后融合，常见于两肺上野外带，轮廓清楚，两肺对称呈"翼状"或"八字形"。融合块向内向上收缩，使肺门牵拉移位。肺门阴影常增大、增密，

有时出现淋巴结"蛋壳样钙化",是由淋巴结包膜下钙质沉积所致。肺纹理增多、增粗。

(2) 支气管肺泡灌洗:近年来,支气管肺泡灌洗作为诊断治疗尘肺的一种方法已在临床上获得推广和应用。对支气管肺泡灌洗液进行细胞成分、生化免疫以及病因学特征的检测,对尘肺的辅助诊断和鉴别诊断也具有重要价值。正常不吸烟者 BALF 中细胞总数为 $(5 \sim 10) \times 10^6$,其中巨噬细胞(AM)占95%左右,淋巴细胞<5%,中性粒细胞及嗜酸性粒细胞<1%。急性矽肺患者 BALF 中淋巴细胞可增高达 40% ~ 60%,$PaCO_2$ 多无异常,但当出现严重阻塞或限制性通气功能障碍时,则 PaO_2 降低,甚至在休息状态下也有明显下降,出现低氧血症。

【饮食宜忌】

1. 饮食宜进

(1) 饮食原则

①多食富含优质蛋白质与维生素的食物和新鲜水果、蔬菜。对水肿、尿量少,服用利尿剂的患者应吃低钠、含钾量丰富的食物。含钾丰富的食物有豆类、香菇、黑枣、杏仁、核桃、花生、香蕉、鱼、橘子等。适当多吃百合、梨、萝卜、莲藕等润肺食物。多饮水,但宜少量多次。

②多数矽肺患者有痰瘀阻滞的症状,因此食疗以化痰软坚为原则,可选食萝卜、荸荠、海藻、昆布、薏苡仁等,或榨汁饮服,或加水煮食。如果还出现气阴亏虚、咳嗽有痰、咽中梗痛、声音嘶哑等症状,可多食百合、梨、藕、罗汉果、萝卜、胡萝卜等,有补肺益阴的功效。矽肺晚期患者还会并发慢性支气管炎、肺气肿、反复呼吸道感染、肺结核、自发性气胸、心脏病等疾病,虚损明显,宜补虚固本以强身,适宜的食物包括百合党参炖猪肺、黄芪炖鸡、虫草烧鸭、桂圆参蜜膏等。矽肺患者平时注意多吃富含高蛋白的食品,如牛肉、猪瘦肉、排骨、牛奶、鸡蛋、鸭肉、乌鱼、鳝鱼、鳗鲡、牡蛎肉、淡菜等;还宜多吃新鲜的瓜果、蔬菜,如青菜、黄豆芽、番茄、黄瓜、丝瓜、藕、桃子、大枣、栗子、甘蔗等;此外,还宜吃灵芝、蜂王浆、红参、西洋参等补益食品。

(2) 食疗药膳方

① 荸荠萝卜汁:鲜荸荠、鲜白萝卜各100g,冰糖适量。将荸荠、白萝卜洗净,切碎,捣汁,放容器内,然后加入冰糖,隔水加热2~3分钟即成。每日1剂,分2次饮用。有清热、化痰、止咳的作用。对矽肺所致的咳嗽、咽干、咯痰不畅或痰中带血等症有一定的疗效,此外,常饮此汁还可清除体内矽尘。

② 海带蜇方:海带60g,海蜇30g,红糖适量。将海带浸泡,洗净,切碎,煮烂;将海蜇洗净,切丝。然后将二者放入容器内,加入红糖,拌匀即成。每日1剂,分2~3次食用。有清热、化痰、散结的作用。适用于矽肺所致的痰稠排出不畅等症,还有助于肺部矽结节的软化及消散。

③ 百合绿豆汤:百合150~200g,绿豆50~100g,冰糖适量。将百合、绿豆洗净,加水共煮烂熟,然后放入冰糖调匀即成。每日1剂,分3次服食。有润肺燥、清肺热、

止肺咳的作用。适用于矽肺所致的痰稠、午后潮热等症。

④ 豆芽猪血方：黄豆芽、猪血各 250g，调味品适量。将猪血切块，将黄豆芽洗净，然后一同放入锅内加水煮汤，放入调味品即成。每日 1 剂，分 3 次服食。可清除矽肺患者体内的矽尘。

⑤ 紫菜汤：紫菜（干品）15g，海米 9g，黄瓜 10g，食盐、酱油、香油、味精各适量。将黄瓜洗净、切片，备用。在锅内加适量的水，烧开后入黄瓜片、海米、食盐及酱油，水沸后去沫，然后放入紫菜、味精，淋上香油即成。每日 1 剂，分 1～2 次，趁热服食。清热解毒，消除肺部矽结节。

⑥ 山药苡仁粥：生山药、生薏苡仁各 60g，柿霜（柿饼粉霜）3g。将山药、苡仁洗净，捣成粗末，然后一同放入锅中加水煮粥，煮至烂熟后调入柿霜，搅匀即成。每日 1 剂，分 3 次服食。具有补肺、益肾、健脾的作用。适用于矽肺所致的食欲不振、咳嗽痰稀等症。

⑦ 蜂蜜饮：蜂蜜 50g。将蜂蜜用温开水冲服，每日 1 剂。具有润肺、止咳的作用。对于矽肺所致的咽痛、干咳或胸痛等症有一定的疗效。

2. 饮食禁忌

患者应限制烟，忌浓茶、咖啡，少吃胡椒、辣椒等辛辣刺激食物及寒凉食物。此外，矽肺病患者还应忌白酒、大蒜、樱桃等。

余参见间质性肺炎。

【药物宜忌】

1. 西医治疗

（1）一般治疗：矽肺为进行性肺疾病，即使停止接触矽尘，病变仍可进展。多年来国内外为防治矽肺做了大量研究工作，迄今对矽肺尚缺乏可靠而有效的疗法。

① 立即脱离矽作业环境。根据病情、分期、代偿功能进行劳动力鉴定，然后安排适当的无尘轻工作或休息。

② 采取综合措施，防治并发症，减少痛苦，延长生命。加强营养，预防感染，坚持锻炼，以增强体质，改善肺功能。

（2）药物治疗

1）克矽平（聚 - 2 - 乙烯吡啶氮氧化物，简称 P - 204），为高分子聚合物，通过其氧原子与石英表面的羟基形成氢键而产生治疗作用，使巨噬细胞不受石英粉尘的损伤，从而防止巨噬细胞死亡和矽结节的形成。每周 20～40mg/kg，肌内注射，3 个月为一疗程，间隔 1～3 个月后可重复治疗。因肌内注射过程中局部反应较多，现在多以雾化吸入为主要给药途径，每日 320mg，吸入，每周 6 次，3 个月为一疗程，间隔 1 个月，可连用 10 个疗程以上；或按 30～40mg/kg，以生理盐水 200mL 稀释后，40 滴/分，静脉滴注，第 1 个月每周给药 1 次，第 2 个月隔周给药 1 次，第 3 个月以后每月给药 1 次，持续治疗 1 年。经临床试用，近期及远期疗效观察，部分病例可延缓病情进展，但矽肺的发生发展是长期而缓慢的过程，由于接触粉尘量、粉尘性质、个体间的差异等因素的影响，对其真实疗效判断需有可靠的对照和客观的评价标准并通过长期观察才能确定其疗效。少数患者用药后可出现肝大、谷氨酸氨基转移酶升高等不良反应，但雾化吸入治疗不良反应甚少。

2）哌喹类药物

① 磷酸哌喹（抗矽14）为抗肿瘤药物，同时具有抗纤维化的作用。目前认为，本药对呈现融合灶及新形成的结节性病变或病变发展较快的急性和快速性矽肺有一定疗效，但对长期稳定或进展缓慢者疗效较差。用于矽肺预防，每次400mg，10～15日，口服1次；用于治疗，每次500～700mg，每周1次，半年为一疗程，间歇1～2个月，连用3～4个疗程，总疗程2～5年。

② 羟基磷酸哌喹（抗矽1号）首次口服0.5g，以后每次0.2g，每周2次，6个月为一疗程，间歇3～6个月，共用3～4个疗程。

磷酸哌喹的不良反应主要为少数患者出现口干、面唇麻木、头昏、嗜睡等，多在数小时内消失，部分患者出现谷氨酸氨基转移酶或锌浓度一过性轻度升高，不影响用药。大剂量磷酸羟基哌喹慢性毒性的主要靶器官为肝和眼球，给药期间应对肝功能和视觉做定期监测，必要时应及时停药。

3）粉防己碱（汉防己甲素）为从粉防己科千年属植物防己块根中提取的一种双苄基异喹啉类生物碱。经我国学者多年实验研究证明，其能使矽肺内胶原含量减少，胶原性质发生改变，可溶性胶原含量相对增加，形态上更可见到胶原纤维有崩解、消散的现象。临床应用对急性及快速性矽肺疗效较好，可使团块周围雾状阴影消散，团块缩小，部分团块中心的密度减低，阴影显得稀疏、浅淡。粉防己碱（汉防己甲素）可能是现今所发现治疗急性及快速进展型矽肺较为满意的药物。本药为口服药，自消化道吸收后，主要分布于肝、脾、肾上腺、肾及肺内，其主要药理机制为抑制肺巨噬细胞分泌超氧离子、过氧化氢及致纤维化因子等，从而抑制成纤维细胞合成前胶原，阻止其交联聚合成胶原，对已形成的矽结节病灶中的胶原，可促进其降解。每日200～300mg，分2～3次饭后服用，每周服6日，6个月为一疗程，以后每隔3个月服一疗程，共服4个疗程。经上述治疗，X线胸片吸收好转者占28.2%，病变稳定者58.5%。有的矽肺患者服药半年，X线胸片大结节阴影明显缩小，密度降低，但停药数月后，结节影又可逐渐增大。

粉防己碱（汉防己甲素）的主要不良反应为食欲不振、腹胀、腹泻，一般在用药2～3日后出现消化道症状，半个月左右可减轻或消失，另外，还可有皮肤瘙痒、皮肤色素沉着、肝大、肝功能异常等。如治疗后出现肝肿大和肝功能异常，应施行保肝疗法并暂时停止治疗，并密切观察。

4）柠檬酸铝于1986年通过鉴定，其药理作用主要是柠檬酸铝可紧密覆盖于石英尘粒表面，减弱其毒性作用，保护肺巨噬细胞，从而减弱其致纤维化作用。柠檬酸铝10mg，每周1次，臀部肌内注射，每3个月一疗程，间歇1个月再开始下个疗程，一般应用4个疗程。部分患者注射局部形成硬结而影响患者继续治疗。

5）矽宁、替洛隆系小分子口服干扰素诱导剂，对实验性矽肺有明显的疗效，但对中枢神经系统的慢性毒性作用较大，为此按替络龙的化学结构，在合成一系列替络龙衍生物中发现矽宁对大鼠及狗的实验性矽肺有明显的疗效。矽宁具有保护肺巨噬细胞，抑制其分泌超氧离子、过氧化氰、白介素－1、肺表面活性物质中磷脂含量及其组分。该药自消化道吸收迅速而完全，主要分布于肝、肾上腺、肾及肺等脏器。矽宁以原形结构从尿、粪中排出甚少，可能在体内转化。该药正在临床中试用研究。

6）黄根是广西地方区域性中药，60%醇提取水溶部分是治疗矽肺的有效部分，植化实验从黄根有效物中分离出含铝量为7.1%的结晶物。大鼠和犬口服或肌内注射黄根提取物5分钟血浆即可测得铝化合物，1～2小时达高峰，4小时开始缓慢下降，药物半衰期为18小时。黄根经广西药物研究所加工提取为片剂口服药，每日2次，每次6片，6个月为一疗程，间歇3个月，共治疗4个疗程。不良反应主要为部分患者在用药最初几天有胃肠不适、口干、便秘，口服半年以上，部分患者出现蛋白尿，有报道长期用药可出现视力下降。

7）华北煤矿医学院1982年在矽肺药物筛选中，证明色甘酸钠对大白鼠实验性矽肺有较好的疗效。该药于1984年通过鉴定。色甘酸钠为粉雾剂，每次用色甘酸钠40mg（临时用生理盐水溶解），经超声雾化后吸入，每次10～15分钟，每日1次，每周6次，3个月为一疗程，共治疗8个疗程。用色甘酸钠治疗的患者，3～6个月做血、尿常规、肝功能和心电图检查，治疗前后对比均在正常范围之内，用色甘酸钠治疗煤矽肺2年间，未发现明显不良反应。

（3）并发症治疗：矽肺合并肺结核者病情进展迅速，常耐药，难以控制，因此对二、三期矽肺应常规反复查痰中结核杆菌，及早发现，及时治疗。应采用三联或四联用药，疗程至少2年，若有空洞者还需适当延长治疗时间。

（4）支气管肺泡灌洗：对于短期吸入高浓度矽尘，表现为肺泡蛋白沉着症样改变的病例可试行支气管肺泡灌洗术。

2. 中医治疗

（1）辨证治疗

① 痰瘀互结

主症：胸痛，胸闷，咳嗽，咯痰，舌质稍紫，脉结代或弦滑。患者合并肺心病时常见此证型。

治法：润肺止咳。

方药：化痰逐瘀汤。

黄芩、栀子各4.5g，桔梗6g，麦冬（去心）、贝母、橘红、茯苓各9g，桑白皮、知母、瓜蒌仁（炒）各3g，甘草12g。

用法：加水400mL，煎至320mL，饭后服。

② 肺阴虚

主症：干咳无痰，咽喉干燥，形体消瘦。阴虚火旺者，痰中带血丝，手足心热，盗汗，午后潮热，舌红少苔，脉细数。患者合并肺结核时常见此证型。

治法：滋阴养肺。

方药：百合固金汤加减。

百合 20g，北沙参、黄芩、生地黄各 15g，麦冬、黄芪、当归、赤芍、熟地黄、栀子各 12g，桑白皮、地骨皮、桔梗、仙鹤草、白发各 10g。

用法：每日 1 剂，水煎服。

③ 肺热咳喘

主症：咳喘，咯黄痰或脓血痰，胸痛，发热，舌尖红，苔黄腻，脉数。此证型见于合并肺部感染者。

治法：清肺化痰，止咳定喘。

方药：定喘汤加减。

太子参、白果各 15g、炒白术、紫苏子、杏仁、陈皮、胆南星、前胡、款冬花各 12g，半夏、桑白皮各 10g，麻黄 6g。

用法：每日 1 剂，水煎服。

④ 肺寒咳嗽

主症：咳嗽痰白，形寒肢冷，口不渴，咳喘胸闷，舌苔白滑，脉紧。此证型见于合并慢性支气管炎、肺气肿者。

治法：温肺止咳，化痰平喘。

方药：寒喘丸。

主要成分为清半夏、大枣、麻黄、射干、细辛、款冬花、五味子、干姜等。

用法：每次 3~6g，每日 2 次，口服，小儿酌减。

⑤ 肺肾气虚

主症：咳嗽，咯痰，气短，动则喘甚，呼多吸少，腰膝酸软，脉沉弱。此证型见于合并肺功能衰竭者。

治法：补益肺肾。

方药：人参蛤蚧散加减。

蛤蚧 1 对，苦杏仁、人参、川贝母、桑白皮、知母各 12g，炙甘草 9g，云苓 15g。

用法：每日 1 剂，水煎服。

⑥ 肺脾两虚

主症：痰多清稀，食后胃脘满闷，腹胀便溏，倦怠无力，舌淡苔白，脉濡细。此证型见于合并消化功能减退者。

治法：补脾益肺。

方药：真武汤加减。

茯苓、芍药、生姜、炮附子各 9g，白术 6g。

用法：每日 1 剂，水煎分 3 次服。

（2）验方

① 蛤蚧数只，蜂蜜 30g，鲜萝卜适量。将蛤蚧焙干，研末，每次 6g，加蜂蜜，用萝卜煎水冲服。常用有良效。适用于肺肾两虚之矽肺。

② 枇杷叶 1000g，川贝母 25g（研末），硼砂 15g（研末）。先将枇杷叶加水煎煮，

去渣后再浓缩至250mL，加入川贝母、硼砂，分5日服完，可连服2~3剂。

③焦白术、川花椒、桃仁、红花、当归、川芎、泽泻、制南星、乌药各15g，金钱草、冬葵子各20g，乳香、没药各10g。研末，制成片剂，共24片。每日3次，每次8~10片。适用于溶矽、排矽。

④党参、鸡内金各15g，瓜蒌、白果、木贼草各30g，薤白、制大黄各10g，金钱草12g，胎盘粉3g。共研末，每次2g，每日2次，3个月为一疗程。适用于早期矽肺。

⑤石上柏（全草），制成25%的水溶液。每日10mL雾化吸入，3~6个月为一疗程。宽胸利气，止咳化痰。主治矽肺、急性肺损伤。

3. 药物禁忌

（1）许多药物可在肺内蓄积。具有两性结构的药物最易摄取，临床使用较多的药物，如胺碘酮、氯丙咪嗪、氯苯丁胺、氯丙嗪、丙咪嗪、美沙酮、吗啡、普萘洛尔、奎尼丁、维拉帕米等均具有两性结构的特征。药物摄取后主要存在于肺血管内。两性化合物极易进入肺，但自肺流出缓慢而不完全。其排出半衰期可高达数小时，可引起毒性反应。肺内一旦蓄积药物就可影响肺内皮细胞的正常代谢，干扰内环境稳定。

（2）药物与肺代谢相互作用的第1种类型：如三环类抗抑郁药可降低循环中单胺类神经质的摄取和代谢，而单胺氧化酶抑制剂只能抑制其代谢。肺的单胺清除系统对三环类药物的敏感性与大脑中该清除系统的敏感性相同。苯丁胺特别是氯苯丁胺也可产生相同的副作用。心得安（普萘洛尔）和氯丙嗪均可在肺内高度蓄积。许多药物（如呋塞米、磺吡酮、双嘧达莫、柳氮磺胺吡啶）可抑制前列腺素（PG）在肺内的活性。

（3）药物与肺相互作用的第2种类型：是药物通过影响肺代谢而发挥其药效作用，如双嘧达莫可干扰腺苷摄取。双嘧达莫抗血小板聚积和扩血管效应很可能是通过抑制腺苷的摄取实现的。

（4）药物与肺代谢的相互作用的第3种类型：为药物干扰肺代谢。肺对药物摄取、贮存、代谢也可影响药物的药动学和生物利用度。肺对普萘洛尔、吗啡、利多卡因的摄取能力很高，但服用氯甲噻唑达稳定血浓度后，普萘洛尔的摄取降低。肺也可摄取用于呼吸系统疾病的某些药物（如红霉素、维拉帕米、阿霉素），可使这些药物在肺内浓度高于血浆，这是肺药代动力学的有益后果。肺处理药物的另一方面是肺的酶促反应。肺内药物转化的主要酶系是细胞色素P450，其活性可受多种药物的影响。

余参见间质性肺炎。